看護実践の質を改善するための
EBPガイドブック

アウトカムを向上させ現場を変えていくために

アイオワ大学病院看護研究・EBP・質改善部門 編

松岡千代・深堀浩樹・酒井郁子 監訳

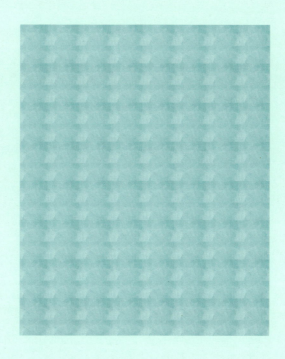

ミネルヴァ書房

監訳者まえがき

　本書は，日本においてはじめての，EBP 実装のための詳細なガイドブックとなる。

　我々は回復期リハビリテーション病棟において，根拠に基づいたケアの質改善を目指した介入研究の方法を探ってきた。根拠とはなにか，そして根拠に基づいたケア変革をどのように実践の現場に実装するのか，について考えてきた。そのような時ローラ博士とそのチームと出会い，このガイドブックを紹介していただいたことにより，日本でのEBP 実装と普及の方向性を見出すことができた。

　このような経緯から，本書は，松岡，深堀，酒井の 3 人で監訳した。日本語訳は，「科学研究費補助金（基盤研究 A）回復期リハビリテーション病棟における高齢者ケア EBP 実装システムの開発　課題番号 15H02585」研究チームのメンバーも行った。

　看護学は実践の学問である。そのため，互いのリスペクトのもと実践と研究と教育は常に往還することでさらなる発展が期待できる。

　本書は，実践家にとっては，研究知見を看護実践に実装する際の詳細なガイドとして，教育者にとっては，実践改善の道筋を明確に示すテキストとして，そして研究者にとっては，生み出された研究知見が実践に実装される過程を理解することにより新たな研究疑問の創生につながる参考文献として，多方面に活用できるものと考える。

　本書から得られる EBP 実装のエッセンス，チームのつくり方，進め方，困難の乗り越え方，評価の仕方などは，日本において EBP を推進しようとする実践家，教育者，研究者にとって大きな糧となるだろう。

　現場は動いており，一つとして同じ現場はない。同じような実践改革はなく，どのチャレンジも唯一無二の貴重なものである。日本の看護職が，より善き患者中心の実践改革を目指して，旅を始めるとき，この本が道標として旅を助けることがあれば，それは監訳者としての喜びである。

　最後に，本書は，米国の制度，文化においてのガイドブックであり，病院の組織構造なども違うため，掲載されているツールやフローチャートをそのまま使用することは推奨しない。そのまま使用したい場合は，アイオワ大学病院 EBP 推進室への連絡と使用許可が必要である。

2018年 1 月

監訳者一同

日本語版への序文

　エビデンスに基づくヘルスケアを促進するために，世界的にリーダーシップをとってきたわれわれの活動を日本に紹介できることを大変喜ばしく思っています。本書は，エビデンスに基づく実践（Evidence Based Practice 以下，EBP）のプロセス全体にわたって，実用的なツールを指示に従って活用することで EBP を容易に提供できるように設計されています。本書で提示されているツールは，ケアの質を向上するための学術的かつ効果的なアプローチを提供するために活用されてきました。このガイドブックは，EBP のプロセス全体にかかわる EBP プロジェクトの責任者やチームを導くために設計されており，世界的に最も幅広く活用されている EBP プロセスモデルであるアイオワモデルに基づいてつくられています。アイオワモデルとこの EBP ガイドは，ロジャーズのイノベーション普及理論（2003）を基盤としています。このガイドブックに示された各ステップでは，意思決定ポイントや次のステップへのガイドが提示されています。

　患者や家族，組織の幹部，税金・保険料支払者，監督機関からのエビデンスに基づくケアへの要請は高まり続けています。同時に看護職やその他の臨床家は，最大限に可能なケア提供を望んでおり，両者のニーズに見合った方策や資源が必要不可欠となっています。EBP の活動は，患者に対して良い影響を与えるような能力を看護職に与え，それはすべての人に利益をもたらします。看護職は，学術的なプロセスと評価を活用することによって，EBP を実装する多職種チームが明確な効果を出せるように導くことができるのです。EBP チームは，評価データとともに，ケアの質とコストの測定基準に対する EBP の影響について上級管理者や評議会に報告することで EBP 活動へのサポートを継続的に受けることができるのです。

　EBP のプロセスは挑戦的なものです。臨床家はいつも忙しく，定着したワークフロー（業務の流れ）を身につけており，それはしばしば慣習を変革する壁となっています。時間と資源に余裕はありません。このガイドブックを作成する意図は，EBP の各ステップの方向性とツールを簡便化し，多忙な臨床家が患者や家族へ良い影響を与える手助けをすることなのです。これらのツールは，多くの人々に長期にわたって活用されています。この理論に基づいた学術的なプロセスの適用は，患者，家族，スタッフ，組織のアウトカムの向上を導いています。患者と家族が，EBP によるケアを受けるのは当然であり，この革新的な方策・資源を使用することは，良い影響を作り出そうとするあなたの助けになるでしょう。

　2016年9月

　　　　　　ローラ・カレン（Laura Cullen），DNP, RN, FAAN

序　文

　研究やエビデンスの活用は，医療実践の基本として目新しいことではない。クリミア戦争（1853-56）において，医師が傷病兵間の感染伝播理論を否定している間，看護師であるナイチンゲールは公衆衛生学（統計）的手法を用いて，手洗いは兵士の感染症罹患率と死亡率を下げるという見解を述べていた。ナイチンゲールは，研究を実施し活用した最初の看護師として認められており，ケアの質は丁寧なデータ収集，批判的思考，研究結果の応用によって改善できるということを教えてくれた。それから160年たった現在でも，正しい手洗いを標準化して継続的に行うことは，感染伝播に影響すると考えられており，観測に基づくケアの質改善の取り組みとして，多くの時間が費やされている。

　アイオワ大学病院の看護職は，研究結果の運用（research utilization）やエビデンスに基づく実践（以下，EBP）の活動を率先してきた。Ketefian（1975）は，30年以上前に，実践現場での研究活用のバリアについて研究し，研究を行う看護職とベッドサイドで実践する看護職は，別々の「サブカルチャー（下位文化）」（Ketefian, 1975）の中で生きていると結論づけた。つまり看護職が研究結果の活用の考え方に賛同し，学んでいたとしても，研究に基づく実践の変革を現実的に実装し維持するためには，多くのバリアがあるということを明らかにしたのである。これら多くのバリアを克服するために，組織的な変革を伴う初期の実装モデルがアイオワ州のある地方病院とアイオワ大学病院において検証された（Goode, & Bulecheck, 1992）。この「研究活用の組織的プロセスモデル（Organizational Process Research Utilization Model）」は，直接的なケアをしている看護職のために作られたもので，研究結果の活用に関する3つの教育ビデオから構成されている（Goode, 1987; Goode, & Cipperley, 1989, 1991）。ティトラー（Titler）らは，この組織モデルを進展させて，「実践における研究のためのアイオワモデル（Iowa Model for Research in Practice）」を開発し（Titler, et al., 1994），後にそれを改定して「良質なケアを推進するEBPのアイオワモデル（The Iowa Model of Evidence-Based Practice to Promote Quality Care）」とした（Titler, et al., 2001）。カレン（Cullen）とアダムス（Adams）（2012）は，「EBP促進のための実装モデル（Implementation Model to Promote the Adaptation of Evidence-Based Practice）」を提案している。アイオワ大学病院の新しい世代の看護職は，EBPの優れた伝統を受け継ぎ，EBPの実装（implementation: 実現するための方法）に焦点化した科学へとコマを進めている（Cullen, & Adams, 2012）。

　実践でのエビデンス活用の有効性を支持する研究，ベストプラクティス（最良の実践）の活用を要求する新しい政府規制，2020年までに実践の90％をEBPにせよという米国医学研究所（IOM: Institute of Medicine）の推奨がある。それにもかかわらず，ベッドサイドの看護職は，重要な臨床的課題の特定，エビデンスのクリティーク，研究から推奨される介入の選択と実装，実践変革の評価，結果の普及に関する方法についての教育をほとん

ど受けていない。アイオワ大学病院の看護職は，実践でのエビデンスの活用は学際的なヘルスケア実践におけるコアコンピテンシー（核となる能力）であるという信念を持ち，EBP を促進したり，研究やその他のエビデンスをとおして患者アウトカムを向上できるように看護職をエンパワメントするための国内的・国際的な一連の活動をリードしている。アイオワの EBP と実装モデルを取り入れたこの革新的なガイドブックは，患者アウトカムを向上するための EBP を実装し裏づけるのに不可欠な重要なステップと提示しており，看護職とヘルスケアチームのメンバーを導くことになるだろう。

　全てのヘルスケア提供者は，最良の利用可能なエビデンスに基づくケアの提供に責任と説明義務を果たさなければならず，そうしないことは職業倫理にもとるものである。

アリス・A・シュルツ（Alyce A Schultz），RN, PhD, FAAN

参考文献

Cullen, L., & Adams, S. (2012). Planning for implementation of evidence-based practice. *Journal of Nursing Administration,* 42(4), 222-230.

Goode, C. J. (1987). Videotape: Using research in clinical nursing practice. Ida Grove, IA: Horn Video Productions.

Goode, C. J., & Bulecheck, G. M. (1992). Research utilization: An organizational process that enhances quality of care. *Journal of Nursing Care Quality,* Suppl, 27-35.

Goode, C. J., & Cipperley, J. (1989). Research utilization: a process of organizational change. Ida Grove, IA: Horn Video Productions.

Goode, C. J., & Cipperley, J. (1991). Reading and critiquing a research report. Ida Grove, IA: Horn Video Productions.

Ketefian, S. (1975). Application of selected nursing research findings into nursing practice: A pilot study. *Nursing Research,* 24(2), 89-92.

Titler, M. G., Kleiber, C., Steelman, V., Goode, C., Rakel, B., Barry-Walker, J., et al. (1994). Infusing research into practice to promote quality care. *Nursing Research,* 43(5), 307-313.

Titler, M. G., Kleiber, C., Steelman, V. J., Rakel, B. A., Budreau, G., Everett, L. Q., et al. (2001). The Iowa Model of Evidence-Based Practice to Promote Quality Care. *Critical Care Nursing Clinics of North America,* 13(4), 497-509.

概　　要

　米国の公的機関は，転機となる重要な報告書において，医療の質に不備があることを発表し，EBP ケア提供のための行動の喚起を行っている（AHRQ, 2011a, 2011b; Balik, Conay, Zipperer, & Watson, 2011; Center for Medicare & Medicaid Services, 2011; Institute of Medicine, 2010, 2011a）。様々な規制基準は，EBP によるヘルスケアに期待を寄せており（DerGurahian, 2008; Institute of Medicine, 2008, 2011a; Joint Commission, 2011），看護職はヘルスケアのアウトカムを向上するために EBP を強化してきた。

　外来，急性期ケア，成人・小児実践などの多くの臨床現場において，エビデンスが安定的に活用されていないことをこれまでの研究は示している（AHRQ, 2009; Erasmus, et al., 2010; McInery, Cull, & Yudkowsky, 2005; Peterson, Bynum, & Rose, 2008; Shrank, et al., 2006）。手指衛生や口腔ケアなどの基本的な実践でさえ，継続的に実装することは難しいのである。エビデンスの統合による知識の生成と実践での活用に向けた普及が，国内外で強く求められている。公式・非公式両方の管理的立場にある看護職は，患者，家族，規制当局などの期待にそった EBP によるヘルスケアの提供に対して責任を持っている（Crites, et al., 2009; Gifford, Davies, Edwards, Griffin, & Lybanon, 2007; Gifford, Davies, Tourangeau, & Lefebre, 2011; Jeffs, MacMillan, McKey, & Ferris, 2009; Shever, et al., 2011; VanDeusen Lukas, et al., 2010）。米国医学研究所（IOM）の目標は，2020年までにヘルスケアの90％がエビデンスに基づくものになることであるが（Institute of Medicine, 2011b），推奨される EBP の採用を促進するためには，情報の供給源がまだまだ必要である。このガイドブックは，EBP を先導することに責任のある看護職をサポートする基本的な内容を提供するために開発されたものであり，EBP 実装のための実践的モデルと，EBP プロセスを実施するために有用な戦略・ツール・秘訣を提供するものである。

EBP とは

　EBP は，実践での科学的知識の活用が増えてきたことにより発展してきた。1970年代，米国の看護職は，研究自体に関心を寄せていたが，英国では，同時期にエビデンスに基づく医学（EBM）（付録 C）を志向し始めていた。今日では EBP は国際的な優先課題となっている。サケット（Sackett）ら（2000）は，EBP について，利用可能な最良のリサーチエビデンス（研究結果）の統合に基づいて提供されるヘルスケアであり，それは臨床的専門技能と結びついており，また患者と家族の選択に一致するものであると定義している（Sackett, Rosenberg, Gray, Haynes, & Richardson, 1996; Sackett, Straus, Richardson, Rosenberg, & Haynes, 2000）。一方で，エビデンスに基づく看護（EBN）とは，「実践者，患者，重要他者との間に共有された意思決定のプロセスであり，それは研究結果，患者の経験や選択，臨床的な専門技能・ノウハウ，利用可能な膨大な情報源に基づくもの」と定義され

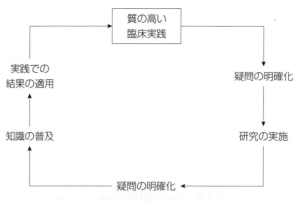

図０‑１　知識の生成と活用のサイクル

出所：Weiler, Buckwalter, & Titler, 1994 を改変。

ている（Sigma Theta Tau International Research and Scholarship Advisory Committee, 2008）。

　EBP のプロセスは，実践の中で始まる。看護職が実践のための重要な疑問を提示するとこのような質の高いケアに基づいて探究の文化は形成される（図０‑１）。実践の疑問（practice question）は，研究により解決され，研究の結果が普及する。EBP とは，ヘルスケアアウトカムを向上させる実践において，研究やその他のエビデンスを活用し適用するものである。「知識の生成と活用のサイクル」は，各々がヘルスケア提供での改善をもたらす，研究，EBP，QI（質改善・評価）の関係性を描くものである。

EBP の影響

　EBP の活用は，患者の安全性と生存を向上することが証明されている（Al-Khatib, et al., 2011; Jernberg, et al., 2011; Varga, et al., 2010; Westphal, et al., 2011）。EBP を主導する看護職は，患者ケアの質と安全性，患者・家族の満足感，スタッフの満足感と安全性，ヘルスケアコストの削減，実践のイノベーションに多大な貢献をしている（Block, Lilienthal, Cullen, & White, 2012; Bowman, et al., 2005; Cullen, Dawson, & Williams, 2010; Cullen, Greiner, Greiner, Bombei, & Comried, 2005; Dolezal, Cullen, Harp, & Mueller, 2011; Farrington, Lang, Cullen, & Stewart, 2009; KT Clearinghouse, 2011; Madsen, et al., 2005; Robert Wood Johnson Foundation, 2011; Stebral, & Steelman, 2006; Van Waning, Kleiber, & Freyenberger, 2005）。

EBP のプロセスモデル

　組織やプロジェクトのリーダーを導くために，EBP プロセスのステップにそったモデルが開発されている（表０‑１，０‑２）。EBP プロセスのモデルは多数あるため，EBP モデルの選択は，組織にとって重要な最初のステップとなる（Gawlinski, & Rutledge, 2008; Newhouse, & Johnson, 2009）。これらのモデルは類似しており，課題の明確化，エビデンスのクリティーク，研究結果から推奨される介入の選択と実装，変化の評価，結果の普及という包括的なステップを含んでいる。このガイドブックは，アイオワモデルのステップにそって作られている。アイオワモデルの各ステップを強調しながら，プロセスの詳細を紹介している。EBP プロセスモデルは，問題解決過程を用いており，それらは重複してい

表 0 - 1　EBP プロセスモデルの選択

モデル	引　用	報告例
アイオワモデル (Iowa Model)	Titler M. G., Kleiber C., Steelman, V., Rakel, B., Budreau, G., Everett, L. Q., Buckwalter, K. C., Tripp-Reimer, T., & Goode, C. (2001). The Iowa Model of Evidence-Based Practice to Promote Quality Care. *Critical Care Nursing Clinics of North America*, 13(4), 497-509.	Farrington, M., Lang, S., Cullen, L., & Stewart, S. (2009). Nasogastric tube placement in pediatric and neonatal patients. *Pediatric Nursing*, 35(1), 17-25.
オタワモデル (Ottawa Model)	Graham, K., & Logan, J. (2004). Using the Ottawa Model of Research Use to implement a skin care program. *Journal of Nursing Care Quality*, 19(1), 18-24.	Hogan, D. L., & Logan, J. (2004). The Ottawa Model of research use: a guide to clinical innovation in the NICU. *Clinical Nurse Specialist*, 18(5), 255-261.
ステトラーモデル (Stetler Model)	Stetler, C. B. (2001). Updating the Stetler Model of research utilization to facilitate evidence-based practice. *Nursing Outlook*, 49(6), 272-279.	Romp, C. R., & Kiehl, E. (2009). Applying the Stetler Model of research utilization in staff development: revitalizing a preceptor program. *Journal for Nurses in Staff Development*, 25(6), 278-284, quiz 285-286.
EBP 変革のためのモデル (Model for EBP Change)	Rosswurm M. A., & Larrabee J. H. (1999). A model for change to evidence-based practice. *Image: Journal of Nursing Scholarship*, 31(4), 317-322.	Boyer, D. R., Steltzer, N., & Larrabee, J. H. (2009). Implementation of an evidence-based bladder scanner protocol. *Journal of Nursing Care Quality*, 24(1), 10-16.
ARCC モデル (ARCC Model)	Melnyk, B. M., & Fineout-Overholt, E. (2011). *Evidence-based practice in nursing & healthcare. A guide to best practice* (2nd ed.). Philadelphia, PA: Wolters Kluwer/Lippincott Williams & Wilkins.	Wallen, G. R., Mitchell, S. A., Melnyk, B., Fineout-Overholt, E., Miller-Davis, C., Yates, J., & Hastings, C. (2010). Implementing evidence-based practice: effectiveness of a structured multifaceted mentorship programme. *Journal of Advanced Nursing*, 66(12), 2761-2771.

表 0 - 2　その他の枠組，理論，モデル

モデル	引　用
変革理論 (Change Theory)	Lewin, K. (1951). *Field theory in social science: Selected theoretical papers*. New York: Harper and Row.
イノベーションの普及理論 (Diffusion of Innovations Theory)	Rogers, E. (2003). *Diffusion of innovations* (5th ed.). New York, NY: The Free Press.
変革の実装モデル (Implementation of Change: A Model)	Grol, R. & Wensing, M. (2005). Effective implementation: A model. In Grol, R., Wensing, M., & Eccles, M. (Eds.), *Improving patient care: the implementation of change in clinical practice*. Edinburgh: Elsevier
ジョンホプキンス病院看護 EBP モデル (Johns-Hopkins Nursing Evidence-Based Practice Model)	Newhouse, R., Dearholt, S., Poe, S., Pugh, L., & White, K. (2007). *Johns Hopkins nursing evidence-based practice model and guidelines*. Sigma Theta Tau International.
知識・実行枠組 (Knowledge to Action Framework)	Graham, I., Logan, J., Harrison, M., Straus, S., Tetroe, J., Caswell, W., et al. (2006). Lost in knowledge translation: Time for a map? *Journal of Continuing Education for Health Professions*, 26(1), 13-24.
知識転移の枠組：AHRQ 患者安全のポートフォリオと保証 (Knowledge Transfer Framework for AHRQ Patient Safety Portfolio and Patient Safety Grantees)	Nieva, V. F., Murphy, R., Ridley N., Donaldson N., Combes J., Mitchell P., Kovner, C., Hoy, E., & Carpenter, D. (2005). From science to service: A framework for the transfer of patient safety research into practice. In Henriksen, K., Battles, J. B., Markes, E. S., & Lewin, D. I. (Eds.), *Advances in patient safety: From research to implementation: concepts and methodology* (Vol. 2). Rockville, MD: Agency for Healthcare Research and Quality. AHRQ Publication No. 05-0021-2.

PARiHS 枠組 (PARiHS Framework)	Kitson, A. L., Rycroft-Malone, J., Harvey, G., McCormack, B., Seerse, K., & Titchen, A. (2008). Evaluating the successful implementation of evidence into practice using the PARiHS framework: Theoretical and practical challenges. *Implementation Science*, 3(1).
トランスレーショナル・ リサーチモデル (Translational Research Model)	Titler, M. G., & Everett, L. Q. (2001). Translating research into practice: Considerations for critical care investigators. *Critical Care Nursing Clinics of North America*, 13(4), 587-604.

るので，選択した EBP モデルにかかわらず有効に使えるものである。

「トピックとトリガー（きっかけ）」の秘訣

➢組織で用いるモデルを決める。

➢活用しやすく臨床現場に合った段階的なプロセスを提示している EBP モデルを用いる。

➢ EBP モデルをガイドとして使っている EBP プロジェクトの報告を見つける。

➢ EBP プロジェクトの進行状況を報告するために EBP プロセスモデルを利用する。

➢モデルは実践への適用というニーズに合わない場合もあることを理解しておく。

IOWA モデル

　「良質なケアを推進する EBP のアイオワモデル（Titler, et al., 2001）」（以下，IOWA モデル）は，看護や他の臨床家が患者アウトカムに影響する日々の実践の意思決定のためのガイド（指標）を提供するものである（図 O-2）。

　アイオワモデル（図 O-2）は，フィードバックループのある実際的で多面的な変化のプロセスを示すもので，フィードバックと学習された教訓に基づいてアップデートされる（Titler, et al., 1994; Titler, et al., 2001）。このモデルは，その適用性と至便性から，多職種ヘルスケアチームに広く認識され活用されているものである（Cullen. & Adams, 2010）。

　スタッフ看護師や他の臨床家は，EBP プロセス全般において重要な役割を果たす。臨床家によって確認された重要なトピックの EBP プロジェクトをサポートすることによって，規制基準や医療費償還〔訳註：米国の医療保険制度における保険会社から医療機関への支払いを指す〕の変化（例：疼痛，転倒，自殺のリスク，尿道カテーテルなどによる減算）よりかなり進んだアイオワモデルを使用して重要な事柄は，解決されている。管理的な立場にある看護者は，エビデンスに基づくケアの提供をサポートする探究の文化を創ることによって，臨床家の EBP プロセスの活用を支援することができる（Cullen, et al., 2010; Cullen, et al., 2005; Cullen, & Titler, 2004; Davies, et al., 2006; Gifford, 2006; Gifford, et al., 2007; Gifford, et al., 2011; Sandström, Borglin, Nilsson, & Willman, 2011; Stetler, Ritchie, Rycroft-Malone, Schultz, & Charns, 2009; Titler, Cullen, & Ardery, 2002; Wells, Free, & Adams, 2007）。

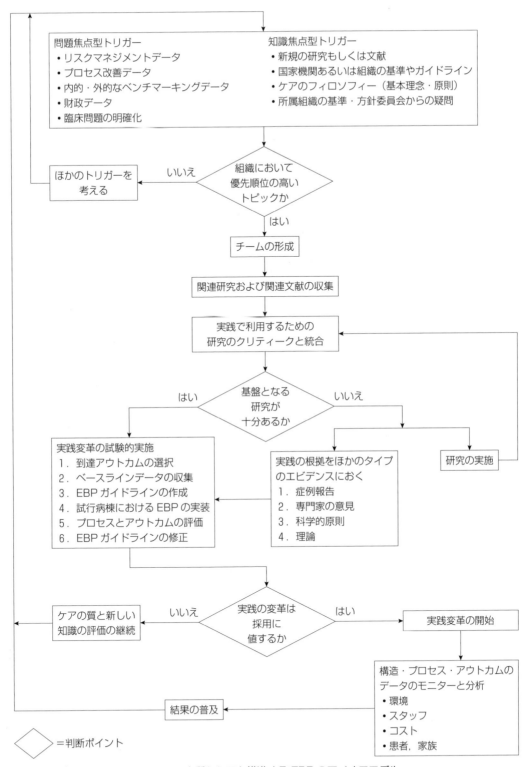

図 0 - 2　良質なケアを推進する EBP のアイオワモデル

Titler, M. G., Steelman, V. J., Rakel., B. A., Budreau, G., Everett, L. Q., Buckwalter, k. C., Tripp-Reimer, T., & Goode C. (2001) The Iowa Model of Evidence-Based Practice to Promote Quality Care. *Critical Care Nursing Clinics of North America,* 13(4), 497-509.

＊本書はこのモデルの使用と再版について，アイオワ大学病院と Titler 博士から，使用許諾を受けている（Ⓒ 1998）。

このモデルの使用や複写については，アイオワ大学病院にコンタクトを取ってください（210頁参照）。

実践の疑問もしくはトリガー

　EBP は，臨床家が実践の疑問を明確化したときに始まる（第1章）。このガイドブックは，アイオワモデルの第1段階のように，まずは EBP の疑問に焦点をあてている。アイオワモデルでは，疑問もしくはトリガー（きっかけ）は，臨床上の課題もしくは新しい知識から発見される。重要なトリガーは，現在の実践への疑問から生じることが多い。問題焦点型トリガーとは，改善の機会を示す実在するデータによって生じるものである。知識焦点型トリガーは，臨床家に現在の実践基準に疑問を抱かせるような，広く知られている科学的知識（全国的なガイドライン，新規の研究など）から派生するものである。

　臨床上の全ての疑問が，EBP プロセスをとおして解決されるわけではない。EBP プロジェクトの実施に必要な支援を得る最も簡単な方法は，組織にとって優先順位の高い事柄を選択することである（第2章）。多い業務量（ハイボリューム），ハイリスク，ハイコスト，もしくは施設・制度の戦略的計画に密接に関連したり，制度・市場の圧力（例：患者・スタッフの安全性，償還価格の変化）に関連する事柄を解決するトピックに高い優先順位がつけられるだろう。組織の優先順位に EBP のトピックが合っているどうかを考慮することで，EBP 変革を実行するために必要な資源と，上級管理者や他部門からの支持を獲得できるかもしれない。一方でトリガーが組織の優先順位には入っていない場合でも，実践者は異なった視点やプロジェクトのアウトカム，もしくは実践を向上するための他のトリガーを考えたいと思うだろう。アイオワモデルでのフィードバックループは，作業が非線型であることを強調している。トピックへの対処が合意されれば，次に実践変革の展開，実装，評価のための EBP チームが構成される（第3章）。EBP チームは，理想的には実践関係者，つまり看護師，部署の管理者，高度実践看護師，他領域の専門職で構成される。EBP チームのメンバーシップとして，チームメンバーはお互いのスキルと組織的つながりを最大限に活用することを求められる（Farrington, Cullen, & Dawson, 2010）。例えば，アイオワモデルを活用して形成された口内炎対策チームは，鍵となる専門職の臨床的なつながりを組織運営に取り込むように設定された。そのチームには，小児・成人領域の看護師，外来・病棟看護師，スタッフ看護師の代表者，看護管理者，高度実践看護師が参加した。また組織の委員会メンバーは，看護の質管理部門，院内歯科，栄養部，血液腫瘍科，腫瘍放射線科，口腔病理科，患者教育部門，スタッフ教育部門，設備管理委員会，看護政策委員会，看護管理評議会と組織管理構造の中で，活動的なつながりを形成した。口内炎対策チームは，これらのつながりを，組織内のコミュニケーション，コーディネーションをサポートし，取り組みの報告をするために活用した。またそのチームは，EBP プロセスの残りのステップを乗り切るために責任を分担した。

　次に，EBP チームは，最適なエビデンスの選択，レビュー，クリティーク，統合を行うこととなる（第4章，第5章）。オンライン文献データベースやほかの図書資源からの収穫は，医療に詳しい図書館司書との連携によって最大となる（Flynn, & McGuinness, 2011; Krom, Batten, & Bautistica, 2010）。図書館司書は，オンライン資源の機能について卓越した知識と技術を持っており，臨床家の専門性と一致したときに，プロジェクトのトリガーのための最適なエビデンスが得られることになる。関連性のあるエビデンスを組み立てる最

初のステップは，質の高い臨床実践ガイドラインを探すことである。そのほかのリサーチエビデンス（研究結果）は，必要に応じて臨床実践ガイドラインの補足や更新に用いられる。すべてのエビデンスは，推奨される実践を構築するために，批判的に検討され，統合されなければならない。

　EBP プロセスは，ケアの質・実績の向上，EBP や研究の遂行など，臨床の疑問に答えるため用いられるものである。臨床課題への対処として活用される EBP のプロセスの善し悪しは，手元にある臨床疑問や，EBP トピックに関連する研究結果や利用可能な他のエビデンスによって決まる。ケアの質改善を対象とした臨床疑問の場合は，迅速かつ効率的に患者ケアの質改善をもたらす。全ての臨床疑問が研究によって回答されるわけではなく，他の形式のエビデンス（例：厳格性が低い研究や専門家の意見）も実践を導くために用いられる。臨床疑問として，患者リスクに関するトピックが含まれた研究がないのであれば，それは研究を実施して回答するに値するよい臨床疑問であるといえる（Selker et al., 2011）。

　研究や他のエビデンスの検討と統合の後に，判断ポイントがやってくる。EBP チームは，実践を導く充分なエビデンスがあるかどうかについて判断しなければならない（第6章）。推奨される実践を作り上げるのは並大抵のことではない。エビデンスを探索するための系統的かつ厳密な EBP プロセスによって信頼性は向上する。最終的に，EBP チームは意思決定し，前進しなければならない。もし実践を決定していくための質の高い研究結果が十分ないのであれば，EBP チームは，エビデンスレベルの低いエビデンスを活用し，一方で実践の決定に利用可能なエビデンスのレベルを上げるための研究を実施することが推奨される（Gordon, Bartruff, Gordon, Lofgren, & Widness, 2008; King, Forbes, Hanks, Ferro, & Chambers, 2011; Wurzel, et al., 2011; Barragán Loayza, Solà, & Juandó Prats, 2011; Campbell, Johnson, Messina, Guillaume, & Goyder, 2011; Casaer, et al., 2011; Goodman, Bostick, Kucuk, & Jones, 2011; Kleiber, Hanrahan, Fagan, & Zittergruen, 1993; Smith, et at., 2011）。

　研究結果が充分ある場合には，臨床の利用者のために，エビデンスに基づく方針，手順，ケアマップ，アルゴリズムもしくは，実践や判断ポイントを書いた草案段階の EBP プロトコルが作成される。そして，その後に実践変革が試行（pilot）されることになる。EBP チームは，チームメンバーが臨床実践をしているケア現場において，EBP 変革の実行可能性と効果を判定するために実践を試みるのである。

　実践変革の試験的実施は，EBP プロセスの中でも重要なステップである（第7章）。同質の患者群を対象にして行った研究など，統制された環境において導びかれた研究結果は，厳密な統制環境下に置かれていない通常の臨床現場，すなわち多様なケア提供者によって実施された場合に得られる結果とは異なるかもしれない。このように EBP 変革の試行は，他の臨床領域への導入を組織化して実施する前の段階で，さまざまな課題を浮き彫りにするために欠かせないものである（Issel, 2009）。

　実践変革の試験的実施には，EBP の実装と評価のための多段階のステップが含まれている。試行期間における EBP の実装では，効果的な実装戦略の計画と選択が必要とされる（Cullen, & Adams, 2012; Grol, & Wensing, 2005; Titler, 2008; Titler, & Everett, 2001; van

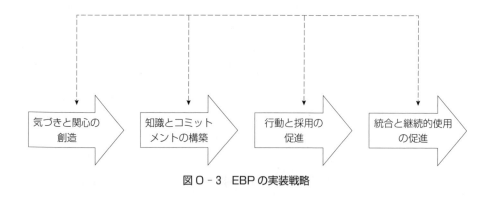

図〇-3　EBPの実装戦略

Achterberg, Schoonhoven, & Grol, 2008)。

　実装のサイエンス（implementation science）とEBPの成果は，EBPの実装戦略が，EPBプロセスの経過全般において変化することを示している。EBPの実装は，流動的，複雑，高度に相互作用し変化するものである（第8章）。EBPの実装の4つのフェーズの活動を強化するために，戦略の選択と位置付けが行われる（図〇-3）。4つのフェーズとは，看護やチームリーダーによるEBP適用を促進するための段階で，①気付きと関心の創造，②知識とコミットメントの構築，③行動と採用の促進，④統合と継続的使用の促進からなる（Cullen, & Adams, 2012）。これらの戦略は，累積的に使用されるもので，フェーズを横断して戦略を活用する実装計画が立てられている。例えば，EBPの有効性の強調は，全てのフェーズをとおして用いられる戦略である。またある戦略は重要ではあるが，それ自身は実践者の行動をほとんど変えないものもある（例：教育，ギャップアセスメント・ギャップ分析）。EBPチームは，チェンジエージェント（変革推進者）（訳注：率先して組織の改革を推進したり，組織の中で触媒としての役割を果たして変化を起こしていく人々）や，実践変革の役割モデルとして機能する（Titler, 2008）。EBPの実践者は，知識，態度，実践を変えるプロセスに常に携わることになる。どのような戦略を使うかは，EBPの内容と実践の場によって異なってくる（Block, et al., 2012; Dolezal, et al., 2011）。複数の相互作用しているアプローチを組み合わせて活用することは，患者ケアのアウトカムを継続的に向上することにつながるだろう。またEBPの実装のために組織化された計画は，EBPチームがエフォート（訳注：この仕事にどれくらいの時間が割けるかの割合）を調整し，効果的な戦略を活用すること助けるだろう。

　評価は，EBP試験的実施の重要な部分である（第9章）。試験的実施の結果（エビデンス）は，プロセス・アウトカム指標に方向性を与え，ベースラインデータを提供する。測定尺度の簡素化は，EBPに用いられた質向上指標の評価の際に求められることが多い。EBP試験的実施の評価は，本研究の複製ではなく，臨床的意思決定の方向性を提供するために必要とされる重要な指標に絞るべきである。

　プロセス指標とアウトカム指標による評価は，実践変革の実施前後に行われる。EBP試験的実施の際の事前と事後データの比較をとおして，試験的実施の成功度，エビデンスに基づくプロトコルの効果，実装計画や実践プロトコルの修正の必要性がわかる。

　EBPの試験的実施に引き続き，EBPプロトコルを，試験的実施した病棟の患者群・ニ

ーズが類似した他の病棟に採用するかどうかを決定する。実践の採用と修正の決定は，EBP 試験的実施における評価データに基づいて行われる。EBP 試験的実施の評価は，期待どおりのアウトカムが達成されたかどうかを示すものである。もし期待されたアウトカムが達成されていないのであれば，プロセス評価のデータは次のステップへの方向性を提供する。つまり，実践変革が採用や実施に適さないのであれば，初期のステップ（例：トリガー・目的，文献レビュー）に戻る一方で，質やパフォーマンス向上のためにモニタリングをすることが質の高い患者ケアを保証するために必要とされる。臨床家としての次のステップは，新しい科学的知識の観察と，実践の決定を導く研究をするために研究者と連携することである。EBP 試験的実施の結果が肯定的であれば，リーダーシップのサポート，教育，アウトカムの継続的なモニタリングをとおして実践の統合と実装が促進される（Davies, et al., 2006; Gifford, 2006; Gifford, et al., 2007; Gifford, et al., 2011; Greenhalgh, Robert, Bate, Macfarlane, & Kyriakidou, 2005; Sandström, et al., 2011; World Health Organization, 2007）。

　EBP の変革は，日々のケアへの EBP の統合を促進する実践改善プログラムに組み込まれた情報に基づいた継続的な評価を必要とする（Durlak & DuPre, 2008）。臨床家に対する行動可能なフィードバックとして構造・プロセス・アウトカム指標という道筋をたどることは，実践変革の継続的な統合を促進するだろう（Bullock-Palmer, Weiss, & Hyman, 2008; Duncan, McIntosh, Stayton, & Hall, 2006; Hysong, Best, & Pugh, 2006; Jamtvedt, Young, Kristoffersen, O'Brien, & Oxman, 2006）。

　他の臨床領域での実施においても計画を必要とする。EBP チームは，他の臨床領域からの代者表を追加する必要があるかもしれない。EBP の見直しと修正は，EBP 試験的実施の際の患者ケア群や業務が異なっている場合に必要となる。さらには，EBP の実装と評価計画の修正も必要とされるかもしれない。EBP の試験的実施の評価データは，新規の実施病棟における計画の採用や統合に役に立つだろう。

　結果の普及は，組織と専門職にとってとても重要な学びとなる。学会発表や誌上発表をとおして，組織内外で EBP プロジェクトを共有することは，組織内の EBP 文化の成長のサポート，看護知識の拡大，他の組織の EBP 変革を促進する。EBP プロジェクトの報告は，EBP プロセスの振り返りや，実践の刷新に関する学習，新たな実践疑問やトリガー創出のために活用することができるだろう。EBP プロジェクトの成果の普及は，ヘルスケアシステムの中で EBP 採用を促進する EBP サイクルの重要なステップである（Sigma Theta Tau International Research and Scholarship Advisory Committee, 2008）。

　アイオワモデルは，EBP の実践プロセスをとおして臨床家を導くものである。このモデルには，フィードバックループ，分析結果の反映，評価，そしてプロセス・アウトカム指標の両方の評価データに基づく修正が含まれている。実践の場によるエビデンスの個別化，多様なヘルスケアシステムでの EBP 採用の促進，そして看護業務への定着が重要である。フィードバックループは，EBP の煩雑で非線型な本質を強調するものである。EBP チームが前進し続けるために，アイオワモデルは科学的プロセスで用いられている基本的な問題解決アプローチの採用，EBP プロセスの単純化と，応用性を高くしたことによって，現実の実践の中で EBP を支援するように設計されている（Farrington, et al.,

2010; Gordon, et al., 2008; Stenger, Montgomery, & Briesemeister, 2007)。アイオワモデルの活用を報告している組織や論文において，アイオワモデルの実践での有用性が証明されている。

参考文献

AHRQ. (2009). *National healthcare quality report 2008*. AHRQ Publication No. 09-0001. Rockville, MD: Agency for Healthcare Research and Quality. Available at: http://www.ahrq.gov/qual/nhqr08/nhqr 08.pdf

AHRQ. (2011a). Closing the quality gap: Revisiting the state of the science. Rockville, MD: Agency for Healthcare Research and Quality. Available at: http://www.ahrq.gov/clinic/tp/gaprevistp.htm

AHRQ. (2011b). *National healthcare quality report 2010*. AHRQ Publication No. 11-0004. Rockville, MD: Agency for Healthcare Research and Quality. Available at: http://www.ahrq.gov/qual/nhdr06/nhdr 06.htm

Al-Khatib, S. M., Hellkamp, A., Curtis, J., Mark, D., Peterson, E., Sanders, G. D., et al. (2011). Non-evidence-based ICD implantations in the United States. *Journal of the American Medical Association, 305*(1), 43-49.

Balik, B., Conay, J., Zipperer, L., & Watson, J. (2011). *Achieving an exceptional patient and family experience of inpatient hospital care. IHI Innovation Series white paper*. Cambridge, MA: Institute for Healthcare Improvement

Barragán Loayza, I. M., Solà, I., & Juandó Prats, C. (2011). Biofeedback for pain management during labour. *Cochrane Database of Systematic Reviews, 6*, CD006168.

Block, J., Lilienthal, M., Cullen, L., & White, A. (2012). Evidence-based thermoregulation for adult trauma patients. *Critical Care Nursing Quarterly, 35*(1), 50-63.

Bowman, A., Greiner, J., Doerschug, K., Little, S., Bombei, C., & Comried, L. (2005). Implementation of an evidence-based feeding protocol and aspiration risk reduction algorithm. *Critical Care Nursing Quarterly, 28*(4), 324-333.

Bullock-Palmer, R. P., Weiss, S., & Hyman, C. (2008). Innovative approaches to increase deep vein thrombosis prophylaxis rate resulting in a decrease in hospital-acquired deep vein thrombosis at a tertiary-care teaching hospital. *Journal of Hospital Medicine, 3*, 148-155.

Campbell, F., Johnson, M., Messina, J., Guillaume, L., & Goyder, E. (2011). Behavioral interventions for weight management in pregnancy: A systematic review of quantitative and qualitative data. *BMC Public Health, 11*(1), 491.

Casaer, M. P., Mesotten, D., Hermans, G., Wouters, P. J., Schetz, M., Meyfroidt, G., et al. (2011). Early versus late parenteral nutrition in critically ill adults. *New England Journal of Medicine, 365*(6), 506 -517.

Centers for Medicare & Medicaid Services. (2011). Medicare program: hospital inpatient value-based purchasing program. Final rule. *Federal Registry, 76*(88), 26490-26547.

Crites, G., McNamara, M., Akl, E., Richardson, W., Umscheid, C., & Nishikawa, J. (2009). Evidence in the learning organization. *Health Research Policy and Systems, 7*, 4.

Cullen, L., & Adams, S. (2010). Evidence into practice: An evidence-based practice model. *Journal of PeriAnesthesia Nursing, 25*(5), 307-310.

Cullen, L., & Adams, S. (2012). Planning for implementation of evidence-based practice. *Journal of*

Nursing Administration, 42(4), 222-230.

Cullen, L., Dawson, C., & Williams, K. (2010). Evidence-based practice: Strategies for nursing leaders. In D. Huber (Ed.), *Leadership and Nursing Care Management* (4th ed.). Philadelphia, PA: Elsevier.

Cullen, L., Greiner, J., Greiner, J., Bombei, C., & Comried, L. (2005). Excellence in evidence-based practice: Organizational and unit exemplars. *Critical Care Nursing Clinics of North America,* 17(2), 127-142.

Cullen, L., & Titler, M. G. (2004). Promoting evidence-based practice: An internship for staff nurses. *Worldviews on Evidence-Based Nursing,* 1(4), 215-223.

Davies, B., Edwards, N., Ploeg, J., Virani, T., Skelly, J., & Dobbins, M. (2006). *Determinants of the sustained use of research evidence in nursing.* Ontario, Canada: Canadian Health Services Research Foundation; Canadian Institutes of Health Research; Government of Ontario, Ministry of Health and Long-Term Care; Registered Nurses' Association on Ontario. Available at: http://www.chsrf.ca/Migrated/PDF/ResearchReports/OGC/davies_final_e.pdf.

DerGurahian, J. (2008). Changing the culture. Joint Commission floats awareness standards. *Modern Healthcare,* 38(35), 14.

Dolezal, D., Cullen, L., Harp, J., & Mueller, T. (2011). Implementing pre-operative screening of undiagnosed obstructive sleep apnea. *Journal of PeriAnesthesia Nursing,* 26(5), 338-342.

Duncan, M. M., McIntosh, P. A., Stayton, C. D., & Hall, C. B. (2006). Individualized performance feedback to increase prenatal domestic violence screening. *Maternal Child Health Journal,* 10(5), 443-449.

Durlak, J. A., & DuPre, E. P. (2008). Implementation matters: A review of research on the influence of implementation or program outcomes and the factors affecting implementation. *American Journal of Community Psychology,* 41(3-4), 327-350.

Erasmus, V., Daha, T. J., Brug, H., Richardus, J. H., Behrendt, M. D., Vos, M. C., et al. (2010). Systematic review of studies on compliance with hand hygiene guidelines in hospital care. *Infection Control and Hospital Epidemiology,* 313, 283-294.

Farrington, M., Cullen, L., & Dawson, C. (2010). Assessment of oral mucositis in adult and pediatric oncology patients: An evidence-based approach. *ORL-Head and Neck Nursing,* 28(3), 8-15.

Farrington, M., Lang, S., Cullen, L., & Stewart, S. (2009). Nasogastric tube placement in pediatric and neonatal patients. *Pediatric Nursing,* 3(1), 17-25.

Flynn, M. G., & McGuinness, C. (2011). Hospital clinicians' information behavior and attitudes towards the 'clinical informationist': An Irish survey. *Health Information and Libraries Journal,* 28(1), 23-32.

Gawlinski, A., & Rutledge, D. (2008). Selecting a model for evidence-based practice changes: A practical approach. *AACN Advanced Critical Care,* 19(3), 291-300.

Gifford, W. (2006). Nursing research: Leadership strategies to influence the use of clinical practice guidelines. *Canadian Journal of Nursing Leadership,* 19(4), 72-88.

Gifford, W., Davies, B., Edwards, N., Griffin, P., & Lybanon, V. (2007). Managerial leadership for nurses' use of research evidence: An integrative review of the literature. *Worldviews on Evidence-Based Nursing,* 4(3), 126-145.

Gifford W. Davies, B., Tourangeau, A., & Lefebre, N. (2011). Developing team leadership to facilitate guide utilization: Planning and evaluating a 3-month intervention strategy. *Journal of Nursing Management,* 19(1), 121-132.

Goodman, M., Bostick, R. M., Kucuk, O., & Jones, D. P. (2011). Clinical trials of antioxidants as cancer prevention agents: past, present, and future. *Free Radical Biology & Medicine* 51(5), 1068-1084.

Gordon, M., Bartruff, L., Gordon, S., Lofgren, M., & Widness, J. (2008). How fast is too fast? A practice change in umbilical arterial catheter blood sampling using the Iowa Model for Evidence-Based Practice. *Advances in Neonatal Care*, 8(4), 198-207.

Greenhalgh, T., Robert, G., Bate, P., Macfarlane, F., & Kyriakidou, O. (2005). *Diffusion of innovations in health service organisations: A systematic literature review*. Massachusetts: Blackwell Publishing Ltd.

Grol, R., & Wensing, M. (2005). Effective implementation: A model. In R. Grol, M. Wensing & M. Eccles (Eds.), *Improving patient care: The implementation of change in clinical practice* (pp. 41-57). Edinburgh: Elsevier.

Hysong, S. J., Best, R. G., & Pugh, J. A. (2006). Audit and feedback and clinical practice guideline adherence: Making feedback actionable. *Implementation Science*, 1, 9.

Institute of Medicine. (2008). *Knowing what works in health care: A roadmap for the nation*. Washington, DC: The National Academies Press.

Institute of Medicine. (2010). The future of nursing: Leading change, advancing health. Washington DC: National Academies Press.

Institute of Medicine. (2011a). *Clinical practice guidelines we can trust*. Washington, DC: National Academies Press.

Institute of Medicine. (2011b). *Workshop summary: Clinical data as the basic staple of health learning: creating and protecting a public good*. Washington, DC: National Academies Press.

Issel, M. (2009). *Health program planning: A practical, systematic approach for community health*. Boston MA: Jones and Bartlett Publishers.

Jamtvedt, G., Young, J. M., Kristoffersen, D. T., O'Brien, M. A., & Oxman, A. D. (2006). Audit and feedback: Effects on professional practice and health care outcomes. *Cochrane Database of Systematic Reviews*, 2, Art. No.: CD000259.pub000252. DOI: 000210.001002/14651858.CD14000259.pub14651852.

Jeffs, L., MacMillan, K., McKey, C., & Ferris, E. (2009). Nursing leaders' accountability to narrow the safety chasm: Insights and implications from the collective evidence based on health care safety. *Canadian Journal of Nursing Leadership*, 22(1), 86-98.

Jernberg, T., Johanson, P., Held, C., Svennblad, B., Lindback, J., & Wallentin, L. (2011). Association between adoption of evidence-based treatment and survival for patients with ST-elevation myocardial infarction. *Journal of the American Medical Association*, 305(16), 1677-1684.

Joint Commission. (2011). National patient safety goals. Retrieved January 16, 2011, from: http://www.jointcommission.org/patientsafety/Nationalpatientsafetygoals/

King, S., Forbes, K., Hanks, G., Ferro, C., & Chambers, E. (2011). A systematic review of the use of opioid medication for those with moderate to severe cancer pain and renal impairment: A European palliative care research collaborative opioid guidelines project. *Palliative Medicine*, 25(5), 525-552.

Kleiber, C., Hanrahan, K., Fagan, C. L., & Zittergruen, M. A. (1993). Heparin vs. saline for peripheral IV locks in children. *Pediatric Nursing*, 19(4), 405-409, 376.

Krom, Z. R., Batten, J., & Bautistica, C. (2010). A unique collaborative nursing evidence-based practice initiative using the Iowa Model: A clinical nurse specialist, a health science librarian, and a staff nurses' success story. *Clinical Nurse Specialist*, 24(2), 54-59.

KT Clearinghouse. (2011). Glossary of EBM terms. Retrieved August 22, 2011, from: http://ktclearinghouse.ca/cebm/glossary/

Madsen, D., Sebolt, T., Cullen, L., Folkedahl, B., Mueller, T., Richardson, C., et al. (2005). Listening to bowel sounds: An evidence-based practice project. *American Journal of Nursing,* 105(12), 40-50.

McInery, T. K., Cull, W. L., & Yudkowsky, B. K. (2005). Physician reimbursement levels and adherence to American Academy of Pediatrics well-being and immunization recommendations. *Pediatrics,* 115(4), 833-838.

Newhouse, R. P., & Johnson, K. (2009). A case study in evaluating infrastructure for EBP and selecting a model. *Journal of Nursing Administration,* 39(10), 409-411.

Peterson, E. D., Bynum, D. A., & Rose, M. T. (2008). Association of evidence-based care processes and outcomes among patients with acute coronary syndromes: performance matters. *Journal of Cardio-vascular Nursing,* 23(1), 50-55.

Robert Wood Johnson Foundation. (2011). Glossary of health care quality terms. Retrieved August 22, 2011, from: http://www.rwjf.org/qualityequality/glossary.jsp

Sackett, D., Rosenberg, W., Gray, J., Haynes, R., & Richardson, W. (1996). Evidence based medicine: What it is and what it isn't. *British Medical Journal,* 312, 71-72.

Sackett, D. L., Straus, S. E., Richardson, W. S., Rosenberg, W., & Haynes, R. B. (2000). *Evidence-based medicine: How to practice and teach EBM.* London: Churchill Livingstone.

Sandström, B., Borglin, G., Nilsson, R., & Willman, Ania. (2011). Promoting the implementation of evidence-based practice: A literature review focusing on the role of nursing leadership. *Worldviews on Evidence-based Nursing,* 8(4), 212-223.

Selker, H., Grossmann, C., Adams, A., Goldmann, D., Dezii, C., Meyer, G. S., et al. (2011). *The common rule and continuous improvement in health care: A learning health system perspective.* Washington, DC: Institute of Medicine.

Shever, L., Mackin, M., Kueny, A., Adams, S., Cullen, L., & Titler, M. (2011). *The role of nurse managers in implementing evidence-based practice.* Paper presented at the Knowledge Utilization Conference, Belfast, Northern Ireland.

Shrank, W. H., Asch, S. M., Adams, J., Setodji, C., Kerr, E. A., Keesey, J., et al. (2006). The quality of pharmacologic care for adults in the United States. *Medical Care,* 44(10), 936-945.

Sigma Theta Tau International Research and Scholarship Advisory Committee. (2008). Sigma Theta Tau International Position Statement on Evidence-Based Practice. February 2007 Summary. *Worldviews on Evidence-Based Nursing,* 5(2), 57-59.

Smith, I., Kranke, P., Murat, I., Smith, A., O'Sullivan, G., Søreide, E., et al. (2011). Perioperative fasting in adults and children: Guidelines from the European Society on Anaesthesiology. *European Journal of Anaesthesiology* 28(8), 556-569.

Stebral, L., & Steelman, V. (2006). Double-gloving for surgical procedures: an evidence-based practice project. *Perioperative Nursing Clinics,* 3(1), 251-260.

Stenger, K., Montgomery, L., & Briesemeister, E. (2007). Creating a culture of change through implementation of a safe patient handling program. *Critical Care Nursing Clinics of North America,* 19(2), 213-222.

Stetler, C. B., Ritchie, J. A., Rycroft-Malone, J., Schultz, A. A., & Charns, M. P. (2009). Institutionalizing evidence-based practice: An organizational case study using a model of strategic change. *Implementation Science,* 4, 78. DOI: 10.1186/1748-5908-4-78

Titler, M. G., Kleiber, C., Steelman, V., Goode, C., Rakel, B., Barry-Walker, J., et al. (1994). Infusing research into practice to promote quality care. *Nursing Research,* 43(5), 307-313.

Titler, M. G. (2008). The evidence for evidence-based practice implementation. In R. Hughes (Ed.),

Patient safety & quality-an evidence-based handbook for nurses. Rockville, MD: Agency for Health-care Research and Quality. Available at: http://www.ahrq.gov/qual/nurseshdbk/

Titler, M. G., Cullen, L., & Ardery, G. (2002). Evidence-based practice: An administrative perspective. *Reflections of Nursing Leadership,* 28(2), 26-27, 46.

Titler, M. G., & Everett, L. Q. (2001). Translating research into practice: Considerations for critical care investigators. *Critical Care Nursing Clinics of North America,* 13(4), 587-604.

Titler, M. G., Kleiber, C., Steelman, V. J., Rakel, B. A., Budreau, G., Everett, L. Q., et al. (2001). The Iowa Model of Evidence-Based Practice to Promote Quality Care. *Critical Care Nursing Clinics of North America,* 13(4), 497-509.

van Achterberg, T., Schoonhoven, L., & Grol, R. (2008). Nursing implementation science: How evidence-based nursing requires evidence-based implementation. *Journal of Nursing Scholarship,* 40(4), 302-310.

Van Waning, N., Kleiber, C., & Freyenberger, B. (2005). Development and implementation of a protocol for transfers out of the pediatric intensive care unit. *Critical Care Nurse,* 25(3), 50-55.

VanDeusen Lukas, C., Engle, R. L., Holmes S. K., Parker V. A., Petzel R. A., Nealon Seiberg, M., et al. (2010). Strengthening organizations to implement evidence-based clinical practices. *Health Care Management Review,* 35(3), 235-245.

Varga, D., Wischnewsky, M., Atassi, Z., Wolters, R., Geyer, V., Strunz, K., et al. (2010). Does guideline-adherent therapy improve the outcome for early-onset breast cancer patients? *Oncology,* 78(3-4), 189-195.

Weiler, K., Buckwalter, K., & Titler, M. (1994). Debate: Is nursing research used in practice? In J. McCloskey & H. Grace (Eds.), *Current issues in nursing* (4th ed.). St. Louis: Mosby.

Wells, N., Free, M., & Adams, R. (2007). Nursing research internship: Enhancing evidence based practice among staff nurses. *Journal of Nursing Administration,* 37(3), 135-143.

Westphal, G. A., Koenig, Á., Caldeira Filho, M., Feijó, J., de Oliveira, L. T., Nunes, F., et al. (2011). Reduced mortality after the implementation of a protocol for the early detection of severe sepsis. *Journal of Critical Care,* 26(1), 76-81.

World Health Organization. (2007). Practice guidance for scaling up health service innovations. Switzerland: World Health Organization.

Wurzel, D., Marchant, J. M., Yerkovich, S. T., Upham, J. W., Masters, I. B., & Chang, A. B. (2011). Short courses of antibiotics for children and adults with bronchiectasis. *Cochrane Database of Systematic Reviews,* 6, CD008695.

凡　　例

1．本書は，*Evidence-Based Practice Building Blocks: Comprehensive Strategies, Tools, and Tips*（1st ed.）（2012）University of Iowa Hospitals and Clinics. の邦訳である。

2．原著において太字で示されている部分については，本書においても太字で表記した。

3．原著において‘　　’“　　”で示されている部分については，本書において「　　」で表記した。

4．原著のイタリック体（斜体）は訳語に傍点を付した。

5．訳注を設け，日本の読者に必要と思われる情報を適宜挿入した。訳注番号は〔1〕，〔2〕，〔3〕……とし，原則的には脚注として示した。ただし，本文中に〔　　〕として訳者が補ったところもある。

目　次

第 1 章

EBP のトリガーと
トピック

問題焦点型トリガー
1．リスクマネジメントデータ
2．プロセス改善データ
3．内的・外的なベンチマーキングデータ
4．財政データ
5．臨床問題の明確化

知識焦点型トリガー
1．新規の研究もしくは文献
2．国家機関あるいは組織の基準やガイドライン
3．ケアのフィロソフィー（基本理念・原則）
4．所属組織の基準・方針委員会からの疑問

◇ ＝判断ポイント

「もし私が価値ある発見をしたのであれば，それは才能ではなく忍耐強く注意を払っていたことによるものだ」

アイザック・ニュートン

研究する文化が組織の中にあるということは，実践に関する疑問を明らかにしようとする活動につながる。患者，家族，スタッフにとって質の高い医療とは，ケアの質向上の要望継続的に応えることであり，それはエビデンスに基づく実践（EBP）のプロセスをとおして達成されるものである。ケア現場のスタッフは，臨床上の疑問（仮説）を提示し，それに答えていく重要な立場にいる。また組織内の委員会メンバーや管理部門でも，臨床や事業における疑問を作り出す。この疑問の明確化が，EBP プロセスのスタートであり，トリガー（きっかけ）となる。

　トリガーには，問題焦点型と知識焦点型がある。問題焦点型トリガーとは，EBP のトピックとして特定の問題を取り扱う場合をいう。問題焦点型トリガーの源としては以下のものがある。

■リスクマネジメントデータ
■プロセス改善データ
■内的・外的なベンチマーキング（基準確立）データ
■財政データ
■臨床問題の明確化

　問題焦点型トリガーとなるトピックは，その医療システム自体にとってトピックの優先順位が高いことから，そのシステムに現存しているデータに由来することが多いだろう。それらのデータは，疫学統計，質改善部門，会計・請求部門，データ活用・調査部門，電子カルテ・情報部門などから入手することができるだろう。もしデータが実際にあるのなら，組織的なコミットメントや問題に対処するための資源を得たも同然である。データを獲得することは，周囲からのサポートを得ることや，トピックへの関心を引き出すことに役立つ。

　知識焦点型トリガーとは，新たな情報や，科学的発見・報告から導き出されるものである。臨床家やリーダーは，以下のものから新しい知識を入手することができる。

■新規の研究もしくは文献
■国家機関あるいは学術団体の基準やガイドライン
■ケアの基本理念・原則・理論
■組織基準委員会からの懸案
■学会報告

　トリガーが決まれば，次に目的の説明（パーパス・ステートメント）を作ることが重要である（資料 1 - 1，5 頁）。目的の説明では，EBP チームの責任範囲の設定を十分にしておくことが求められる。それは，EBP チームが競合する協議事項（agenda；アジェンダ）や関連はするが目的とは異なる事項に煩わされることなく，活動や資源に集中できるようにするためである。目的の説明を作成する簡便な方法は，PICOT を用いることである。PICOT は，元々はリサーチクエスチョン（研究上の疑問）を考案するために開発された方法であり（Balakas, & Sparks, 2010; Horsley, O'Neill, & Campbell, 2009; LaRue, Draus, & Klem, 2009; McKibbon, & Marks, 2001; Melnyk, & Fineout-Overholt, 2010; Yan, Ni, Wei, & Xu, 2010），EBP の活用において広く取りいれられている。

　PICOT の構成要素は以下のとおりである（Menzies, 2011; University of llinois at Chicago, 2003）。

■P：対象としたい特定の**患者**（Patient）集団

■P：取り扱いたい臨床の現状や**問題**（Problem）

■P：EBP を**試行する**（Piloting）病棟やクリニック

■I：**介入**（Intervention）─アセスメント，予防，治療

■C：**対照群**（Control）─通常はコントロールグループのない介入前後の比較

■O：期待される**アウトカム**（Outcome）

■T：**時間枠**（Timeframe）（オプション）

　資料 1 - 2 PICO ツールは，PICOT の構成要素を明示していることから，目的の説明の範囲を絞り込み，文献検索の際に役立つキーワードを提供する。目的の説明は，どこで何を評価するのかはもちろん，チームの形成，実装場所の決定についての方向性を提供するものである。目的の説明は，組織の中で優先順位が高い関心であるかどうかにかかわらず，すべての EBP プロジェクトレポートに含まれるべきである。そして QI（Quality Improvement 質評価・改善）の仕組みの中で，活動やアウトカムを報告したり，あるいは上司に直接報告されるべきである。EBP プロジェクトレポートの冒頭に目的の説明を示すことは，プロジェクトリーダーが EBP チームにおいて何をすべきか，その方向性を示すのに役立つ。

「トピックとトリガー」ステップの秘訣

➤臨床疑問には，問題焦点型トリガーと知識焦点型トリガーの両方が含まれている。

➤問題焦点型トリガーには，EBP の必要性を裏付けるデータがあるかもしれない。

➤疑問や目的の説明を書くことに時間をかけよう。

➤目的の説明は，チームに対して方向性と境界を提供する。

参考文献

AHRQ. (2011). Closing the quality gap: Revisiting the state of the science. Retrieved September 1, 2011, from: http://www.ahrq.gov/clinic/tp/gaprevistp.htm

Balakas, K., & Sparks, L. (2010). Teaching research and evidence-based practice using a service-learning approach. *Journal of Nursing Education*, 49(12), 691-695. DOI: 20.4938/02585845-30200842-07

Bick, D., & Graham, I. (2010). *Evaluating the impact of implementing evidence-based practice*. United Kingdom: Wiley-Blackwell Publishing and Sigma Theta Tau International.

Cacchione, P. Z. (2011). When is institutional review board approval necessary for quality improvement projects? *Clinical Nursing Research*, 20(1), 3-6.

Horsley, T., O'Neill, J., & Campbell, C. (2009). The quality of questions and use of resources in self-directed learning: Personal learning projects in the maintenance of certification. *Journal of Continuing Education in the Health Professions*, 29(2), 91-97. DOI: 10.1002/chp.20017

Institute of Medicine. (2003). *Patient safety: Achieving a new standard of care*. Washington, DC:

National Academies Press.

LaRue, E., Draus, P., & Klem, M. (2009). A description of a web-based educational tool for understanding the PICO framework in evidence-based practice with a citation ranking system. *Computers, Informatics, Nursing,* 27(1), 44–49. DOI: 10.1097/ncn.0b013e31818dd3d7

McKibbon, K. A., & Marks, S. (2001). Posing clinical questions: Framing the question for scientific inquiry. *AACN Clinical Issues,* 12(4), 477–481.

Melnyk, B. M., & Fineout-Overholt, E. (2010). *Evidence-based practice in nursing and healthcare. A guide to best practice* (2nd ed.). Philadelphia, PA: Woltes Kluwer/Lippincott Williams & Wilkins.

Menzies, D. (2011). Systematic reviews and meta-analyses. *International Journal of Tuberculosis and Lung Disease,* 15(5), 582–593.

Nasby, D. (2009). Nursing research grand rounds. *Differentiating research and quality improvement.* Rochester, MN: Mayo Clinic.

OHRP. (2011). Title 45 Public welfare DHHS, Part 46: Protection of human subjects. Retrieved September 8, 2011, from: http://www.hhs.gov/ohrp/humansubjects/guidance/45cfr46.html#46.102

OHSR. (2005). Office of Human Subjects. Retrieved September 8, 2011, from: http://www.hhs.gov/ohrp/humansubiects/guidance/45cfr46.html#46.102

Rice, M. (2010). Evidence-based practice problems: Form and focus. *Journal of the American Psychaitric Nurses Association,* 16(5), 307–314.

Rios, L., Ye, C., & Thabane, L. (2010). Association between framing of the research question using the PICOT format and reporting quality of randomized controlled trials. *BMC Medical Research Methodology,* 10, 11.

Sackett, D., Rosenberg, W., Gray, J., Haynes, R., & Richardson, W. (1996). Evidence-based medicine: What it is and what it isn't. *British Medical Journal,* 312, 71–72.

Sackett, D. L., Straus, S. E., Richardson, W. S., Rosenberg, W., & Haynes, R. B. (2000). *Evidence-based medicine: How to practice and teach EBM.* London: Churchill Livingstone.

Selker, H., Grossmann, C., Adams, A., Goldmann, D., Dezii, C., Meyer, G. S., et al. (2011). *The common rule and continuous improvement in health care: A learning health system perspective.* Washington, DC: Institute of Medicine.

Shirey, M. R., Hauck, S. L., Embree, J. L., Kinner, T. J., Schaar, G. L., Phillips, L. A., et al. (2011). Showcasing differences between quality improvement, evidence-based practice, and research. *Journal of Continuing Education in Nursing,* 42(2), 57–68, quiz 69–70.

Sigma Theta Tau International Research and Scholarship Advisory Committee. (2008). Sigma Theta Tau International Position Statement on Evidence-Based Practice. February 2007 Summary. *Worldviews on Evidence-Based Nursing,* 5(2), 57–59.

University of Illinois at Chicago. (2003). Evidence based medicine. Finding the best clinical literature. Retrieved September 8, 2011, from: http://www.uic.edu/depts/lib/lhsp/resources/pico.shtml.

US DHHS. (2011). Quality improvement activities-FAQs. Retrieved September 8, 2011, from: http://answers.hhs.gov/ohrp/categories/1569

Yan, X., Ni, Q., Wei, J., & Xu, H. (2010). Evidence-based practice method of integrative Chinese and Western medicine based on literature retrieval through PICO question and complementary and alternative medicine topics. *Chinese Journal of Integrative Medicine,* 16(6), 548–548. DOI: 10.1007/s11655-010-0570-5

資料1-1：目的の説明（パーパス・ステートメント）を書く

利　点

　明確で焦点化された目的の説明は，後に続くすべての作業をガイドし，作業グループの責任範囲の境界を設定する。目的の説明の構成要素を明確にするためにPICOTを用いることで，重要なポイントが表現され，焦点化・明確化された目的の説明が形成される（Rice, 2010; Rios, Ye, & Thabane, 2010）。

目的説明作成のためのPICOTの利用
■P：対象としたい特定の**患者**集団
■P：取り扱いたい臨床上の状況や**問題**
■P：**実施**病棟
■Ｉ：**介入や治療**：アセスメント，予防，治療
■Ｃ：**比較対照群**
■Ｏ：期待される**アウトカム**
■Ｔ：**時間枠**（オプション）

より早く回答を見つけるために方向性を与えるもの
■最適な情報源からのエビデンスの検索に力を注ぐ
■集中的な論文の読み込みを行う
■適切な実装と評価計画の作成を補助する
■確認された学習ニーズに意識を集中する
■チームが活動に集中できるようにする

例：PICOワークシートの活用例

患者集団	■がん ■病院内 ■高齢者
問　題	■転倒 ■転倒による受傷
実施場所	■4階北病棟
介　入	■病棟の巡回 ■歩行介助 ■夜間の睡眠促進 ■Q-foam椅子（訳注：転倒予防のために作成された安楽椅子） ■人間工学に基づいた備品の設置 ■定期的な排泄 ■付添人
比較対照	■EBPを実装したグループと，比較対照となる通常ケアグループの介入前後の比較
期待されるアウトカム	■リスクのある患者の特定化 ■転倒率の低下 ■受傷数の減少 ■重症例の減少

目的説明の例

　このEBPプロジェクトの目的は，高齢がん患者に対する歩行・排泄プログラムの実施によって4階北病棟における転倒を減らすことである。転倒率は，エビデンスに基づく歩行・排泄援助プログラムの実装前後に比較検討される。

キーワード例
転倒，転倒予防，歩行介助，運動，可動性，トイレ，排泄，失禁，切迫性，転倒率，転倒による受傷，がん，高齢者，急性期ケア

資料1‐2：PICOツール	
ワークシート	
患者集団	
問　　題	
実施場所	
介　　入	
比較対照	
期待されるアウトカム	
目的の説明	
エビデンスを探すためのキーワード	

資料1-3：QI（質評価・改善），EBP，研究の違い			
	QI（質評価・改善）	EBP	研　究
定　義：	■「QIは組織的な戦略であり，プロセスとアウトカムデータの分析，パフォーマンス向上のための組織的な活動を含む」（AHRQ, 2011）。 ■「個人と集団のための医療サービスが，期待される健康アウトカムを向上し，現在の専門的知識と一貫しているかの程度を示す（Institute of Medicine, 2003）	■EBPは，実践者，患者，重要他者との間で共有化された意思決定のプロセスであり，それはリサーチエビデンス（研究結果），患者の経験と意向，臨床的専門技能やノウハウ，利用可能な莫大な情報資源に基づいて行われる（STTI, 2008） ■最良のリサーチエビデンスに基づく医療提供は，患者家族の意向に沿って臨床的専門技能と結合して利用可能となる（Sackett, Rosenberg, Gray, Haynes, & Richardson, 1996; Sackett, Straus, Richardson, Rosenberg, & Haynes, 2000）	■研究開発，実験，評価を含む系統的な探求であり，それは一般化された知識の開発に貢献するために設計される（OHRP, 2011; US DHHS, 2011） ■米国連邦規制基準：知識の一般化に貢献するために設計された系統的な探求
趣　旨： 利益の対象者	■現在の患者と家族 ■現在のスタッフ ■組織	■将来の患者と家族 ■将来のスタッフ ■組織	■臨床家 ■科学者集団 ■対象者（時による）
目　的	■臨床現場の中での，プロセスの質と安全性，もしくは患者経験の向上 ■効率性や作業フローにおける変化の評価	■医療判断において，エビデンスを適用することによる，臨床での質と安全性の向上	■一般化可能な新しい知識への貢献あるいは生成
関心の範囲	■組織の中の特定の病棟や患者集団	■組織の中の特定の病棟や患者集団	■組織を超えた対象者集団への一般化
方　法： プロセス・アウトカム測定	■評価はシンプルで，活用と管理が容易である ■重要な指標のみを測定する	■妥当性や信頼性は確立していないが表面妥当性のあるツールを用いた重要な指標の測定を行う ■知識，態度，行動・実践，アウトカムの測定である（Bick, & Graham, 2010）	■測定は複雑である ■測定をより完全にするために時間をかけることが要求される ■測定には，詳細な管理計画が要求される ■信頼性，妥当性，特異度や感度の推定が要求される

デザイン:	■サンプル例 　• LEAN（リーン生産方式） 　• Six Sigma（シックス・シグマ） 　• PDSA（Plan Do Study Act） 　• FADE（Focus Analyze Develop Execute） 　• CQI（継続的質改善） 　• TQM（総合的質管理）	■アイオワモデルやそのほかの EBP プロセスモデル	■無作為化比較試験 ■量的 ■質的
タイミング	■早いサイクル（例：PDSA）	■計画的 ■タイムラインは，利用可能な臨床実践ガイドラインや他のエビデンスの統合レポートによって多様である	■計画的で長期的
外的要因	■認知されているが測定されない	■認知されているが測定されない	■コントロールされ，測定される ■厳密なプロトコルによるコントロール
サンプル	■少数で利便性の高いサンプル	■少数で利便性の高いサンプル	■サンプリングは研究仮説に基づき多様である。結果の一般化を向上するための構造化されたプロセスが含まれる
サンプルサイズ	■少数であるが，変化を観察するに十分な数 ■データ収集に適した数	■少数であるが，変化を観察するに十分な数 ■データ収集に適した数	■適切なパワー（検出力）や飽和概算に基づく数
データ収集	■最小限の時間，資源，コスト	■最小限の時間，資源，コスト	■複雑，厳密にコントロール，資源計画
データ分析	■記述統計，データの傾向を示すための統計プロセス管理表	■記述統計，データの傾向を示すための統計プロセス管理表，時に推測統計を用いる	■結果の一般化のための複雑な推測統計
統制団体：	■組織 ■影響を受ける組織 　• 医療評価機構（The Joint Commission）， 　• メディケア・メディケイドセンター	■組織	■組織，被験者保護局（Office of Human Research Protections），食品・医薬品局（FDA），州・地域法

付加的な負担とリスク：	■患者や患者集団は，改善された流れやプロセスから直接的に利益を受けることを期待されている ■参加のリスクは，通常のケアを受けるのと同等である ■リスクや負荷が通常のケアよりも高いなら，研究として取り組みや研究倫理審査（IRB）を受けることを考える	■患者や患者集団は，観察から直接的に利益を受けることを期待されている ■参加のリスクは，通常のケアを受けるのと同等である ■リスクや負荷が通常のケアよりも高いなら，研究として取り組みや研究倫理審査（IRB）を受けることを考える	■対象者は，研究への参加において，利益があるかもしれないし，ないかもしれない ■参加者はリスクを承認している ■インフォームドコンセントが求められる ■研究倫理審査を受けることが必要
研究倫理審査（IRB）：	■組織の規定がなければ求められない	■組織の規定がなければ求められない	■求められる
普　及：	■組織内への普及が期待されている。CMS（メディケア・メディケイドサービスセンター）規定に基づいて公的な説明と透明性を期待される。出版されることもある ■「QIの活動が，研究的かどうかを判断するための基準として，公表の意向があるだけでは不十分である。QIプロジェクトの報告を発表する計画は，そのプロジェクトが研究の定義に合致していることを意味するものではない。多様な理由から非研究的活動の発表を望む人々がいるが，それはこれらの活動の学習に関心がある人がいると信じているからであろう」（US DHHS, 2011)	■組織内で普及することが期待される。公表することが期待されている ■結果や研究の一般化を示すものではない（QIデータの普及を参照）	■期待されている

参考文献

AHRQ, 2011; Bick, & Graham, 2011; Cacchione, 2011; Institute of Medicine, 2003; Nasby, 2009; OHRP, 2011; OHSR, 2005; Sackett, et al., 1996; Sackett, et al., 2000; Selker, et al., 2011; Shirey, et al., 2011; Sigma Theta Tau International Research and Scholarship Advisory Committee, 2008; US DHHS, 2011

第 2 章

組織の優先順位

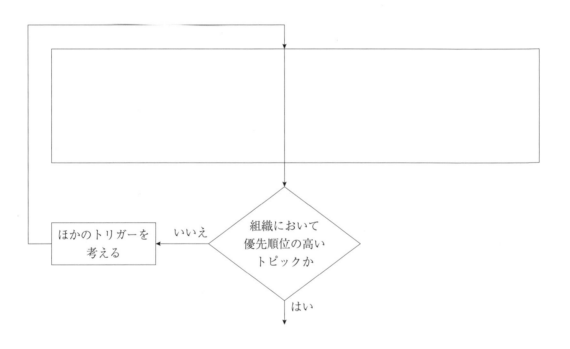

ほかのトリガーを
考える ← いいえ — 組織において
優先順位の高い
トピックか

はい

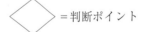 ＝判断ポイント

「往々にしてやり過ぎる人は，ほとんど何もしていない」

イタリアのことわざ

発展の見込みのある EBP プロジェクトは，臨床家が実践に疑問を持つのが当然とされる組織風土の中で生れるものである。多くの実践の疑問は利用可能な資源の範囲を超えたものであるかもしれない。そのためトピックの選択が必要となる（資料2‐1，14頁）。EBP プロジェクトの目的が，組織の優先順位に合っているかを判断するために，さまざまな基準が用いられる（資料2‐2，15頁）。組織部門での優先順位，既存のインフラ（組織基盤や資本），資源の検討をすることがトピックの選択に役に立つだろう。

　スタッフは，組織の優先順位をさまざまな方法で確認することができる。看護部や組織の戦略的計画では，その計画を達成するための優先順位，責任，戦略と，評価プロセスの判断基準が提示されている。また執行部の声明は，組織のリーダー達に優先順位を考える機会を提供するだろう。コアデータ，国の患者安全対策目標，公表されたケアの質と安全性に関するデータは，継続的な改善をサポートするための資源，専門的技能，インフラとともに常に優先順位が高い。他の組織的な取り組み（例：設備やプログラムの拡充）は，実践に影響を及ぼす事項に優先順位を与えることになる。開放的かつ透明性のある EBP トピックの選択プロセスは，EBP プロジェクトへの参加を促進する。EBP プロジェクトの選択基準を提示することは，プロジェクトへの承認を獲得し，将来的にはプロジェクトの合理的な理由を創り出す機会を提供することにつながる。

　多様な領域の学生が，看護部での EBP の開発と実装の承認を得るための援助する準備をしておくことが求められる（資料2‐3，16頁）（Selker, et al., 2011）。学生の活動は，患者情報の守秘義務と保護に関する組織の方針に従うことが求められる。学生プロジェクトをサポートすることは，現在と将来の雇用者の学習を促進し，重要な EBP トピックに対処する資源として学生に時間を提供し，学問領域と実践の場をこえた連携をサポートをすることにもなる（Barnsteiner, Reeder, Palma, Preston, & Walton, 2010）。EBP プロセスを展開するスキルの開発と，実践での EBP 適用の発展は，看護学と看護教育の重要な国家的課題でもある（Institute of Medicine, 2010）。EBP のスキル開発は，医療の質，安全，コストへの影響が大きいため，医療組織において優先順位が高い（QSEN, 2011; Stevens, 2009）。加えて，EBP の改善は，競争市場において，優位性を保つことにもつながる。

組織的優先順位を決めるための秘訣

➢組織的な優先順位（例：戦略計画）を決めるための重要な基準や報告を見つけ出す。

➢どのようにして優先順位を決定するかを明確化する。

➢重要なステークホルダー（利害関係者）を巻き込む。

➢EBP 委員会と協力する。

➢透明性のあるプロセスを維持する。

参考文献

Barnsteiner, J. H., Reeder, V. C., Palma, W. H., Preston, A. M., & Walton, M. K. (2010). Promoting evidence-based practice and translational research. *Nursing Administrative Quarterly,* 34(3), 217-225.

Institute of Medicine. (2010). The future of nursing: Leading change, advancing health. Washington DC: National Academies Press.

QSEN. (2011). Quality and safety education for nurses. Retrieved August 22, 2011, from: http://www.qsen.org/

Selker, H., Grossmann, C., Adams, A., Goldmann, D., Dezii, C., Meyer, G. S., et al. (2011). *The common rule and continuous improvement in health care: A learning health system perspective.* Washington, DC: Institute of Medicine.

Stevens, K. R. (2009). *Essential competencies for evidence-based practice in nursing* (2nd ed.). San Antonio, TX: Academic Center for Evidence-Based Practice (ACE) of The University of Texas Health Science Center at San Antonio.

資料 2 - 1：EBP トピック選択ツール				
評価基準	基準・点数	トピック1	トピック2	トピック3
1．トピックは部門または組織の優先順位に合致している	0-10			
2．患者集団や病棟のための優先順位となっている	0-10			
3．トピックは，EBP プロセス（EBP vs. 研究）をとおして対処されるべき事柄であり，医療の質と安全性を取り扱うものである	0-10			
4．対象集団にとっての問題の重要性（例：リスクが高いあるいは数が多い）がある	0-10			
5．実践を導くのに適切なエビデンスが十分にある	0-10			
6．アウトカム（患者，家族，スタッフ，財政上）を向上する見込みがある	0-10			
7．多職種チームのサポートが十分にあり，既存の委員会や作業グループの業務とリンクしている	0-10			
8．十分な資源がある（例：電子カルテデータのダウンロード，評価のためのデータ管理，報告，設備の購入，メーリングリストの購入，外部専門家の招聘）	0-10			
9．他の基準	0-10			
合計				

配点：「0．全くそうでない」から「10．すぐれている」

資料 2 - 2：EBP トピック優先順位ツール	
プロジェクト管理者の名前：	病棟・クリニック：

臨床的なアイデア：

EBP の目的または疑問：

既存のデータ：

□あり（□データ源：　　　　　）
□なし

データ入手に関する要請の必要性：

□あり（□データ源：　　　　　）
□なし

他領域に関連するトピックか：

□そうである（□領域：　　　　　）
□そうでない

他に参加してもらう人：

必要とされる資源：

現存する資源：

□看護の EBP に関するもの
□看護の質／実践改善に関するもの
□臨床の看護専門家

連絡を取る必要のある他の専門家：

組織の優先順位：

このトピックは，以下の項目に関連している，もしくは含まれるかどうか
　　□組織や部門の戦略計画
　　□組織の執行部からのメッセージ
　　□質改善のために集められた中核的な評価尺度
　　□新規の取り組み（臨床的，かつ関連するもの）
　　□安全性：患者，家族，スタッフ
　　□国家的な取り組み
　　□新たな設備または建物
　　□EBP トレーニングプログラムの採用（例：EBP スタッフナースのインターンシップ（研修）も
　　　しくはフェローシップ（奨学金））
　　□規制基準
　　□認定基準（例：医療評価機構，CMS（Centers for Medicare and Medicaid Services），
　　　Magnet（マグネット・ホスピタル）
　　□その他：

　ここに添付した方針は，アイオワ大学病院において，公的なものであり，執行部によって作成されたもので，他機関での使用においては改訂が必要である。この情報の改作は，この本の購入者に限定して許可するものである。アイオワ大学病院は，この情報の利用や改作に責任は負わず，転売や販売されるものではない。

看護部における学生プロジェクトの承認について

方　針：

Ⅰ．アイオワ大学看護学部とカークウッドコミュニティ大学看護学部の学生について

　A．学生と教員は，学生プロジェクトの全般的な計画について看護管理者または任命者と，話し合い，承認と実装のために必要とされる手続きを共に決めることとする。

Ⅱ．他大学の看護学部生または他領域の学生について

　A．学生と教員は，看護管理者（NQPDI：看護の質評価・専門職開発・情報部門）とコンタクトを取る。学生，教員，看護管理者（NQPDI もしくは任名者）は，学生プロジェクトの全般的な計画について話し合い，承認のために必要とされる手続きを決め，書面での契約を行う。

　B．看護管理者（NQPDI）は，現在の協定書（Cooperating Agency Agreement）が，学生プロジェクトまたは独立した研究の承認の前にあること確認する。

手　順：

Ⅰ．予備審査

　A．学生は，アイデアの実行可能性について話し合い，公的承認の着手の前にプロジェクトの開発に関して援助を求めるために，看護師長，看護管理者，APN もしくは任名者とコンタクトを取る。

　B．看護学生のための特別なプロジェクト（例：独立した研究プロジェクト，教育プロジェクト）

　　1．学生と教員は，プロジェクトについて看護管理者等と話し合い，その後のプロセスについて共に決定することとする。

　　2．学生は，「学生のための臨床病棟における学科目プロジェクトの調整のための承認ガイドライン」に則って，看護管理者等から書面での承認を得る。

　　3．学生が行う病棟での通常ケアへの参加，観察の実施，会議への参加，プログラムの計画への参加などのプロジェクトは，看護管理者等とともに取り決められるべきである。

　　4．看護スタッフの指導を含むプロジェクトについて，教員は看護管理者等とコンタクトを取る。

　C．研究の承認

　　1．学生は，「看護部での研究を行うための承認」に基づいて，研究承認の概要を書いた研究計画書を提出しなければならない。

　　　a．看護部での通常の活動をこえた異なったアプローチの紹介

　　　b．患者・家族・スタッフに対するリスクの提起

　　　c．通常は負担となるケアへの参加に関する患者・家族・スタッフへの要請

　D．質改善（QI）データ

　　1．誌上公開もしくは発表された QI データの使用に関しては，副看護管理者と話し合うことが必要となる。もし，看護管理者が，このデータの使用に関して疑問があれば，看護研究・EBP 委員会に照会することになる。

　　2．看護研究・EBP 委員会は，研究の承認が必要かどうかについて，看護管理者等のコンサルタントとして対応する。

Ⅱ．他の看護学生と他領域からの学生

　A．学生，教員，看護管理者（NQPDI と他の指定された看護部の人材）による共同計画に

よって個別の合意書が作成される。

B．看護管理者（NQPDI）は，学生とともに，どのような承認が必要かについて決定していく。

関連する看護基準のリンク

看護学生と UIHC の看護講師のための方針とガイドライン

アイオワ大学病院およびクリニック
看護および患者ケア部門

UIHC 看護部での科目プロジェクトを実施するための承認ガイドライン

この書面の意図は，学生が臨床の患者集団に接触するときの手続きや，看護プログラムに登録した学生のための非臨床的プログラムの手続きを明示するものである。

以下のガイドラインは，アイオワ大学病院の学科目プロジェクトを実施する学部生や大学院生のためのものである。

看護部門の看護管理者等は，以下の条件が付与される指定された部署において，学生に学科目プロジェクトに参加する許可をすることができる。

１．学生の活動は，通常の看護実践の範囲であること。

２．プロジェクトの目的は教育に限定されること。

３．学生の活動が，患者・家族・スタッフをリスク状態に置かないこと。

４．学生の活動が，患者・家族・スタッフによる，一般的に負荷となるような余分な参加を求めないこと。

そのほかのすべてのケースにおいて，学生は看護研究・EBP 委員会と倫理審査会による承認を得なければならない。

第 3 章

チーム

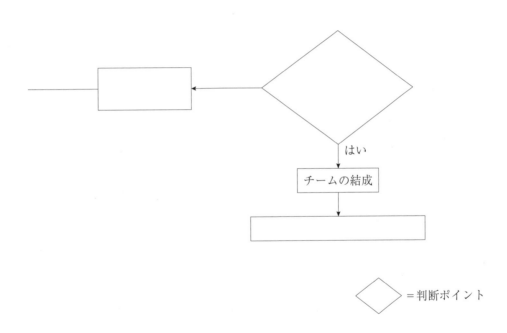

はい

チームの結成

◇ ＝判断ポイント

「私はチームの一員であり，チームを信頼し，チームに従い犠牲を払う。なぜならば，個人ではない，チームが最終的なチャンピオンだからである」

ミア・ハム

われわれは皆，ヘルスケアはチームによって提供されることを知っている。チームメンバーはEBPを開発し実装したいと思っていることがエビデンスで示されている（Chou, Vaughn, McCoy, & Doebbeling, 2011）。チームワークは，以下の理由によりEBPの採用を促進することができる（Baker, Gustafson, Beaubien, Salas, & Barach, 2005; Bootsmiller, et al., 2004; Dobbins, et al.,2009; Driessen, et al., 2010; Goud, et al., 2009; Harrison, et al., 2008; Jordan, et al., 2009; National Quality Forum（NQF）, 2009; Ploeg, et al., 2010; Séroussi, Bouaud, Gligorov, & Uzan, 2007; Weireter Jr, et al., 2009; Xyrichis, & Lowton, 2008; Zwarenstein, & Reeves, 2006）。
■臨床実践ガイドラインや推奨の使用を改善する
■メンバーへの教育や学習の機会をつくる
■ケアの調整を改善する
■複雑なケースをトラブルシューティングする
■採用へのモチベーションを改善する

　EBPを計画するとき，そのチームメンバーの選択について広く考えてみよう。EBPによって何らかの影響を受ける可能性のある，あるいは，実装に重要な役割をもつ臨床領域や学問領域を代表するメンバーを巻き込む。「チームコミュニケーションの輪」は，基盤構造におけるメンバーシップを計画したり労力を調整するのに役立つだろう（資料3－1，24頁）。チームを立ち上げるときに考えるのは，巻き込む学問領域（例：理学療法，社会サービス），各職種・部門の代表者（例：看護の補助者，放射線技師），実践の変化により影響を受けるサービス部門（例：薬局，清掃），組織管理において関連する委員会メンバー（例：質向上委員会）などである。影響する能力やスキルにより，チームのバランスを維持する。仲間に影響力があり，ポジティブに影響するメンバーを探す。オピニオンリーダーである臨床家（第8章）は，EBPを導入するのに重要な影響をもたらすことができる。

　主要な利害関係者との連携の構築やサポートを得るために戦略と利害関係者を特定する（Issel, 2009; RNAO, 2002）（資料3－2，25頁）。利害関係者は実践または質改善を与えられる実践変革の利用者でもあり，EBPのための資源に寄与する（Harvard Business Essentials, 2004）。利害関係者は，プロジェクトの作業とさまざまな関わりをもち，皆に進捗の報告を求めるだろう。利害関係者からの影響とサポートの量はさまざまである。異なる利害関係者の影響やサポートのレベルに基づいた活用の戦略が立てられるかもしれない（RNAO, 2002）（資料3－2，25頁）。利害関係者，チェンジ・エージェント（変革推進者）として機能することができる仲間の中でポジティブな影響を与える利害関係者や看護師を特定するために病棟の指導者達と一緒に働くことが必要である（第8章）。

　EBPのチームメンバーは，EBPのプロセスに沿った作業を分担する。彼らはEBPをサポートするエビデンス，および，実装をサポートする彼ら自身の役割と責任を理解しておく必要がある（Gifford Davies, Tourangeau, & Lefebre, 2011）。効果的なコミュニケーションと共同の戦略は，チームミーティングが目的を焦点化して，時間を効率的に使うために必要であろう。タイムライン（資料3－3，26頁）と行動計画（資料3－4，27頁）は，チームがEBPプロセスの段階に沿った計画を動かすのを助ける。行動計画は調整を改善し，作業を分割するのに有効である。

チームワークを効果的に維持するための秘訣

➢チームが機能できるようなチームのサイズを維持する。

➢明確なプロジェクトの目的と会議の目標をもつ。

➢議題を提供する。

➢会議を進めるためのナリッジトランスレーター（知見を解釈する人）やセンスメーカー（意味を形成する人）を特定する（例：初心者の場合，会議を進めるためのサポートを得る）。

➢定期的にチームの効果についてレビューしたり，チームの効率性を評価する。

➢課題があっても，前進し続ける。

➢常設の会議時間を決めておく。

➢チームが達成した作業を確認し，次の段階に焦点をあてるために，行動計画を作業ツールとして用いる。

➢チーム学習の機会として，課題について考える。

➢課題に対応しEBPを開発するとき，最初に簡単な解決策を探す。

➢病棟の同僚やリーダーに，チームの活動について知らせ，質の向上に関して定期的に報告する。

　協働・連携へ関心を寄せることは，最も効果的なチームを作るために重要である（Bosch, et al., 2009）。チームの期待やグランドルールを確立することも重要である（資料3-5，28頁）。システム内の臨床家の専門性を高めることは，将来のEBPの仕事と実践変革の統合への投資となる（Forsner, et al., 2011）。臨床家およびプロセスの専門家が，ポジティブなチェンジ・エージェント（変革推進者：第8章参照）やチームの特徴をあわせもつことは，患者のケアや医療アウトカムの継続的な質改善につながる（Driessen, et al., 2010）。組織の内部や外部から，EBPチームを促進することができる（Davies, et al., 2006; Dobbins, et al., 2009; Dogherty, Harrison, Baker, & Graham, 2010; Ploeg, et al., 2010; Robinson, et al., 2010; Stetler, et al., 2006; Tuite, & George, 2010）。

　チームワークは，非常に効果的になりうる。EBPチームは，コミットメント（責任）とポジティブな態度を伴う推進力を維持することができる。課題は学習の機会とみなされるべきである。課題に対処するための戦略を立てる際には，創造的になることが求められる。そして，まずは簡単な解決策を探すべきである。そして前進し続けることで，EBPは存続する。

参考文献

Baker, D. P., Gustafson, S., Beaubien, J. M., Salas, E., & Barach, P. (2005). Medical team training programs in health care. In K. Henriksen, J. B. Battles, E. S. Markes & D. I. Lewin (Eds.), *Advances in patient safety: From research to implementation* (Vol. 4: Programs, Tools, and Products). Rockville, MD: Agency for Healthcare Research and Quality.

Bootsmiller, B. J., Yankey, J. W., Flach, S. D., Ward, M. M., Vaughn, T. E., Welke, K. F., et al. (2004).

Classifying the effectiveness of Veterans Affairs guideline implementation approaches. *American Journal of Medical Quality*, 19(6), 248–254.

Bosch, M., Faber, M., Gruijsberg, J., Voerman, G. E., Leatherman, S., Grol, R. P., et al. (2009). Review article: Effectiveness of patient care teams and the role of clinical expertise and coordination: a literature review. *Medical Care Research and Review*, 66 (6 Suppl), 5S–35S.

Chou, A., Vaughn, T., McCoy, K., & Doebbeling, B. (2011). Implementation of evidence-based practices: Applying a goal commitment framework. *Health Care Management Review*, 36(1), 4–17.

Davies, B., Edwards, N., Ploeg, J., Virani, T., Skelly, J., & Dobbins, M. (2006). *Determinants of the sustained use of research evidence in nursing*. Ontario, Canada: Canadian Health Services Research Foundation; Canadian Institutes of Health Research; Government of Ontario, Ministry of Health and Long-Term Care; Registered Nurses' Association on Ontario. Available at: http://www.chsrf. ca/Migrated/PDF/ResearchReports/OGC/davies_final_e.pdf

Dobbins, M., Robeson, P., Ciliska, D., Hanna, S., Cameron, R., O'Mara, L., et al. (2009). A description of a knowledge broker role implemented as part of a randomized controlled trial evaluating three knowledge translation strategies. *Implementation Science*, 4, 23.

Dogherty, E. J., Harrison, M. B., Baker, C. J., & Graham, I. D. (2010). Following a natural experiment of guideline adaptation and early implementation: A mixed-methods study of facilitation. *Implementation Science*, 7, 9.

Driessen, M., Groenewoud, K., Proper, K., Anema, J., Bongers, P., & van der Beek, A. J. (2010). What are possible barriers and facilitators to implementation of a participartory ergonomics programme? *Implementation Science*, 5, 64.

Forsner, T., Wistedt, A., Brommels, M., Jansky, I., de Leon, A., & Forsell, Y. (2011). Supported local implementation of clinical guidelines in psychiatry: A two-year follow-up. *Implementation Science*, 5, 4.

Gifford, W., Davies, B., Tourangeau, A., & Lefebre, N. (2011). Developing team leadership to facilitate guide utilization: Planning and evaluating a 3-month intervention strategy. *Journal of Nursing Management*, 19(1), 121–132.

Goud, R., de Keizer, N. F., ter Riet, G., Wyatt, J. C., Hasman, A., Hellemans, I. M., et al. (2009). Effect of guideline based computerised decision support on decision making of multidisciplinary teams: Cluster randomised trial in cardiac rehabilitation. *British Medical Journal*, 338, b1440.

Harrison, J. D., Choy, E. T., Spillane, A., Butow, P., Young, J. M., & Evans, A. (2008). Australian breast cancer specialists' involvement in multidisciplinary treatment planning meetings. *The Breast*, 17(4), 335–340.

Harvard Business School Press. (2004). *Managing projects large and small: The fundamental skills to deliver on budget and on time*. Boston, MA: Harvard Business School Publishing Corporation.

Issel, M. (2009). *Health program planning: A practical, systematic approach for community health*. Boston, MA: Jones and Bartlett Publishers.

Jordan, M. E., Lanham, H. J., Crabtree, B. F., Nutting, P. A., Miller, W. L., Strange, K. C., et al. (2009). The role of conversation in health care interventions: Enabling sensemaking and learning. *Implementation Science*, 4, 15.

National Quality Forum (NQF). (2009). *Safe practices for better healthcare-2009 update: A consensus report*. Washington DC: National Quality Forum.

Ploeg, J., Skelly, J., Rowan, M., Edwards, N., Davies, B., Grinspun, D., et al. (2010). The role of nursing best practice champions in diffusing practice guidelines: A mixed methods study. *Worldviews on Evidence-Based Nursing, 7*(4), 238-251.

RNAO. (2002). *Implementation of clinical practice guidelines toolkit.* Ontario, Canada: Registered Nurses Association of Ontario.

Robinson, L., Paull, D., Mazzia, L., Falzetta, L., Hay, J., Neily, J., et al. (2010). The role of the operating room nurse manager in the successful implementation of preoperative briefings and postoperative debriefings in the VHA Medical Team Training Program. *Journal of PeriAnesthesia Nursing, 25*(5), 302-306.

Séroussi, B., Bouaud, J., Gligorov, J., & Uzan, S. (2007). Supporting multidisciplinary staff meetings for guideline-based breast cancer management: a study with OncoDoc2. *AMIA Simposium Proceedings Page October 11,* 656-660.

Stetler, C. B., Legro, M. W., Rycroft-Malone, J., Bowman, C., Curran, G., Guihan, M., et al. (2006). Role of "external facilitation" in implementation of research findings: A qualitative evaluation of facilitation experiences in the Veterans Health Administration. *Implementation Science, 1,* 23.

Tuite, P. K., & George, E. L. (2010). The role of the clinical nurse specialist in facilitating evidence-based practice within a university setting. *Critical Care Nursing Quarterly, 33*(2), 117-125.

Weireter Jr, L. J., Collins, J. N., Britt, R. C., Reed, S. F., Novosel, T. J., & Britt, L. D. (2009). Impact of a monitored program of care on incidence of ventilator-associated pneumonia: Results of a longterm performance-improvement project. *Journal of the American College of Surgeons, 2008*(5), 704-705.

Xyrichis, A., & Lowton, K. (2008). What fosters or prevents interprofessional teamworking in primary and community care? A literature review. *International Journal of Nursing Studies 45*(1), 140-153.

Zwarenstein, M., & Reeves, S. (2006). Knowledge translation and interprofessional collaboration: Where the rubber of evidence-based practice hits the road of teamwork. *The Journal of Continuing Education in Health Professions, 26*(1), 46-54.

チームコミュニケーションの輪

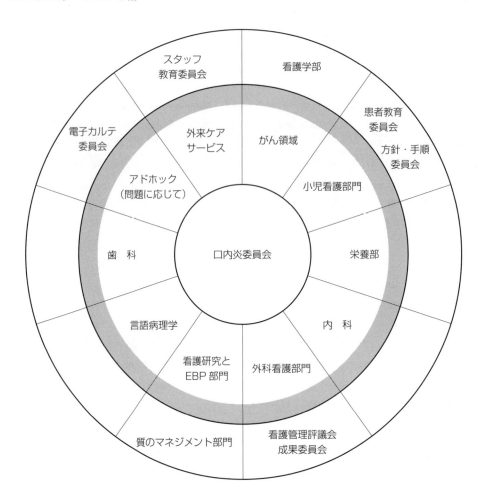

注：チームコミュニケーションの輪は，口内炎委員会のメンバーが，その基盤ととなる臨床領域および委
　　員会を代表していることを示している。チームメンバーは，臨床領域と主要な委員会との双方向のコ
　　ミュニケーションをとることが示されている。
訳注：網かけ部にはチームメンバーの名前を表記する。

資料3-2：ステークホルダー（利害関係者）の影響・支援マトリックスによる取り組み戦略

	高い←――――利害関係者の影響――――→低い	
ステークホルダーの支援　高い↑	■EBPの普及と採用にポジティブに影響する ■積極的な参加を得るために情報を必要とする 戦略： ■協働する ■巻き込む，支援できる機会を提供する ■フィードバックを促す ■エンパワーする	■注意を向けられれば，EBPの普及と採用にポジティブな影響を与える ■積極的な参加を維持し，アンビバレンス〔あいまいさ・相反する感情や考え〕が生じるのを防ぐために注意を向けておくことが必要である 戦略： ■協働する ■フィードバックを促す ■彼らの専門的な地位を介して，サポートを引き出す ■必要に応じて，参加を促す ■いくつかのレベルで巻き込む
	高い支援 高い影響 ／ 高い支援 低い影響 低い支援 高い影響 ／ 低い支援 低い影響	
↓低い	■EBPの普及と採用にネガティブに影響する ■積極的な参加に向けた中立性と努力を獲得し，維持するために，多くの注意と情報を必要とする 戦略： ■合意を得る ■関係性を築く ■ステークホルダーのために利益を詳細に示す ■チームに1ないしは2名参加してもらう ■ステークホルダーのサポートをモニターする	■EBPの普及や採用に最低限の影響を与える ■何らかのネガティブな影響を及ぼす可能性がある ■中立性を維持し，積極的な参加へ向けて動いてもらうために，注意を向けておくとが必要である 戦略： ■合意を得る ■関係性を築く ■いくつかのレベルでチームメンバーとして巻き込む

（RNAO, 2002）

25

資料3-3：一般的なプロジェクトのタイムライン

活動	月																
	1	2	3	4	5	6	7	8	9	10	11	12	13	14	15	16	17
EBPの目的とチームの定義	■																
エビデンスの探索・クリティーク・統合		■	■	■													
実践変革の定義				■	■												
試行の計画、資源となる資料の作成					■	■											
ベースラインデータの収集						■											
チェンジ・エージェント（変革推進者）の準備							■										
スタッフ教育								■									
試行									■	■							
試行後の評価											■	■					
プロジェクトの報告													■				
プロジェクトの統合と継続なモニタリング														■ 継続中			
	第1期：気づきと関心を創造するための戦略を実装する				第2期：知識とコミットメントを構築するための戦略を実装する			第3期：行動と採用を促進するための戦略を実装する				第4期：統合と持続可能性を追求するための戦略を実装する					

実践へ進む

資料3-4：一般的なアクションプランのツール（例）

プロジェクトリーダーの氏名：　　　　　　チーム：

プロジェクトの目的：

キーとなる段階または目的	目的に特化した活動	責任者	必要な道具または資料	タイムライン	評　価
例： 組織のサポートを得る	■簡単な提案書を書く	■S. Smith	■道具箱からテンプレートをとる	■1月10日	■試案の提示
	■看護研究部門長との面会	■E. Olson	■調整のために R. Jones に連絡する	■1月15日	■フィードバックと提案書への修正案を得る
	■管理委員会の議題にのせる	■N. Davis	■調整のために M. Smith に連絡する	■2月1日	■会議でのプレゼンテーション

資料3-5：チームワークのためのグランドルール

■公式的な発足を行う：
- 上級リーダー，スポンサーやステークホルダー（利害関係者）からのサポートを発表する
- 各チームメンバーの名前を確定する
- 目的を記述する
- その仕事の重要性と組織のゴールへの適合性を示す
- 適用可能な資料を提示する

■定期的会議のスケジュール（日時と場所）を示す

■会議の出席が要求されており，出席できない場合はできるだけ会議前に知らせる

■会議準備のために，前もって議題を送る

■会議は，中止となる場合がある

■議題，議事録とアクションプランをチームのイントラネットサイトに投稿する

■会議の時間に到着している

■議論は，直近の目的，あるいは，チームの目的に焦点をあてる（あいまいな会話は避ける）

■ポケベルや携帯電話による中断を制限する

■積極的に聴く

■どんな課題も制限しない

■建設的な批判を歓迎する

■いくつかの議論は，部外秘とする

■作業部会に委ねられる場合を除き，合意により意思決定する

■会議では具体的な行動目標をつくり記録する

（Harvard Business School Press, 2004）

第 **4** 章

関連研究および
関連文献の収集

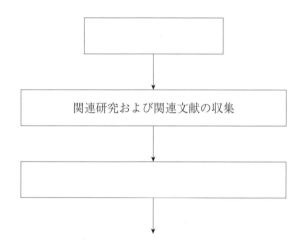

関連研究および関連文献の収集

「あらゆる真実は一度発見されてしまえば理解するのは容易だ。
大切なのは真実を発見することだ」

ガリレオ

EBP プロセスの次の段階は文献検索である。文献に記載された介入やアウトカムによりプロジェクトの目的が明らかになるため，エビデンスを検索するうちにプロジェクトの方向性が進化する場合もある。

時間を有効に使うため，チェックリストなどの系統的なプロセスに従う（資料4-1，33頁）。

表4-1　エビデンス量の異なる文献検索の管理

文献多数・高品質	文献少数・低品質
・包含基準はトピックや集団を絞り込むのに有用である。例えば小児における末梢静脈カテーテル。 ・除外基準によって集団や研究をさらに限定する。例えばメタアナリシスもしくは統合した報告書よりも古い研究。 ・概念を戦略的に組み合わせて検索対象を絞る。 ・ブール演算子（AND，OR，NOT）を正しく理解し使用する。 ・トピックを絞り込むよう検討する。 ・専門家の見解および症例報告など，エビデンスレベルが低いものを制限する。 ・研究デザインに基づいて文献を整理する。	・各概念を個別に使用して検索を行う。 ・現時点で使用されている用語は年月を重ねて進化している場合もあるため，検索用語の枠組みにとらわれないようにする。 ・CINAHL の用語検索では「スコープノート」機能を使用する。 ・良質の文献を見つけた場合は，その文献で使用されている MeSH 用語を特定し検索する。 ・制限を設けないようにする。対象を広げ，必要に応じて検索を絞り込む。 ・検索漏れとなる可能性があるので，少数の「最新」研究のみに限定しないようとくに注意する。 ・追加文献を特定するために参考文献リストや「関連文献」検索を使用する（例：スノーボール法）。

■所属施設や近隣の大学図書館にヘルスサイエンスに詳しい司書がいる場合は，その助けを借りるとより効率よく検索することができ，最も関連性の高いエビデンスを得ることができるだろう（Flynn, & McGuinness, 2011; Krom, Batten, & Bautistica, 2010）。ほかにも，検索スキルを向上させるためのわかりやすい教材なども存在する（資料4-2，34頁）。検索計画の範囲は，トピックについて利用可能な文献の量によっても左右される（表4-1）。

■目的の記述にある PICO 要素（対象集団・問題・予備試験，介入，比較，およびアウトカム）から，最も関連性の高い検索用語を特定する方法を導きだすことができる。

■医学件名標目（MeSH: Medical Subject Headings）は米国国立医学図書館の統制語彙集である（NLM, 2008）。MeSH Browser は，ディスクリプタ（検索キーワード），限定子，または関心のある概念を階層分類体系構造の中で位置付けるために使用するオンラインツールである（図4-1）。文献検索は PICO の記述にある各キーワードに基づいて行う。また，用語を組み合わせる場合は高度検索メカニズムが有用である。設定制限は文献の特定にも影響する。したがって，早まって文献を排除してしまわないよう注意が必要である。PICO の記述に基づいて検索の基本的な包含基準や除外基準を確立できるだろう。

■エビデンスレビューが完全かどうかをチームが確認するためにエビデンスを統合する場合は，再検索が役に立つことが多い。各データベースやウェブサイトについて，検索用語やその戦略（組み合わせ，制限，組み入れ，除外）の詳細や検索日を記録しておくことが重要である（資料4-3，35頁）。データベースによっては検索結果を追跡し保存できるものもある。

```
■皮膚および結合組織の疾患（Non-CINAHL）
　皮膚疾患
　　•皮膚潰瘍
　　　腫瘍形成性褥瘡
　　　下肢潰瘍
　　　圧迫潰瘍
```

図4‐1　CINAHL件名標目表の例

■最初に，米国国立ガイドライン・クリアリングハウス（National Guideline Clearinghouse：NGC）のデータベース（AHRQ, 2011；NGC, 2011）〔訳注：日本のデータベースとして Minds がある〕を検索し，既存のエビデンスに基づくガイドラインで利用可能なものを見つける。NGC は米国連邦政府資金による世界中のガイドラインの情報源で，米国医療研究・品質庁（Agency for Healthcare Research and Quality：AHRQ）から利用可能である。そのほかの国際機関でも，幅広い概要やエビデンスに基づく診療ガイドラインなど質の高い臨床実践ガイドラインや統合報告書（資料4‐4）を提供している。

■PubMed, CINAHL, Medline Plus などの大規模電子データベースは，通常の場合，その次に検索する。

■システマティックレビューはコクランライブラリーを利用するか，一部の文献データベースに検索制限を設けて行う（例：PubMed ではメタアナリシスや科学的統合レビュー，CINAHL ではシステマティックレビューを検索することができる）（Greenhalgh, Robert, Bate, Macfarlane, & Kyriakidou, 2005）。

■専門家組織が実践ガイドラインを保有している場合がある（例：がん看護学会，米国クリティカルケア看護師協会）。

■そのほかのウェブサイト情報については資料4‐4を参照のこと。ウェブ情報は迅速に公開されるが内容も頻繁に変更されるため，通常，新たなエビデンスに基づくウェブ情報を検索することも必要である。

　レビュー用文献の全文を入手し，Reference Manager〔文献管理ソフト〕または共有ファイルに電子データをコピーし（トピック，筆頭著者，出版年ごとに仕分け），トピックごとに保存する，あるいは直接リンクを貼って EBP チームがアクセスできるようにする。

■チームのうち2名が，包含・除外基準に従って関連文献の要旨を査読し，大まかなエビデンスの種類を把握する。

■検索に包含もしくは除外した文献を引き続き追跡し，参考文献のリストを完全な状態で維持する。

■入手した文献を，(a)臨床実践ガイドライン，(b)システマティックレビュー，(c)研究論文，(d)理論文献，(e)臨床レビューに分類してまとめておくと役立つ。

■診療についての推奨事項を把握するため，臨床実践ガイドラインを最初に読む。

■次にそのトピックに関する科学的理解を深めるため，統合報告書と研究文献を読む。

■最後に，理論的原則および概念を把握するため臨床論文と理論文献を読み，批評を行う前に見落としがないかどうかを確認する。

■チームで読む重要文献を 2〜10 本選び，トピックをサポートする文献ファイルを常に最新のものにしておく（Ogier, 1998）。

- -

エビデンスを探すための秘訣

➢所属施設や近隣の大学図書館に医学専門の司書がいる場合はその助けを借りる。

➢検索で使用するキーワードの特定に PICO 要素を使用する。

➢とくに質の高い文献を見つけたら使用されている MeSH 用語を特定する。

➢選んだトピックに関連する文献の量や質に応じて検索対象を絞り込む，もしくは広げる（表 4-1）。

➢最初に臨床実践ガイドラインを探す。

➢使用前に情報源や参考文献データベースの信頼性について考慮する。

➢検索エンジンサービス（Google™ や Bing など）では人気の高いメディアが表示されるがそのソースは信頼性を欠くことが多いため，はじめからこれらで検索することは最良の手段とはいえない。

➢検索エンジンサービスの高度検索は，質の低い情報や商業用ウェブサイトの特定や排除に有用な場合がある。

➢文献管理ソフト（Endnote や RefWorks など）の使用を検討する。

➢重要概念や筆者，出版年ごとに文献を保存した電子データ共有フォルダやウェブページへの直接リンクは有用である。

➢同一の引用文献を二重検索しないよう引用リストを作成する。

➢同一の検索用語を用いて定期的に検索内容を更新し，最新のエビデンスを追加する。

- -

参考文献

AHRQ. (2011). Agency for Healthcare Research and Quality. Retrieved August 1, 2011, from: http://www.ahrq.gov/

Flynn, M. G., & McGuinness, C. (2011). Hospital clinicians' information behavior and attitudes towards the 'clinical informationist': An Irish survey. *Health Information and Libraries Journal*, 28(1), 23-32.

Greenhalgh, T., Robert, G., Bate, P., Macfarlane, F., & Kyriakidou, O. (2005). *Diffusion of innovations in health service organisations: A systematic literature review.* Massachusetts: Blackwell Publishing Ltd.

Krom, Z. R., Batten, J., & Bautistica, C. (2010). A unique collaborative nursing evidence-based practice initiative using the Iowa Model: A clinical nurse specialist, a health science librarian, and a staff nurses' success story. *Clinical Nurse Specialist*, 24(2), 54-59.

NGC. (2011). National Guideline Clearinghouse. Retrieved August 1, 2011, from: http://www.guideline.gov/

NLM. (2008). National Library of Medicine. Retrieved August 1, 2011, from: http://www.nlm.nih.gov/

Ogier, M. E. (1998). *Reading research: How to make research more approachable.* Oxford: Bailliere Tindall/Elsevier Science.

資料 4-1：関連研究および文献収集のためのチェックリスト		
予定日	活　　　動	完了
	自分自身のデータベース検索のため，看護学に詳しい司書とのミーティングを設定する，もしくは教材（PubMed など）を視聴しておく。	☐
	PICO（対象集団・問題・予備試験，介入，比較，アウトカム）を使用してキーワードを特定する。	☐
	PICO 要素や目的の記述に基づいて，文献検索の MeSH 用語やキーワード，検索計画（制限など）を特定する。	☐
	司書とともに完全な文献を検索し，検索履歴と文献の要旨を保存し，検索リストの更新と記録を続ける。	☐
	はじめに米国国立ガイドライン・クリアリングハウスや専門家組織などで検索して，（もしあれば）臨床実践ガイドラインを特定する。	☐
	2 番目に PubMed や CINAHL を検索する。	☐
	3 番目にコクランライブラリーを検索する。	☐
	4 番目に専門機関を検索する。リスト：	☐
	最後にその他のウェブサイトを検索する。リスト：	☐
	レビューのための文献の全文を入手する。文献管理ソフトや共有ファイルに電子コピーを（トピック，筆頭著者，出版年ごとに）保存するか，直接リンクを貼ってチームがアクセスできるようにする。	☐
	少なくとも 2 名が要旨を査読し，関連性や包含・除外基準について文献をスクリーニングする。意見が一致しなければ，入手した文献全文を使用して話し合うこともある。	☐
	RefWorks や EndNote などの文献管理ソフトを使用して文献リストを作成し，入手した文献を追加する。	☐
	文献を，(a)臨床実践ガイドライン，(b)システマティックレビューなどの統合報告書，(c)研究報告書，(d)理論，(e)臨床的レビューに分類する。	☐
	はじめに臨床実践ガイドラインとシステマティックレビューを読み，実践と科学的な記述についてそれぞれ理解を深める。	☐
	研究報告書を読み，研究デザインと方法，変数と測定法，母集団との妥当性，結果について理解を深める。	☐
	臨床論文や理論文献を読み，理論的原則や概念に関する理解を深める。	☐
	チーム全体で読むために，少なくとも 2〜10 本の重要な臨床や理論に関する文献もしくはレビュー文献を特定する。	☐
	背景的情報を提供する文献は別のファイルに保存する。	☐
	臨床実践ガイドラインが 1 つ以上ある場合は，米国国立ガイドライン・クリアリングハウスの「比較」機能を使用し，チームで共有する。	☐

資料 4 - 2：ウェブ情報：ウェブ上での文献検索のチュートリアル		
組　　織	内　　容	ウェブサイト
ウェブ上での文献検索についてのチュートリアル		
EBSCO support	CINAHL を 含 む EBSCO データベース検索についてのウェブ上での教材および動画	http://www.youtube.com/c/EBSCOSupportTutorials
PubMed, 米 国 国立医学図書館, 米国国立衛生研究所	文献の検索, 保存, および入手方法についての教材	http://www.nlm.nih.gov/rest/training-packets/T0042010P.html

資料 4 - 3：関連研究および文献に関する検索歴の記録ツール				
データベース	検索または MeSH 用語（リスト）	用語の組み合わせ方法（ブール演算子 AND・OR・NOT）	制限セット（使用したものをチェック）	結果（組み合わせたキーワードおよび特定した文献数）
米国国立ガイドライン・クリアリングハウス（NGC）：NGC のガイドライン属性テンプレート（Template of Guideline Attribute）を使用してガイドラインからの情報を含む系統的・標準的要約を提供		インデックス化された索引キーワードのみ： □疾患と病状，疾患もしくは病状 □治療と介入，治療もしくは介入 □医療サービス管理	□年齢 □質の評価方法 □臨床的専門性 □推奨する方法 □ガイドラインカテゴリー □実行ツール □組織 □対象ユーザー □組織のタイプ □米国医学研究所（IOM）ケアの必要性 □出版年：＿＿＿ □IOM ドメイン □対象集団の性別 □エビデンス分析に使用した方法	
コクランライブラリー：ヒトを対象とした医療および保健政策における主要研究のシステマティックレビュー			□製品による検索を制限 □記録状態による検索を制限 □日付の範囲：＿＿＿から＿＿＿	
PubMed：MEDLINE やライフサイエンス雑誌，オンライン書籍から引用された2,000万件以上の生物医学的文献で構成			□文献のタイプ □言語：英語 □種：ヒト □サブセット □年齢 □文書オプション □検索分野タグ	
CINAHL： CINAHL Plus は1937年以降の看護および医療関連分野雑誌4,500誌についてインデックス化された索引を提供			□出版日：＿＿＿から □文献タイプ □年齢群 □性別 □出版タイプ □特定の対象 □雑誌のサブセット □言語：英語 □その他 1 ＿＿＿ □その他 2 ＿＿＿	
情報： リンク：				
情報： リンク：				
情報： リンク：				
情報： リンク：				

組　　織	内　　容	ウェブサイト
資料 4 − 4：ウェブ情報：ウェブ上の文献検索エンジン（EBP を支援する機関を選択）		
ウェブ上の文献検索エンジン（エビデンスの検索エンジンを選択）		
EBP ガイドライン：　臨床システム改善研究所	サイエンス系文書におけるエビデンスに基づく医療を支援および推進し，患者の安全や有効性の改善を促す非営利組織	http://www.icsi.org/ http://www.icsi.org/guidelines_more/
ジョアンナ・ブリッジ研究所	サウスオーストラリア州アデレード大学の健康科学部内に拠点を置くメンバー登録制の国際的研究開発非営利組織	http://www.joannabriggs.org/
ジョン・A・ハートフォード基金	老人に必要な診療推奨事項や情報源を支援し広める民間財団	http://www.jhartfound.org/
ナショナルハートフォード老年看護研究教育拠点		http://www.nursing.uiowa.edu/hartford/index.htm http://www.nhcgne.org
米国国立ガイドライン・クリアリングハウス	米国医療研究品質庁（AHRQ）が支援するエビデンスに基づく臨床実践ガイドラインに関する公開情報源	www.guideline.gov/
英国国立医療技術評価機構	健康推進，疾患予防および治療に関する国のガイドラインを提供する独立機関	http://www.nice.org.uk/ http://guidance.nice.org.uk/
オンタリオ州正看護師協会	オンタリオ州政府が支援する，看護におけるベストプラクティスを示すガイドライン	http://rnao.ca/ http://www.rnao.ca/bpg/guidelines
VA/DoD 臨床診療ガイドライン	高コスト，多数例，高リスク，および問題の起きやすい疾患を対象として，エビデンスに基づくガイドライン実施のために政府が支援する退役軍人および防衛省関連のトピックス	http://www.healthquality.va.gov/
システマティックレビュー：　コクランレビュー	ヒトの医療および保健政策における主要研究のシステマティックレビュー	http://www.cochrane.org/what-is-cochrane-evidence
エビデンスに基づく診療施設	AHRQ が支援する科学的レビュー，エビデンスレポート，施設およびトピックス，方法	http://www.ahrq.gov/clinic/tp/aaareptp.htm
医療技術評価プログラム（NIHR）	最も有効な治療法や検査に関する政策および実践に影響を及ぼす研究および報告に対して財政支援	http://www.hta.ac.uk/
大規模なデータベース検索エンジン		
コクランライブラリー	ヒトの医療および保健政策における主要研究のシステマティックレビュー	http://www.cochranelibrary.com
CINAHL：看護および医療関連文献の累積索引	1937年以降の看護および医療関連分野の雑誌4500誌をインデックス化	http://www.ebscohost.com/academic/cinahl-plus-with-full-text
米国国立衛生研究所国立医学図書館の MedlinePlus	疾患や病状，健康に関する，消費者のための情報	https://www.medlineplus.gov/
米国国立衛生研究所国立医学図書館の PubMed	MEDLINE やライフサイエンス誌，オンライン書籍の生物医学系引用文献2000万件	http://www.ncbi.nlm.nih.gov/pubmed/

第 **5** 章

実践で利用するための研究の
クリティークと統合

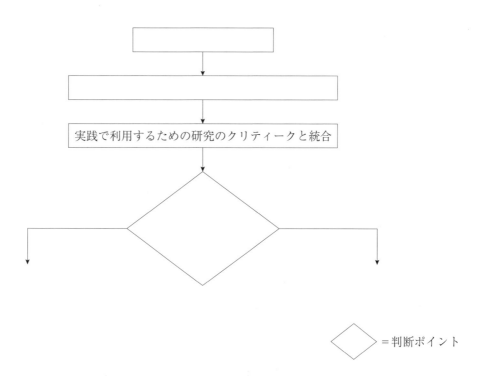

実践で利用するための研究のクリティークと統合

◇＝判断ポイント

「真実の探求は，困難であるとも容易であるとも言える。真実の探求を完全に見極めることも，真実を完全に見過ごすということもないことは，明白だからである。しかし，あらゆる探求により本質についての知識は少しずつ蓄積され，集められた全ての事実から荘厳さが生じるのてある」

アリストテレス

エビデンスの評価と統合は，EBP チームの共同責任のもと行われる。EBP チームという集団的なアプローチでは，EBP の活動を割り振り，EBP チームの個々のメンバーの専門性を活かすことが推奨される。EBP チームの目標は，可視化された，再現可能なプロセスを用いて，強固なエビデンスによって支持される実践の推奨を形成することである。このプロセスには，高度なリーダーシップと権限委譲（デレゲーション）のスキルが求められる。このプロセスに EBP チームが関与することで，学習環境がつくられ，実践の変革を裏付ける科学を理解するのに役立つ。分野を超えて仲間とともに実践を変革するときに，EBP チームは，エビデンスの引用元の情報やサウンドバイト（訳注：重要なポイントを短いフレーズにしたもの）を装備するだろう。このプロセスは，チェックリストに従って実施することができる（資料 5 - 1，44頁）。文献レビューのプロセスを実施している間は，個々の文献をクリティークし，エビデンスを要約して体系化するための表を作成する（資料 5 - 2，45頁）。

　文献を選別するために，一度，論文を読み，文献のタイプや研究デザイン（例：EBP ガイドライン，システマティックレビュー，研究，理論，実践）の観点から，文献を整理する。それらの報告で使われた用語は，EBP チームのメンバーにとっては馴染みがないかもしれない。その場合は，研究・EBP チームの用語集が役に立つだろう（付録 C：用語解説）。論文のレビューは，系統的なプロセスによって行われなければならない。構造化された方法を用いて広範囲にわたってクリティークすることで，そのレビューの科学的な厳密さが増す。しかし，このようなクリティークにおいては，レビューの目的，利用可能な資源，専門知識の実用性，クリティークの意図についてのバランスが保たれなければならない。研究方法や統計解析を詳細にクリティークすることで，レビューの厳密さは増すが，それは多くの臨床看護師にとっては専門外であり，難しいかもしれない。バイアスのある結果，不適切な方法や解析，妥当ではない，あるいはデータに基づかない解釈といった研究の致命的な欠陥を特定することに注意を払わなければいけない。文献で報告された内容の妥当性には，次の 3 つの重要な課題が関連している。
■信頼できるか。バイアスはあるか。
■臨床上の疑問に答えているか。
■結果は，関心のある臨床の状況に当てはめることができるか。

　EBP チームは，クリティークした結果をもとに，研究の包含基準・除外基準を作成することで少なくとも，クリティークした研究の限界や欠点を認識する。EBP チームは，文献レビューの担当者間の不一致をどのように取り扱うか（例：コンセンサスを得る方法）について計画を立てなければならない。

エビデンスの評価
　文献のタイプは，研究方法に特化した基準や，実践の推奨を作成するための目的に従って，レビューされる。最初のステップでは，エビデンスに基づく臨床実践ガイドライン（evidence-based clinical practice guidelines（CPGs）〔訳注：42頁参照〕）やシステマティックレビュー，次に研究論文，最後に，理論や臨床文献，そのほかの裏付けとなるような文献に

ついて，エビデンスの質を評価する。

〈臨床実践ガイドライン〉

　臨床実践ガイドラインの目的は，一連のエビデンスを臨床家が使いやすい形にして，実践するための特定の推奨の形にすることである。AHRQ（米国医療研究・品質庁）やIOM（米国医学研究所）の定義によると，「臨床実践ガイドラインは，システマティックレビューや，代替的なケアの選択肢に関する利益・不利益のアセスメントによって説明される患者ケアを最適化することを目的とした，推奨を含む文書である」（IOM, 2011b, p.3）。臨床実践ガイドラインを開発するための定義と方法論は，過去20年以上にわたり飛躍的に発展しており，科学上の利益において多様性をもたらしている。臨床実践ガイドラインを開発するための基準は明らかになっているが，それらに合致する臨床実践ガイドラインは多くない（IOM, 2011a）。そのため臨床実践ガイドラインの作成方法と実践の推奨の妥当性について吟味することは重要である。臨床実践ガイドラインの作成方法に関する記述はバイアスのない結果を保証するために用いられるが，この記述が不十分な場合，臨床実践で使用するために正確に評価するために，さらなる複雑な能力が求められる。臨床実践ガイドラインの妥当性に加え，実践の推奨は，次の質問によって評価されるべきである。

■得られたエビデンスは，ほかの研究でも同じ結論になるか。
■ガイドラインは，類似する臨床の状況においても，同じように矛盾なく解釈することができるか。
■実践のための推奨は対象集団に適用できるか，そして，その対象集団は明確に述べられているか。

　臨床実践ガイドラインを吟味するためのツールは，開発プロセス・報告・推奨の質を評価する。AGREE（The Appraisal of Guidelines, Research, and Evaluation（ガイドラインの研究・評価用チェックリスト）2009）は，広く用いられており，臨床実践ガイドラインの質を評価するフレームワークを提供する非常に有用なツールである（資料5-3，46頁）。臨床実践ガイドラインやほかのエビデンスを評価するための他のツールも利用可能である（資料5-4，47頁）。

〈システマティックレビュー〉

　最先端の科学的知識は，システマティックレビューとしてメタアナリシス（量的データ）やメタ統合（質的データ）のように要約されており，文献レビュー，ヘルステクノロジー評価，統合レビュー，または合意声明の中でもみられる。メタアナリシスを含む，よく検討されたシステマティックレビューは，最もエビデンスレベルが高いものとして位置付けられる。定義によると，システマティックレビューでは，個々の研究から得られる知見を要約するために，明確な手順で，事前に決定され，可視化された，再現性のある科学的な方法を用いるとされている（IOM, 2011c）。しかし，出版されたシステマティックレビューの質は，非常に多様である。その多くは，システマティックレビューに含まれる研究の質の評価に失敗し，不十分な定義，あるいは，不適切な方法を使用しており，潜在的な，あ

るいは明らかなバイアスを特定していない。システマティックレビューの方法に関する記述が不十分な場合，実践への適用は不確かなものとなり，システマティックレビューの査定が不可欠となる。システマティックレビューは，用いられた方法や手順の透明性も含めた，研究のスクリーニングや特定するプロセスに対して，焦点をあてるべきである。それぞれのシステマティックレビューをクリティークするためのガイドを用いることにより，そのプロセスを平易にし，重要な点を見逃さないことを保証する（資料5‐5，48頁）。システマティックレビューを評価するためにその他のツールや資源も利用可能である（資料5‐4，47頁）。近年，IOM（米国医学研究所）の対策委員会は，システマティックレビューのための基準を作成した。ほとんどのシステマティックレビューは，これらの最新の基準に合っていないが，将来的な方法と手順に対する透明性が期待されていることは確かである（IOM, 2011c）。

〈研　究〉

　研究報告の系統的な吟味は必要であるが，冗長で高度に詳細なクリティークは，ここでは必要とされておらず，そのようなクリティークはEBPのプロセスを妨げるだろう。ここでの研究の吟味（apprisal）の目的は，エビデンスの質や強さを評価することであり，研究の結果を実践で使用できるかを決定するための限界を特定することである。研究吟味のための特定の基準は，しばしば，量的または質的研究方法に基づいている。量的研究のクリティークは，仮説を検証するために用いられる研究デザイン，統計学的，数学的，計算上の技術に焦点をあてる。それは，臨床上の疑問，目的，仮説，多様性，方法（デザイン，サンプリング，観察，測定ツール），データの収集手順，分析方法，知見，限界，適応の特定といった，研究のプロセスに沿っている（資料5‐6，50頁）。

　質的研究は，理論を理解し構築するための，観察的，または，探索的な技術に焦点をあてている。質的な方法は，未知なものの発見や，発見したものについての基本的な理解を探求することから，質的研究は，意味や深さの構築を意図したナラティブ（叙述的）なものであり，内的な観点からトピックについての豊かな解釈を示すものである。質的研究のクリティークの基準は非常にさまざまで，質的研究の厳密さは，真実性，適用性，信憑性，監査可能性によって決定される（資料5‐7，52頁）。より総合的なツールは，量的・質的研究の両方の方法論における基準を包含している（資料5‐4，47頁）。

〈その他の文献〉

　特にエビデンスが不足している場合，実践での基礎を形成するために，研究，またはエビデンスの系統的な統合ではない文献（例：症例報告，専門家の意見，臨床報告）がレビューの対象に含められる。これらの報告は，しばしば対象集団が限定的で，潜在的に主観性が高い可能性があるため，引用には注意が必要である。このレビューは，目的，主要な結果，コメントや関心の明確な検証を含むべきである（資料5‐8，54頁）。

　個々の研究のエビデンスレベルを順位付けするために，歴史的に階層ピラミッドが用いられており，ランダム化臨床試験に最も重みが与えられる。多層的な順位付けスキーマ

（枠組）は，最善のエビデンスとは何かについて考えられる中で，相当な多様性があることから現れたものである。エビデンスを吟味する際には，重要なバイアス，限界，重大な欠点を特定するために，文献のタイプ，デザイン，質に注意する。この情報は，個々の論文を一連のエビデンスに含むべきか，除外するべきかを決定するために用いる。近年では，個々の研究の順位付けから離れて，一連のエビデンスや推奨の強さに関心が動いている（将来の発展を見守ること）。

エビデンスの統合

　ここに至るまでに，エビデンスはひとつひとつ検討され，実践の有用性が整理される。文献のテーマ・類似性・相違は，統合表（資料5-9，55〜60頁）を用いて明確にされる。エビデンスの統合とは，理解を促すための新しい方法として，情報を結合する継続的なプロセスである。いったん論文をクリティークすれば，本格的に統合を始める。「このトピックスについて何を，なぜ知るべきか」を問い，知見を比較・対比し，同時にテーマを引き出し，アイディアを書き留め始める。

■トピック，コンセプトとなるテーマ，または推奨から始める。
■全ての資源から情報と引用元の情報を含める。
■類似性と違いを示す。
■エビデンスを客観的に表す。
■わかったことに基づいて，実践での推奨を作成する（Jamieson, 1999）。

〈実践における推奨の順位付け〉

　エビデンスを順位付けするための明確で系統的なアプローチを用いることは，EBPチームがエラーを防ぎ，一連のエビデンスをクリティークし，実践のための推奨について複雑な判断をする時のコミュニケーションに役立つ（The GRADE Working Group, 2011）。情報を統合する一方で，蓄積されたエビデンスの強さや実践のための推奨の強さも評価される。このことにより，実践の決定を導くための有用な要約が提供される。推奨を順位付けするために，複数の多様なスケールがある。スポンサーには，独立したグループ，政府機関，特定の団体などがある。GRADE ワーキンググループ（The Grading of Recommendations Assessment Development and Evaluation: 推奨度の検討・開発・評価システム）は，ガイドライン開発者のために診断や治療に焦点をあてた，一般的な順位付けのシステムを作成した独立したグループである（資料5-10，61頁）。

　あなたの組織や特定の団体で採用された順位付けのシステムを用いるか，あなたの焦点や臨床上のニーズに基づくシステムを選択しよう。あなたの目的や範囲に基づいた順位付けシステムを選択しよう。臨床上の問題に対して直接適用するためには，非常に簡便なシステムを選択しよう。例えば，アイオワ大学病院では，研究（research(R)），研究以外の文献（non-research literature(L)），国レベルのガイドライン（national guidelines(N)），専門家の意見（expert opinion(E)）に基づいて簡単に記述されたエビデンスを基準として挙げている（資料5-11，62頁）。範囲が広くさらに複雑な問題については，U. S. Preventive

Services task Force（USPSTF）Grading Schema（資料 5 – 12, 63頁）のような，さらに洗練されたシステムが有用である（USPSTF, 2010）。

エビデンスのクリティークと統合のための秘訣

➤ 初心者のレビュアーは，詳細な評価基準や疑問をともなう構造化されたレビューのプロセスが必要だろう。

➤ サマリー表を文書化する。あなたの仕事の必要性に合うようにそれらに手を入れるべきである。サマリーのためのツールには中心的な要素が含まれるが，必要性に応じて調整される。サマリーテーブルの例は，資料 5 – 9 で確認することができる。

➤ 検索サイトから得られた研究の要約をサマリーテーブルにカット＆ペーストし，必要に応じて修正する。この作業は，時間を節約するだけではなく，情報をリンクさせることにより，今後の検索にも原文のまま情報が残され，検索する情報の誤植を避けることができるだろう。

➤ 表は，整然と，かつ柔軟にしておこう。表は文献を並び替えるために使うことができる。あなたは，著者やエビデンスのタイプによって文献の情報を入力し，あとでテーマやコンセプト，または実践の推奨にしたがって並び替えるかもしれない。

➤ 表を作成することは，エビデンスを統合するというプロセスを始めることである。あなたのやり方で，文献からデータを要約し編集しよう。何が実践に有用で妥当であろうか。あとであなたはその他のエビデンスと統合するだろう。

➤ システマティックレビューや臨床実践ガイドラインを用いるとき，参考文献の日付を考慮しよう。すなわち，臨床実践ガイドラインが開発されている間に利用できなかった最新の研究を必要に応じて補足しよう。

➤ 臨床実践ガイドラインをクリティークするときは，とくに別表，付録，その他の補足資料にも注意を払おう。それらの情報には，実践への適用や評価のための方法やツールの詳細な記述が含まれているかもしれない。臨床実践ガイドラインは，実践家が利用しやすいことを目的としているため，詳細な方法の内容は公表されていなかったり，もしくは別々に利用可能でもある。

➤ 文献は看護や他のヘルスケアの雑誌に掲載されているからといって，それらが質の高いエビデンスであると考えてはいけない。文献がレビューされるプロセスや出版される基準は雑誌によって異なり，適切なプロセスでレビューされたものであっても，文献の欠点は気づかれずに見過ごされることもある。

➤ 論文の意見を活かして，実践のための推奨を開発しよう。論文を裏付けたり否定したりするエビデンスの重み付けし，エビデンスの強さを特定し，それに応じて実践のための推奨を作ろう。

➤ 施設や組織は，エビデンスや臨床上の推奨の強さを順位付けするための，一貫したシステムを持つべきである。

訳注：clinical practice guideline の訳について，それが意味するものが医学に基づく診療であると明確な場合には「臨床診療ガイドライン」，それ以外の場合は「臨床実践ガイドライン」としている。

参考文献

AGREE Collaboration. (2009). Appraisal of guidelines for research and evaluation. Retrieved August 29, 2011, from: www.agreecollaboration.org

Institute of Medicine, (2011a). *Clinical practice guidelines we can trust.* Washington, DC: National Academies Press.

Institute of Medicine. (2011b). *Workshop summary: Clinical data as the basic staple of health learning: creating and protecting a public good.* Washington, DC: National Academies Press.

Institute of Medicine. (2011c). *Finding what works in healthcare*: Standards for systematic reviews. Washington, DC: National Academies Press.

Jamieson, S. (1999). Drew University online resources for writers: Synthesis writing. Retrieved August 10, 2011, from: http://www.users.drew.edu/sjamieso/synthesis.html

The GRADE Working Group. (2011). Grading the quality of evidence and the strength of recommendations. Retrieved August 29, 2011, from: http://www.gradeworkinggroup.org/intro.htm

USPSTF. (2010). The guide to clinical preventive services 2010-1011 recommendations of the U. S. Preventive Services Task Force. Retrieved December 2, 2010, from: http://www.ahrq.gov/clinic/pocketgd1011/pocketgd1011.pdf

資料5-1：クリティークのためのチェックリスト		
予定日	**活　　　　動**	**実施**
	一度文献を検索して選別し，論文を読む。	☐
	各論文を研究デザインでラベリングする（例：システマティックレビュー，無作為化比較試験，など）。	☐
	その分野でどのように開発が行われたかを理解するために，時系列に整理する。	☐
	エビデンスを一度徹底的にレビューするために，系統的なクリティークプロセスの概要を示す。	☐
	質と実践との関連性に基づいてエビデンスの包含基準／除外基準を特定する。	☐
	不一致をどのように解決するか決定する。	☐
	資料を保存するバインダーや電子的なフォルダを作る。これらは，資源，論文やガイドライン，表，推奨される実践のリスト，要旨，文献リストなどのコピーをまとめるために用いる。	☐
	論文やガイドラインの要約・表を作成する。読む論文を追加する。	☐
	個別のエビデンスに基づくガイドラインと系統的レビューを評価する。	☐
	研究論文を評価する。	☐
	理論，臨床，その他の文献を評価する。	☐
	確立された実践の質と関連性に基づいて，適格基準／除外基準を特定する。	☐
	実践に対するエビデンスのレベル，質，重要性，および，それぞれの論文もしくはガイドラインの主要な知見を決定する。	☐
	エビデンスの包含基準／除外基準に関する不一致を解決する。	☐
	論文から得られた情報を比較，対比，統合する。	☐
	多数の論文が該当した場合には，実践の推奨に直接関連する主要な要素，また概念による表内で文献を整理する。	☐

資料 5‒2：要約および表のツール					
ガイドライン，レビュー，その他の文献					
引　用	クリティーク：エビデンスのタイプとレベル／制限	範　囲	関連する知見	その他	

研　究					
引　用	対象者	デザイン／方法	限　界	アウトカム	関連のある結果・知見

補足的なエビデンス （包含基準には合致しないが，ガイドラインの内容や文献レビューを補足するもの）				
引　用	タイプ／エビデンス	範　囲	補　足	その他

The Appraisal of Guidelines for Research and Evaluation（AGREE）Instrumentは，実践ガイドラインの開発プロセスや報告されたガイドライン質を評価する。

最初の AGREE Instrument が改訂され，方法論的に洗練された。AGREE II は，実践ガイドラインを評価するための，現時点で最新の国際ツールである。AGREE II は妥当で信頼性があり，23項目から構成され，6つの質の領域に整理されている。

■AGREE Enterprise Website

　http://www.agreetrust.org/resource-centre/training/

■AGREE II Training Tools

　http://www.agreetrust.org/resource-centre/training/

■AGREE Publications

　http://www.agreetrust.org/?o=1012

■AGREE Tool

　http://www.agreetrust.org/?o=1397

AGREE Collaboration. (2009). Appraisal of guidelines for research and evaluation. London:St.George's Hospital Medical School.

Brouwers, M., Kho, M. E., Browmna, G. P.,Burgers, J. S., Cluzeau, F., Feder, G., … AGREE Next Steps Consortium. (2010). AGREE II: Advancing guideline development, reporting and evaluation in healthcare. Canadian Medical Association Journal, 182, E839-842. DOI: 10.1503/090449

資料 5 - 4：ウェブによる資源を評価するツール		
組　　　織	内　　　容	ウェブサイト
複数のツール：		
Critical Appraisal Skills Pro-gramme（CASP）	ヘルスケアの決定にあたって最善の科学的根拠を批判的に確認・評価するためのスキルやツールを提供	http://www.casp-uk.net/
Center for Evidence-Based Medicine（CEBM）University of Oxford	医療分野のエビデンスを批判的に評価するための有用なツール，事例，ダウンロード	http://www.cebm.net/index.aspx?o=1157
International Center for Allied Health Evidence	批判的吟味のツールリストで，開発されたウェブサイトにリンクしている	http://www.unisa.edu.au/cahe/Resources/CAT/default.asp
系統的レビュー：		
Assessment of Multiple Systematic Reviews （AMSTAR）EMGO Institute, The Netherlands	システマティックレビューの方法論的な質を評価するツール	http://www.ncbi.nlm.nih.gov/pmc/articles/PMC1810543/pdf/1471-2288-7-10.pd
Aggressive Research Intelli-gence Facility（ARIF），ARIF, University of Birmingham, UK	システマティックレビューの質を評価するための質問項目からなるウェブチェックリスト	http://www.arif.bham.ac.uk/critical-appraisal-checklist.shtml
臨床実践ガイドライン：		
The AGREE collaboration	ガイドラインの報告の質や推奨の質を評価するための一般的なツール	http://www.agreetrust.org/
The Method for Evaluating Research and Guideline Evi-dence（MERGE）	科学的根拠をガイドラインに取り入れ，レビューするための標準化されたアプローチ	http://www.health.nsw.gov.au/pubs/1996/pdf/mergetot.pdf
エビデンスの順位付のためのツール：		
U. S. Preventive Services Task Force（USPSTF）	3つの事項の順位付のシステム：エビデンスの全体的な体系化の質，エビデンスの強さや推奨の利益の大きさ，アウトカムの確からしさ	Appendix A in:http://www.ahrq.gov/clinic/pocketgd1011/pocketgd1011.pdf
Grading of Recommenda-tions Assessment, Develop-ment, and Evaluation （GRADE）	非公式なワーキンググループによって開発された，エビデンスの質や推奨の強さを順位付けするための，一般的で，感度の高い，可視化されたアプローチ	http://www.gradeworkinggroup.org/

資料 5－5：システマティックレビューの評価ツール	
引用（出典を特定し区別するための十分な情報が含まれているか。例：著者名，日付，雑誌名，巻，ページ）	

全体的な評価（クリティークを行った後に行う）	
内的妥当性：リサーチクエスチョンに対して正確で偏りのない答えを提供しているか。	□全く適切である □おおよそ適切である □適切ではない □言及できない
外的妥当性：得られた知見を，EBP の活動における対象集団や状況に当てはめることができるか。	□全く適切である □おおよそ適切である □適切ではない □言及できない
EBP の活動のための根拠として，この研究を含めるために，限界やバイアスが報告され適切に管理されているか。	□はい □いいえ
EBP の活動に対して，選択基準を満たし，除外基準に該当していないか。	□はい □いいえ

クリティーク	
背景 　内的妥当性：リサーチクエスチョンに対して正確で偏りのない答えを提供しているか。	□はい □いいえ
レビューの必要性は臨床上の疑問から生じたものか。	□はい □いいえ
統合の必要性は明確か。	□はい □いいえ
その問題に関連して，文献は用いられているか。	□はい □いいえ
目標，または報告の目的 　PICO の要素（対象集団／問題／試行病棟，介入，比較，アウトカム）は明確か。	□はい □いいえ
実践についての疑問は，分析デザインの説明とともに，明確に記述されているか。	□はい □いいえ
リサーチクエスチョンに対する答えは，臨床上の疑問に対する方向性を提供しているか。	□はい □いいえ
検索にあたっての戦略 　目標や目的のために，データベースの検索は適切にされたか。	□はい □いいえ
検索にあたっての戦略は，論理的・包括的か。	□はい □いいえ
検索プロセスは，可視化されており，再現性があるか。	□はい □いいえ

検索は，臨床実践に情報を提供するために十分か。	□はい □いいえ
包含基準・除外基準は明確か。	□はい □いいえ
矛盾を記述するアプローチは適切か。	□はい □いいえ
方法 　少なくても，独立した2人のレビュアーが，研究の除外基準と包含基準を決定したか。	□はい □いいえ
レビューの対象に含まれた研究の特徴は，提供されているか。	□はい □いいえ
研究の質は，結論を作成するために，適切に評価され用いられているか。	□はい □いいえ
結果を統合するための統計学的な方法は，データと合致しているか。	□はい □いいえ
量的な方法を補足するために質的な方法が用いられているか。	□はい □いいえ
結果／臨床的意義 　限界やバイアスは特定されているか。	□はい □いいえ
利益相反は特定されているか。	□はい □いいえ
結果は臨床上の疑問に対する方向性を提供するか。	□はい □いいえ
結論は，研究デザイン，解析，提示された結果に基づいて適切か。	□はい □いいえ
臨床への推奨はエビデンスによって支持されているか。	□はい □いいえ
臨床への推奨は，EBPの活動と関連しているか。	□はい □いいえ
ノート	

資料 5 – 6：量的研究の評価ツール	
引用（出典を特定し区別するための十分な情報が含まれているか。例：著者名，日付，雑誌名，巻，ページ）	

全体的な評価（クリティークを行った後に行う）	
内的妥当性：リサーチクエスチョンに対して正確で偏りのない答えを提供しているか。	□全く適切である □おおよそ適切である □適切ではない □言及できない
外的妥当性：得られた知見を，EBP の活動における対象集団や状況に当てはめることができるか。	□全く適切である □おおよそ適切である □適切ではない □言及できない
EBP の活動のための根拠として，この研究を含めるために，限界やバイアスが報告され適切に管理されているか。	□はい □いいえ
EBP の活動に対して包含基準を満たし，除外基準に該当していないか。	□はい □いいえ

クリティーク	
リサーチクエスチョン 　PICO の要素（対象集団／問題／試行病棟，介入，比較，アウトカム）は明確か。	□はい □いいえ
リサーチクエスチョンは，EBP の活動と関連しているか。	□はい □いいえ
リサーチクエスチョンは，研究デザインの方針を提供するか。	□はい □いいえ
文献レビュー 　研究の戦略は，論理的で包括的か。	□はい □いいえ
リサーチクエスチョンに関連する最新の文献は報告されているか。	□はい □いいえ
研究の必要性は明確か。	□はい □いいえ
方法／デザイン 　□無作為化比較試験　　□記述的または観察的 　□実験　　　　　　　　□質的 　□準実験　　　　　　　□その他（明記する）	
背景や対象集団は，研究仮説に対して適切であるか。	□はい □いいえ
状況やサンプルは，EBP の活動の状況や対象集団と似ているか。	□はい □いいえ
統計学的な方法は，十分なサンプルサイズを決めるために用いられたか。	□はい □いいえ

無作為化／割付けられたグループは，研究仮説に対して明確で適切か。	□はい □いいえ
デザインの厳密さは，研究仮説や既存の一連研究に対して十分であるか。	□はい □いいえ
測定ツールの妥当性・信頼性があるか。	□はい □いいえ
使用された測定ツールは，研究の構成概念や仮説と合致しているか。	□はい □いいえ
データ分析／結果 　方法は，バイアスを防ぎ，認識し，コントロールするために使われているか。	□はい □いいえ
サンプリングエラー（誤差）の確率は特定されているか。	□はい □いいえ
参加者の募集は，サンプルの最初から明確に追跡されているか（例：数は正しくカウントされているか）。	□はい □いいえ
統計解析は，データや研究仮説に対して適切か。	□はい □いいえ
結果は明確で理解できるか。	□はい □いいえ
報告された結果とデータの解釈は合致しているか。	□はい □いいえ
考察／臨床的意義 　考察は結果と合致しているか。	□はい □いいえ
考察は，ほかの関連する研究によって支持されているか。	□はい □いいえ
限界やバイアスの可能性は検討されているか。	□はい □いいえ
臨床適用の意義は，結果に基づいて，明確，かつ，適切か。	□はい □いいえ
実践への推奨はEBPの活動と関連しているか。	□はい □いいえ
ノート	

資料 5-7：質的研究の評価ツール	
引用（出典を特定し区別するための十分な情報が含まれているか。例：著者名，日付，雑誌名，巻，ページ）	
全体的な評価（クリティークを行った後に埋める）	
真実性：研究参加者の経験を正確に反映して信憑性，真の価値における確信，結果はあるか。	□全く適切である □おおよそ適切である □適切ではない □言及できない
適用性：得られた知見は EBP の活動における母集団／状況にあてはめることができるか。	□全く適切である □おおよそ適切である □適切ではない □言及できない
EBP の活動のためのエビデンスとして，この研究を含められるほど，研究方法は一貫性（安定性）があり，中立的（確認可能的）か。	□はい □いいえ
EBP の活動に対して，包含基準を満たし，除外基準に該当していないか。	□はい □いいえ
クリティーク	
トピック・目的 　関心のある現象（トピック）は明確か。	□はい □いいえ
そのトピックは EBP の活動と関連しているか。	□はい □いいえ
研究上の疑問は質的なデザインに適したものか。	□はい □いいえ
研究の目的は明確か。	□はい □いいえ
方法・デザイン 　□観察法　　　　　　　□混合研究法 　□比較法　　　　　　　□その他（明記する） 　□トライアンギュレーション（方法論的複眼）	
研究参加者のサンプリングは，その研究方法にとって適切か。	□はい □いいえ
研究参加者は，そのトピックの内部者としての視点を持っているか。	□はい □いいえ
デザインと方法は，その研究の目的に合っているか。	□はい □いいえ
方法は，十分に記述され，再現可能か。	□はい □いいえ
データ収集は，研究参加者の経験に焦点を当てられているか。	□はい □いいえ

データ分析・結果 　研究の参加者数は，標本の最初から明確に追跡されているか（すなわち，研究の参加者数は正しくカウントされているか）。	□はい □いいえ
分析は，研究仮説やデータに対して適切であるか。	□はい □いいえ
データ収集と方法は，信用性（dependable）があるか（常に実行可能か）。	□はい □いいえ
分析方法と結果は，確認可能性があるか（結果が記録され，記述されているか）。	□はい □いいえ
方法と分析結果は，参加者の経験を正確に反映しているか。	□はい □いいえ
分析は十分に妥当であるか（例：トライアンギュレーション）。	□はい □いいえ
方法と分析結果は信頼できるか。	□はい □いいえ
分析結果は，EBP の活動に対して新たな意味や理解を加えるか。	□はい □いいえ
EBP の活動において，研究結果を患者に適用できるか。	□はい □いいえ
考察・臨床的意義 　研究結果は，本文中で報告されているか。	□はい □いいえ
研究結果は，他の関連する研究によって支持されているか。	□はい □いいえ
実践への意義は明確か。	□はい □いいえ
実践への意義は，EBP の活動に関連しているか。	□はい □いいえ
その報告は，物語のように読むことができるか（例：物語の語り）。	□はい □いいえ

ノート

資料 5 - 8：その他のエビデンス評価ツール	
引用（出典を特定し区別するための十分な情報が含まれているか。例：著者名, 日付, 雑誌名, 巻, ページ）	
全体的な評価（クリティークを行った後に行う）	
内的妥当性：研究疑問に対して正確で偏りのない答えを提供しているか。	□全く適切である □おおよそ適切である □適切ではない □言及できない
外的妥当性：研究結果は EBP の活動における対象集団や状況に当てはめることができるか。	□全く適切である □おおよそ適切である □適切ではない □言及できない
EBP の活動のためのエビデンスとして，この研究を含めるために，限界やバイアスは十分報告され，コントロールされているか。	□はい □いいえ
EBP の活動に対して，包含基準を満たし，除外基準に該当していないか。	□はい □いいえ
クリティーク	
エビデンスのタイプ 　エビデンスの蓄積を拡大する必要性を示すようにエビデンスが限定されているか，または，このエビデンスは，独自の展望（パースペクティブ）を提供するか。	□はい □いいえ
さらなる情報の必要性は明確か。	□はい □いいえ
エビデンスは問題に関連しているか。	□はい □いいえ
科学的な原則が用いられているか。	□はい □いいえ
限界やバイアス・主観は特定されているか。	□はい □いいえ
利益相反は特定されているか。	□はい □いいえ
そのエビデンスは最新か（最も直近の更新日は明記されているか）。	□はい □いいえ
その分析結果は，臨床上の問題に対して方向性を提供するか。	□はい □いいえ
結論は，提示された方法に対して適切か。	□はい □いいえ
エビデンスによって実践の推奨は支持されるか。	□はい □いいえ
実践の推奨は，EBP の活動に関連しているか。	□はい □いいえ
ノート	

資料5－9：表のサンプル

コンセプト	文献	調査研究（例）		関連する知見	コメント
		対象および手順	研究の種類		
運動性	Benson, M. J., Roberts J. P., Wingate, D. L., Rogers, J., Deeks, J. J., Castillo, F. F. and Williams, N. S. (1994). Small bowel mortity following major intra-abdominal surgery: the effects of opiates and rectal cisapride. *Gastroenterology*, 196, 924-936.	S状結腸がんのための腹腔手術が行われた患者23人：直腸のシナプリド（訳注：消化管運動賦活調整剤。2004年日本での販売中止）群とプラセボ群において、マノメーターで測定された小腸の伝播性消化管収縮運動（migrating motor complex: MMC）の比較	二重盲検・無作為化比較試験	■臨床評価項目として腸音と排ガスの発生を用いることは、感度の低い間接的な運動性の指標である。 ■腸音と排ガスは、運動性の指標として比較されたが、排ガスは主要な臨床指標である。 ■術後MMCは有意に減少し、正常化する48時間後に近づきの正常化において、進行するMMCの明らかな増加傾向がみられた。しかし、phase IIIにおける活動は、手術後数時間以内にみられた（phase IIではみられなかった）。 ■手術の期間と、腸音または最初の排ガスが起こる時間との有意な関連はみられなかった。 ■オピエート（モルヒネ・デメロール）は小腸のMMCを減少させる。 ■臨床上のイレウスの解決（排ガス）は、小腸の運動性（腸音がより早く起こる）の完全な回復に先行する。 ■シナプリドによって、一貫して有意に、運動性の回復を早めた。	ここには研究の質について記述する。
運動性	Boghaert, A., Haesaert, G., Mourisse, P. and Verlinden, M. (1987). Placebo-controlled trial in postoperative ileus. *Acta Anaesthesiologica Belgica*, 38, 195-197.	何らかの手術を受けた成人患者53人	二重盲検・無作為化比較試験：シナプリドの術後運動性の発生の効果を測定	■左側結腸の回復（最大で7日）は、術後イレウスの解決と同時に起こる。 ■胃腸アトニーは、5分以上の腸音の欠如、および、排ガスの欠如と定義された。 ■薬剤の検査への反応は、明確な排ガスと定義された。 ■シナプリド群はコントロール群／プラセボ群と比較して、グル音（腸音の聴取）と排ガスの発生が有意に早かった。 ■消化管運動の反応と麻酔の負荷に病存に含まれるかもしれない。 ■腸音は、推進運動の欠如に含まれるかもしれない。 ■腸音ではない排ガスは、結腸の推進蠕動運動と術後イレ	

運動性			
運動性	Bufo, A. J., Feldman, S., Daniels, G. A. and Lieberman, R. C. (1994). Early postoperative feeding. *Disease of the Colon and Rectum*, 37, 1260-1265.	大腸の手術を受けた患者38人（サンプルは36人）	非無作為化の前向き研究	ウスの終わりを示す状態の直接的な指標として考えられるかもしれない。 ■グル音（腸音の聴取）の発生は、自然な区分とは対照的に、誘発される全ての蠕動の活動性を示す排ガスの発生と同等であった。 ■36人中31人は、術後早期の食事摂取の耐容性を示した。 ■早期に食事摂取を行った患者は、在院期間が短く（5.7日）、従来の伝統的治療を行った患者の在院期間は8.0日。イレウスのある患者の滞在の長さは10.6日であった。 ■手術が長く、多量の出血があった患者は早期に栄養を行わなかった。 ■36人中5人の患者は、術後イレウスを発症した（手術時間がより長く（2.0 vs 3.0時間）、多量の出血がみられた（380ml vs 840ml））。 ■ほとんどの患者の排ガスと腸の動きの回復は3〜5日以内であった（平均4.2日）。 ■腸音と排ガスのどちらも、患者の経口摂取の耐容性を決定せず、いつ食事摂取するかを示すよい指標ではなかった。
運動性	Condon, R. R., Cowles, V. E., Ferraz, A. B., Carilli, S., Carlson, M. E., Ludwing, K., Tekin, E., Ulualp, K., Ezberci, F., Shoji, Y., Isherwood, P., Frantzides, C. T., and Schulte, W. J. (1995). Human colonic smooth muscle electrical activity during and after recovery from postoperative ileus. *American Journal of Physiology*, 269, G408-G417.	腹部の待機的大手術を受けた48人の患者の結腸平滑筋の筋電図記録	便宜的サンプルによる実験計画法	■排ガスと腸の動き（腸音は指標としては用いられなかった）で示されたイレウスの回復は術後3.8日（範囲は2〜6日）であった。 ■右側結腸は左側結腸の前に回復する。 ■イレウスの回復は、吐き気や嘔吐を伴わずに固形物を吸収する力によって示された。 ■腸の正常な動きは、術後7日目以降にみられた。

研究以外の文献（例）

引用論文	クリティーク	介　入	アウトカム
例：Buhr, G. T., and White, H. K. (2006). Quality improvement initiatives foe chronic pain assessment and management in the nursing home: A pilot study. *Journal of the American Medical Directors Association*, 7, 246-253	質の向上のための記述的な研究	30分間の現在教育プログラム、ビデオ撮影、ポケットカード、チームメンバーの疼痛カンファレンスへの参加、ベッドサイドでの教育回診	スタッフの知識の向上（調査）、痛みの強さに関する記録の改善（疼痛チャートの監査）

ガイドライン、レビュー、その他の文献（例）

引　用	タイプ／エビデンスレベル	範　囲（スコープ）	ヒアルロニダーゼ（訳注：ヒアルロン酸分解酵素）に関する結論	そ の 他
Banta. C. (1992). Hyaluronidase. *Neonatal Network*, 11(6), 103-5.	B2-ガイドライン、研究や臨床報告からのエビデンス　15単位	新生児の患者における過去のヒアルロニダーゼの使用。文献レビュー、投与方法	組織の損傷に関心がある場合、ヒアルロニダーゼは浸潤の治療として考慮することが推奨される。1時間以内の投与が最も有益である。	投与の手法を示した図
Bertelli, G. Garrone, O., Bighin, C., and Dini, D. (2001). Correspondence re: Cicchetti S, Jemec G, Gault DT: Two case reports of vinorelbine extravasation: Management and review of the literature. *Tumori*, 87(2), 112-113.	D-専門家の意見	ヒアルロニダーゼと生理食塩水のフラッシュを用いたビノレルビンの血管外漏出に関する適切な治療について検討した短報。	ヒアルロニダーゼ単独の使用は、ヒアルロニダーゼと生理食塩水のフラッシュと同等、もしくは、より効果的であるかもしれない。生理食塩水の洗い出しは治療のためのオプションであり、標準的な治療ではないとみなすべきである。	短報への回答によると、どの治療も、組織内のビノレルビン漏出物の残留は予想よりも少ないことが報告されている。

文献	エビデンスの強さ/用量	内容	結果	備考
European Oncology Nursing Society. (2008). Introducing the extravasation guidelines: EONS toolkit, post symposium report. Brussels, Belgium: EONS. Retrieved from: http://www.cancernurse.eu/documents/EONS ClinicalGuidelinesSection6-en.pdf	B2-エビデンスに基づくガイドライン 150〜1500単位	欧州腫瘍看護学会の血管外漏出物のガイドラインを実装するためのツールキット	ヒアルロニダーゼは解毒剤として提示され、投与法が提供されたが、エビデンスの不足により、さらなる研究が推奨されている。	・血管外漏出物に対するマネジメントのアルゴリズム。 ・解毒剤の表。 ・解毒剤を用いるための方法。 ・薬剤表・発泡剤など。 ・文書化のツール
Few, B. J. (1987). Hyaluronidase for treating intravenous extravasations. *MCN American Journal of Maternal Child Nursing*, 12(1), 23.	D-限定的で古い研究からのエビデンス 15単位	・薬局方:作用/効用 ・用法・用量/副作用 ・看護での意義	静脈注射による浸透後における91単位のヒアルロニダーゼの使用は、組織の損傷を予防するかもしれない、もしくは、少なくとも有意に減少させる。	タイムリーな投与を重要視
U. S. Food and Drug Administration, Center for Drug Evaluation and Research. (2009). FDA approved drug products. Retrieved from: http://www.accessdate.fda.gov/Scripts/cder/ DrugsatFDA/index.cmf	A1-規制組織によるエビデンスに基づいたレビュー	FDA(米国食品医薬品局)エビデンスレビュー、および、承認された製品のラベル付け 製品の安全性と有効性に関する広範囲にわたる情報	ヒアルロニダーゼは、他の注射された、薬剤の吸収と分散を増加するための使用が承認された。	市場における最近のFDAのヒアルロニダーゼの承認プロセスに関する、広範囲にわたる情報。 各製品の広範囲にわたる情報に関して、最近承認されたラベル:薬理、使用理、適用、濃度、警告、使用上の注意、投与量、投与方法

調査研究（例）

引用	タイプ/エビデンスレベル	対象者	浸潤物	方法	アウトカム	研究結果
Bertelli, G., Dini, D., Forno, G. B., Gozza, A., Silvestro, S., Venturini, M., Rosso, R. and Pronzato, P. (1994). Hyaluronidase as an antidote to extravasation of Vinca alkaloids: Clinical results. *Journal of Cancer Research and Clinical Oncology*, 120(8), 505-506.	C1-観察研究 生理食塩水6mlに250単位	成人患者7人	ビンクリスチン、ビンブラスチン、ビンデシン、ビノレルビン	臨床で患者に用いられたヒアルロニダーゼの後ろ向き研究	投与後の肌の壊死、機能低下、疼痛	ヒアルロニダーゼの有効性の実験研究における肯定的な結果を確認。
Bertelli, G., Cafferata, M. A., Ardizzoni, A., Gozza, A., Rosso, R. & Dini, D. (1997). Skin ulceration potential of paclitaxel in a mouse skin model in vivo. *Cancer, 79*(11), 2266-2268.	D-症例報告 生理食塩水6mlに250単位	成人患者7人	パクリタキセル・ドセタキセル 細胞毒性薬―タキサン	パクリタキセルを投与された5人の患者、および、ヒアルロニダーゼ（生理食塩水6mlに250単位）による治療でドセタキセルを投与された2人の患者の症例報告	血管外漏出の症状（疼痛、腫脹、紅斑）、潰瘍性の変化、その後に投与した部位の反応	安全で、耐用性が高い確実性で有益な解毒剤として、生理食塩水で希釈したヒアルロニダーゼを使用することを推奨。ヒアルロニダーゼの迅速な投与は、パクリタキセルに関して報告される薬のさらなる手順通りの投与のあとに、起こりうる後発的な潰瘍を予防するさらなる利点があるだろう。
Cohen, M. H. (1979). Amelioration of adriamycin skin necrosis: an experimental study. *Cancer Treatment Reports, 6,* 1003-1004.	A2-ランダム化臨床試験	CDFのオスのマウス 投与量・治療毎に2-3匹	アドリアマイシン®またはルベックス®はドキソルビシン（後発薬）の商品名である。アドリアマイシンは、アントラサイクリン抗生物質に分類される抗腫瘍性の化学療法の薬剤である。	無治療、ヒドロコルチゾン、デキサメタゾン、リドカイン、ブピバカイン、フェントラミン、とヒアルロニダーゼとの比較。ヒアルロニダーゼは1日10mgを、1、2、3日に投与される。	脱毛と皮膚潰瘍の亜線。測定結果は、結果で報告されていなかった。	アドリアマイシン®による皮膚壊死を修復する薬剤はみられなかった。静脈注射による薬剤の投与におけるケアとアドリアマイシン®の希釈は、皮下の薬剤浸出物の後遺症を予防する最もよい手段である。

補足的なエビデンス

（適格基準には合致しないが、ガイドラインの内容や文献レビューを補足する）（例）

引　用	タイプ/エビデンス	範　囲	補足的な情報	そ　の　他
Intravenous Nursing Society. (2006). Intravenous nursing standards of practice. *Journal of Intravenous Nursing*, 29(1s), s1-s58.	ローナショナル・コンセンサス・レポート（国家的合意レポート）。看護基準	静脈注射の看護実践のための実践の標準化	血管外の予防計画が適切に立てられるべきである。解毒剤または治療に関する特定の言及はなく、製薬会社が分類した溢出した物質の特性、使用法と指示、溢出物の重症度に依存する。	血管外に対する基準の文書。浸潤を含む合併症に関連する浸出物と、定義、報告、統計、看護評価、診断、文書を含む浸出物に対する基準。
Shah, M. (2004). Hyaluronidase product hailed as welcoe revival of old drug. *Drug Topics*, 148, 2. Retrieved from: http://find.galegroup.com/itx/start.do?prold=HRCA.	ニュースレポート	ヒアルロニダーゼは、アンファダーゼとビトラーゼがすぐに利用可能であるとする2004年の通知	配合されたヒアルロニダーゼ配合製品は、安全性と有効性が確認されていないため、FDAに承認されていない。	
U.S. Department of Health and Human Services, Food and Drug Administration. (November 6, 2003). Determination that hyaluronidase for injection was not withdrawn from sale for reasons of safety or effectiveness. *Federal Register*, 68 (215), 62810-62811. From the Federal Register Online via GPO Access [wais.access.gpo.gov]. Retrieved from: http://www.fda.gov/OHRMS/DOCKETS/98fr/03-27880.htm	FDA通知	注射（ワイダーゼ）に対するヒアルロニダーゼは、安全性と有効性の理由での販売は撤回しないとするFDAの通知		

資料5‐10：The GRADE ワーキンググループ

　The Grading of Recommendations Assessment, Development and Evaluation (short GRADE) ワーキンググループは，ヘルスケア分野における現在の順位付けシステムの欠点を評価することに関心をもつ人々の非公式な連携として，2000年に始まった。ワーキンググループは，エビデンスの質や推奨の強さを順位付けするための，一般的で，感度の高い，透明性のあるアプローチを開発している。多くの国際組織が，アプローチの開発に情報の提供し，使用し始めている。

■GRADE Working Group Introduction
　http://www.gradeworkinggroup.org/intro.htm
■GRADE Examples, Tools, and Publications
　http://www.gradeworkinggroup.org/toolbox/index.htm
■GRADE Working Group Publications and Grants
　http://www.gradeworkinggroup.org/publications.index.htm

資料5-11：施設内文書の引用に関する方針

　添付のポリシーは機密文書で，アイオワ大学病院・クリニックで使用するために開発されたものであり，他の状況で使用する場合には改訂が必要である。この情報を採用する場合は，EBP Building Blocks: Comprehensive Strategies, Tools and Tips guidebook の購入者に限り許可される。アイオワ大学病院・クリニック以外でこのポリシーを使用することに関して，アイオワ大学病院・クリニックは責任をもっておらず，これら文書の，再販売や再配布は行ってはならない。

方針・手順マニュアル

参照：文書化のためのガイドライン　　N-A-13.003

A．研究の参照：

ポリシー，手順書，または文書において，研究の参照を行う場合は，R₁，R₂，R₃などのように脚注をつける。脚注の情報は，文書の最後に掲載する。

例：研究の参照

R1　Knöös, M., & Ostman, M. (2010). Oral assessment guide — test of reliability and validity for patients receiving radiotherapy to the head and neck region. *European Journal of Cancer Care*, 19(1), 53-60

R2　Wårdh, I., Paulsson, G., & Fridlund, B. (2009). Nursing staff's understanding of oral health care for patients with cancer diagnosis: an intervention study. *Journal of Clinical Nursing*, 18(6), 799-806.

R3　Elting, L. S., Keefe, D. M., Sonis, S. T., Garden, A. S., Spijkervet, F. K., Barasch, A., Vera-Llonch, M., Burden of Illness Head and Neck Writing Committee. (2008). Patient-reported measurements of oral mucositis in head and neck cancer patients treated with radiotherapy with or without chemotherapy: demonstration of increased frequency, severity, resistance to palliation, and impact on quality of life. *Cancer*, 113(10), 2704-2713.

B．文献の引用：

文献の引用は2つの方法で引用することができる。

1．文書全体が論文に基づいている場合，文献の参照は文書の最後に記載されてる。

2．特定の声明やセクション（節・段落）が文献の情報に基づく場合，そのセクションは，文書の最後に脚注情報として L₁，L₂ などのように記載する。

例：文献の参照

L1　Peterson, D. E., Bensadoun, R. J., Roila, F., & ESMO Guidelines Working Group. (2009). Management of oral and gastrointestinal mucositis: ESMO clinical recommendations. *Annals of Oncology*, 20 (Suppl 4), 174-177

L2　Farrington, M., Dawson, C., & Cullen, L. (2010). Assessment of oral mucositis in adult and pediatric oncology patients: an evidence-based approach. *ORL — Head & Neck Nursing*, 28(3), 8-15

C．国のガイドラインの参照：

1．文書全体が発行されているガイドラインに基づく場合，国家ガイドラインの参照は文書の最後に記載する。

2．特定の声明やセクションがガイドラインに基づく場合，そのセクションは，文書の最後に特定の脚注情報として N1，N2 などのように記載する。

例：

N1 Worthingon, H. V., Clarkson, J. E., Bryan. G., Furness, S., Glenny, A. M., Littlwood, A., McCabe, M. G., Meyer, S., & Khalid, T. (2011). Interventions for preventing oral mucositis fo patients with cancer receiving treatment. *Cochrane Database of Systematic Reviews*, 4, CD000978.

N2 MASCC/ISOO (Procedure). (2005). Summary of evidence-based clinical practice guidelines for care of patients with oral and gastrointestinal muscositis (2005 update). Retrieved from http://www.mascc.org/content/125.html

N3 Oncology Nursing Society. (2007). *Mucositis: What interventions are effective for managing oral mucositis in people receiving treatment for cancer?* Pittsburgh, PA: Oncology Nursing Society.

D．専門家の意見／コンサルテーション／連携：
1．コンサルタントは個人または部署であろう。

例：

E1 Eilers. J. (2007). Site visit to the University of Iowa Hospitals and Clinics on October 26, 2007.

E．一般的な電子媒体形式の参照（APA Publication Manual 第 6 版）
　電子媒体による情報源は，整理されたデータベース，オンライン・ジャーナル，ウェブサイトやウェブページ，ニュースグループ，ウェブまたは e メールによるディスカッショングループ，ウェブまたは e メールによるニュースレターを含む。電子媒体による情報源の参照は先の 4 つの分類（R，L，N，E）に統一する。

F．例
1．オンライン雑誌：
　著者 A. A., 著者 B. B., 著者 C. C. (2000). 論文のタイトル. オンライン雑誌のタイトル, xx-xxxxxx. 情報源.
2．オンライン文書：
　著者 A. A. (2000). 著述のタイトル. 情報源.

資料 5 - 12：米国予防医学専門委員会によるエビデンスの順位付けの概要
(U. S. Preventive Services Task Force: USPSTF)

3つのパート

■3点のスケールで，エビデンスの全体的な体系の質を順位付けする。
■エビデンスの強さや純利益の大きさを反映した5つの分類の1つを用いて，推奨を順位付けする。
■3点のスケールで，アウトカムの確からしさを順位付けする。

個々の調査研究の階層

■含まれない

一連のエビデンスの質

■含まれない

実践の推奨に関する順位付け

■A：USPSTFはそのサービスを推奨する。純利益は十分であるという高い確信がある。
■B：USPSTFはそのサービスを推奨する。純利益は中程度，または，純便益は中程度であるという，確実性がある。
■C：USPSTFはサービスが日常的に提供されることを推奨しない。個々の患者へのサービス提供を支持するには考慮すべきことがある。純利益は小さく，少なくても中程度の確信がある。
■D：USPSTFはそのサービスに反対であることを推奨する。そのサービスは有益ではない，または，利益を超えて危害があるということについて，中程度または高い確信がある。
■I：USPSTFは，サービスの利益と危害のバランスを評価するためには，最新のエビデンスは不十分であると結論付ける。エビデンスは不足しており，質が低く，矛盾があり，利益と危害のバランスを決定することができない。

純利益（net benefit）に関する確信性のレベル

■高い：
　利用可能なエビデンスには，よくデザインされ，代表的なプライマリ・ケアの集団で行われた調査研究から，得られた一貫した結果が常に含まれている。これらの調査研究は健康アウトカムに関する予防サービスの効果を評価しているものである。それゆえに，この結論は将来行われる調査研究結果による強い影響は受けないだろう。
■中程度：
　利用可能なエビデンスは，健康アウトカムへの予防的なサービスの効果を決定するためには十分であるが，推定値の信頼性は次の要因によって制約されている。
　●数，規模，個々の調査研究の質
　●個々の調査研究にまたがる結果の一貫性
　●プライマリ・ケアの実践を日常化するための結果についての限定的な一般化
　●エビデンスの一連のつながりにおける一貫性の欠如
　さらなる情報が利用可能であれば，測定された効果の大きさや方向性は変えることができ，それによって結論を変更することもある。
■低い：
　利用可能なエビデンスは，健康アウトカムの効果を評価するためには不十分である。エビデンスは次の理由によって不十分である。
　●対象者の数や調査研究の規模が限定的である
　●研究デザインや方法に重大な不備がある
　●個々の研究調査にまたがって結果の一貫性がない
　●一連のエビデンスにギャップがある
　●結果は日常のプライマリ・ケアの実践を一般化するものではない
　●重要な健康アウトカムの情報が欠如している
　さらなる情報は健康アウトカムの効果の評価に影響するかもしれない。

参考文献

USPSTF (2010). The Guide to Clinical Preventive Services 2010-2011 *Recommendations of the U. S. Preventive Services Task Force*. Accessed December 2, 2010 from http://www.ahrq.gov/clinic/pocketgd1011/pocketgd1011.pdf

第 6 章

エビデンスは十分か

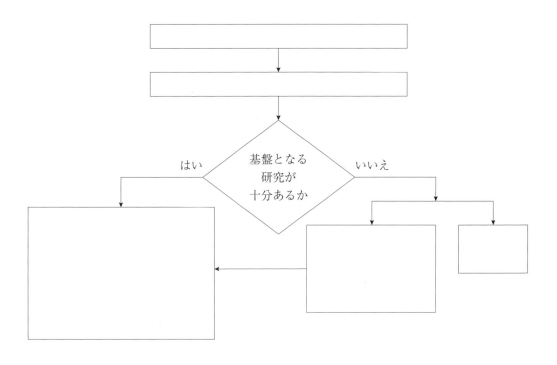

基盤となる
研究が
十分あるか

はい　　　いいえ

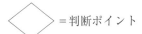

◇＝判断ポイント

「アクションのための意思決定には，十分な情報に基づくことが必要である。しかし，知
　識を満すためには不十分である」

エマヌエル・カント

米国医学研究所（Institute of Medicine: IOM, 2011a, 2011b, 2011c）のレポートでは，実践適用を促進するために臨床診療ガイドラインおよびシステマティックレビューの両方の質および一貫性を改善することが目標として示されている。同様にその目標はエビデンスを集めてクリティークして統合することで患者に提供されるヘルスケアの質を改善することでもある。EBPチームは，文献を読み評価することにとどまるのではなく，クリティークを超えて適用し，推奨される実践を開発するための十分なエビデンスがあるのかについて決定しなければならない。

　研究やほかの報告書のクリティークを行い，研究結果を実践に適用する決定をしていくことは，必ずしも簡単ではない（Aveyard, & Bauld, 2011）。無作為化比較試験（RCT）は，ゴールドスタンダードである。しかし，それを利用できた場合でも，臨床のトピックスを扱う上での不確実性を減少させることはできるが，なくすことはできない。（Abbott, & Bakris, 2004; Aveyard, & Bauld, 2011; Smith, & Pell, 2003）。さらにRCTは，特定の状況や患者母集団への適用に明確な方向性を欠いているだろう。エビデンスレベルが低い場合であっても，それにかかわらず実践への推奨は今だに開発されつづけている（Heneghan, 2011）。文献から1つの絶対的で一貫した実践の推奨を見つけられる可能性はまれである。結果として看護師のなかには，有効なEBPを決定することを不安に思う人もいる。このような状況でEBPチームは有用である（第3章）。

　推奨する実践を決定するには，綿密な文献レビューと考察が要求される（第5章）。第一段階は，文献を整理統合しエビデンスの強さからテーマや概念を検討することである。次のステップでは，実践の推奨を構築し形成するのに役立つ要因を吟味することである。優先すべき要因は，つねに安全性が高いこと，つまり，患者への利益と危険・害が吟味されたものである（たとえば，経管栄養における青色染料の使用（AACN Thunder Project Task Force, 1993; ADA, 2006; FDA, 2003; Maloney, et al., 2002））。それゆえ，実践の推奨は，たとえば，十分な調査を確実にすることによって利益を最大化してリスクを最小にするように作成される。看護介入の多くが重大なリスクを招かないことがわかれば，次のステップは，現在行っている実践と文献から得られた結果とを比較することである。EBPプロトコルおよび実装を計画する時に，エビデンスと実際の実践の類似性と違いを言及すべきである。

　エビデンスが十分かの示唆を得る手がかりは，

■テーマは，いくつかの論文で繰り返し提示されている。

■同じ引用および結論が引用文献中で繰り返し提示されている。

■研究デザインによって系統立てられた論文である（統合表に類似のテーマに関する引用をまとめることは，エビデンスの程度の直観的な理解をもたらすかもしれない）。そして，レベルの高い研究デザイン（例：無作為化比較試験，あるいは多様な場で行われる試験）を含む十分な数の研究がある。

■少なくてとも1つの適切な臨床実践ガイドラインが利用できる。

　推奨する実践を決める時や，それらの実践を支持するエビデンスの強さを考慮するための追加要因がある。

以下に考慮するための疑問を示す。

■利用可能な質の高い研究や報告書はどれくらいあるか。

■エビデンスは，対象の患者母集団に関連があり意味があるか。

■エビデンスは，実践の推奨を提案する一貫性や透明性を提供しているか。

■その介入は，患者と組織の文化的規範に適合しているか。

■推奨は，患者の選択と一致しているか（例：自立促進 vs 転倒を防ぐための自立した行動の制限）。

■重大なリスクがあるか，もしくは，患者やスタッフ，組織への便益はリスクを上回るか。

■実践や実践変更の実装に関連したコスト（人的，物的）は，便益を下回っているか。

■実践は臨床家の専門技術および実施可能なトレーニングと矛盾していないか。または，介入が意図的に実装されるのを促進するために，大量なトレーニングおよびモニタリングは必要か（つまり複雑な介入を厳守するうえでの脅威があるか）。

■実践の変更は効果がない，または，失敗したという明白な結果があるか。

■実践の推奨は現在の機関のポリシーと一致しているか。

■実践は，看護実践の領域に合致するか，または，関連領域のケア提供者（プロバイダー）が実践の推奨の開発に関与しているか。

　文献には，一定の公式からは引き出すことができない EBP の改革の推奨に向けた決定を説明する前例が満載されている。しかし，文献は，先述した要因の理解や考察，一連のエビデンス，臨床のニーズと背景，および専門家の臨床判断に頼るものでなければならない。

　実践の推奨は，現在と将来の患者のニーズを満たすためになされなければならない。理想的なエビデンスのレベルには至っていないが，それらから導かれた多くの実践の推奨例がある（資料6‐1）。

　資料6‐1と6‐2の実例は，EBP の推奨を作成する時の複雑さとスキルを示すものである。実践での活用のために研究結果を適用する場合には，多くの挑戦が必要である。多くの看護上の疑問は，RCT デザインを用いることはできない。多くの看護介入は盲検化することは不可能であり，実践の場では研究結果を一般化できず，実行可能性がないかもしれない。実践の推奨のためにエビデンスレビューをまとめるにあたって，患者の安全性と実装のコストは，一定の指針を提供できる。EBP チームは，これによって，実装の試験的実施，評価の方向性を決めることができる。専門的知識は，実践することで発展していく。研究論文を読み，クリティークすることを学ぶには時間がかかる。一連のエビデンスを吟味し評価した経験のないスタッフナースは，専門家からの援助を必要とする（Stevens, 2009）。十分に練られたプロセスに従って，文献をうまく処理し，エビデンスのすべての重要な資源（例：低いレベルのエビデンス）について考え，現場で活用するための EBP プロトコルを開発するべきである（資料6‐3）。

　そして実践の推奨が決まれば，それらは業務手順や指示書として文書化されるべきである。そして，実践のための推奨は，できるかぎりそれを支持するエビデンスにリンクしておくべきである（資料6‐2）。エビデンスに基づく手順やプロトコルのすべてのステップ

にエビデンスがあるわけではない。ある実践（例：手指衛生）では，すべてのエビデンスに引用が必要というわけでもない。

　実践の決定のために質の高い研究によるエビデンスが充分でない場合は，EBP チームは，エビデンスが低いものもレビューすることもできるし（Gordon, Bartruff, Gordon, Lofgren, & Widness, 2008; King, Forbes, Hanks, Ferro, & Chambers, 2011; Wurzel, et al., 2011），実践の決定に利用可能なエビデンスを向上する研究を行うことも可能である。（Barragán Loayza, Solà, & Juanó Prats, 2011; Campbell, Johnson, Messina, Guillaume, & Goyder, 2011; Casaer, et al., 2011; Goodman, Bostick, Kucuk, & Jones, 2011; Kleiber, Hanrahan, Fagan, & Zittergruen, 1993; Smith, et al., 2011）。エビデンスが十分であれば，実践の改革が試験的に実施される。それは，エビデンスの統合の適切性や，実装または，新しい実践の普及の適切性について，系統的な評価を行うためである。

参考文献

AACN Thunder Project Task Force. (1993). Arterial catheter complications and management problems: Observations from AACN's Thunder Project. *Critical Care Nursing Clinics of North America,* 5(3), 557-562.

Abbott, K. C., & Bakris, G. L. (2004). What have we learned from the current trials? *Medical Clinics of North America,* 88(1), 189-207.

ADA. (2006). Critical illness evidence-based nurition practice guideline. Retrieved August 29, 2011, from http://www.adaevidencelibrary.com/default.cfm?library=EBG&Home=1

Assmann, A., Boeken, U., Feindt, P., Schurr, P., Akhyari, P., & Lichtenberg, A. (2010). Heparin-induced thrombocytopenia type II after cardiac surgery: Predictors and outcomes. *Thoracic and Cardiovascular Surgeon,* 58(8), 463-467.

Aveyard, P., & Bauld, L. (2011). Incentives for promoting smoking cessation: What we still do not know. *Cochrane Database of Sysematic Reviews,* 8, ED000027.

Barragán Loayza, I. M., Solà, I., & Juandó Prats, C. (2011). Biofeedback for pain management during labour. *Cochrane Database of Systematic Reviews,* 6, CD006168.

Bloemen, A., Testroote, M. J., Janssen-Heijnen, M. L., & Janzing, H. M. (2011). Incidence and diagnosis of heparin-induced thrombocytopenia (HIT) in patients with traumatic injuries treated with unfractioned or low-molecular-weight heparin: A literature review. *Injury,* [Epub ahead of print].

Blouin, A. (2010). Helping to solve healthcare's most critical safety and quality problems. *Journal of Nursing Care Quality,* 25(2), 95-99.

Blouin, A. (2011). Improving hand-off communications: New solutions for nurses. *Journal of Nursing Care Quality,* 26(2), 97-100.

Caixeta, A., Dangas, G. D., Mehran, R., Feit, F., Nikolsky, E., Lansky, A. J., et al. (2011). Incidence and clinical consequences of acquired thrombocytopenia after antithrombotic therapies in patients with acute coronary syndromes: Results from the Acute Catheterization and Urgent Intervention Triage Strategy (ACUITY) trial. *American Heart Journal,* 161(2), 298-306. e291.

Campbell, F., Johnson, M., Messina, J., Guillaume, L., & Goyder, E. (2011). Behavioral interventions for weight management in pregnancy: A systematic review of quantitative and qualitative data. *BMC Public Health,* 11(1), 491.

Caruso, E. (2007). The evolution of nurse-to-nurse bedside report on a medical-surgical cardiology unit. *MEDSURG Nursing,* 16(1), 17-22.

Casaer, M. P., Mesotten, D., Hermans, G., Wouters, P. J., Schetz, M., Meyfroidt, G., et al. (2011). Early versus late parenteral nutrition in critically ill adults. *New England Journal of Medicine,* 365(6), 506-517.

Centers for Disease Control and Prevention. (2002). Guideline for Hand Hygiene in Health-Care Settings: Recommendations of the Healthcare Infection Control Practices Advisory Committee and the HICPAC/SHEA/APIC/IDSA Hand Hygiene Task Force. *Morbidity and Mortality Weekly Report,* 51 (RR-16).

Chaboyer, W., McMurray, A., Johnson, J., Hardy, L., Wallis, M., & Chu, F. Y. (2009). Bedside handover: Quality improvement strategy to "Transform Care at the Bedside". *Journal of Nursing Care Quality,* 24(2), 136-142.

Choi, M., & Hector, M. (2011). Effectiveness of intervention programs in preventing falls: A systematic review of recent 10 years and meta-anlysis. *Journal of the American Medical Directors Association,* [Epub ahead of print].

Classen, D. C., Jaser, L., & Budnitz, D. S. (2010). Adverse drug events among hospitalized Medicare patients: Epidemiology and national estimates from a new approach to surveillance. *Joint Commission Journal on Quality and Patient Safety,* 36(1), 12-21.

Clifton, G., Branson, P., Kelly, H., Dotson, L. R., Record, K. E., Phillips, B. A., et al. (1991). Comparison of normal saline and heparin solutions for maintenance of arterial catheter patency. *Heart & Lung,* 20(2), 115-118.

Clyburn, T. A., & Heydemann, J. A. (2011). Fall prevention in the elderly: Analysis and comprehensive review of methods used in the hospital and in the home. *Journal of the American Academy of Orthopaedic Surgeons,* 19(7), 402-409.

Cuker, A. (2011). Heparin-induced thrombocytopenia: Present and future. *Journal of Thrombosis and Thrombolysis,* 31(3), 353-366.

Cullen, L., Smelser, J., Wagner, M., Adams, S. (in press). Evidence into practice: Using research findings to create practice recommendations. *Journal of PeriAnesthesia Nursing.*

Degelau, J., Teeparti, R., Flavin, P. L., Lundquist, L., Roers, K., Leys, K., et al. (2010). *Health care protocol: Prevention of falls (acute care)* (2nd ed.). Bloomington, MN: Institute for Clinical and System Improvement.

Del Cotillo, M., Grané, N., Llavoré, M., & Quintana, S. (2008). Heparinized solution vs. saline solution in the maintenance of arterial catheters: A double blind randomized clinical trial. *Intensive Care Medicine,* 34(2), 339-343.

Dufault, M., Duquette, C., Ehmann, J., Hehl, R., Lavin, M., Martin, V., et al. (2010). Translating an evidence-based protocol for nurse-to-nurse shift handoffs. *Worldviews on Evidence-Based Nursing,* 7(2), 59-75.

Dykes, P. C., Carroll, D. L., Hurley, A., Lipsitz, S., Benoit, A., Chang, F., et al. (2010). Fall prevention in acute care hospitals: A randomized trial. *Journal of the American Medical Association,* 304(17), 1912-1918.

Fanikos, J. (2004). Medication errors associated with anticoagulant therapy in the hospital. *American Journal of Cardiology,* 94(4), 532-535.

FDA. (2003). Public Health Advisory: Reports of blue discoloration and death in patients receiving

enteral feedings tinted with the dye, FD&C Blue No 1. Retrieved August 29, 2011, from: http:
//www.fda.gov/ForIndustry/ColorAdditives/ColorAdditivesinSpecificProducts/InMedicalDevices/ucm
142395.htm

Ford, B. (2010). Hourly rounding: A strategy to improve patient satisfaction scores. *MedSurg Nursing,*
19(3), 188-191.

Goodman, M., Bostick, R. M., Kucuk, O., & Jones, D. P. (2011). Clinical trials of antioxidants as cancer
prevention agents: Past, present, and future. *Free Radical Biology & Medicine* 51(5), 1068-1084.

Gordon, M., Bartruff, L., Gordon, S., Lofgren, M., & Widness, J. (2008). How fast is too fast? A practice
change in umbilical arterial catheter blood sampling using the Iowa Model for Evidence-Based
Practice. *Advances in Neonatal Care,* 8(4), 198-207.

Halms, M. A. (2008). Flushing hemodynamic catheters: What does the science tell us? *American
Journal of Critical Care,* 17(1), 73-76.

Harrington, L., Luquire, R., Vish, N., Winter, M., Wilder, C., Houser, B., et al. (2010). Meta-analysis of fall-
risk tools in hospitalized adults. *Journal of Nursing Administration,* 40(11), 483-488.

Heneghan, C. (2011). Considerable uncertainty remains in the evidence for primary prevention of
cardiovascular disease. *Cochrane Database of Systematic Reviews,* 8, ED000017.

Hinami, K., Farnan, J. M., Meltzer, D. O., & Arora, V. M. (2009). Understanding communication during
hospitalist service changes: A mixed methods study. *Journal of Hospital Medicine,* 4(9), 535-540.

Infusion Nursing Society. (2011). Infusion nursing standards of practice. *Journal of Nursing Infusion,*
34(1S), S61.

Institute of Medicine. (2011a). *Clinical practice guidelines we can trust.* Washington, DC: National
Academies Press.

Institute of Medicine. (2011b). *Workshop summary: Clinical data as the basic staple of health learning:
creating and protecting a public good.* Washington, DC: National Academies Press.

Institute of Medicine. (2011c). *Finding what works in healthcare: Standards for systematic reviews.*
Washington, DC: National Academies Press.

Kim, E. A., Mordiffi, S. Z., Bee, W. H., Devi, K., & Evans, D. (2007). Evaluation of three fall-risk
assessment tools in an acute care setting. *Journal of Advanced Nursing,* 60(4), 427-435.

King, S., Forbes, K., Hanks, G., Ferro, C., & Chambers, E. (2011). A systematic review of the use of
opioid medication for those with moderate to severe cancer pain and renal impairment: A
European palliative care research collaborative opioid guidelines project. *Palliative Medicine,* 25(5),
525-552.

Kleiber, C., Hanrahan, K., Fagan, C. L., & Zittergruen, M. A. (1993). Heparin vs. saline for peripheral IV
locks in children. *Pediatric Nursing,* 19(4), 405-409, 376.

Kulkarni, M., Elsner, C., Ouellet, D., & Zeldin, R. (1994). Heparinized saline versus normal saline in
maintaining patency of the radial artery catheter. *Canadian Journal of Surgery,* 37(1), 37-42.

Kwok, T., Mok, F., Chien, W., & Tam, E. (2006). Does access to bed-chair pressure sensors reduce
physical restraint use in the rehabilitative care setting? *Journal of Clinical Nursing,* 15(5), 581-587.

Laws, D., & Amato, S. (2010). Incorporating bedside reporting into change-of-shift report. *Rehabilitation
Nursing,* 35(2), 70-74.

Leighton, H. (1994). Maintaining the patency of transduced arterial and venous lines using 0.9%
sodium chloride. *Journal of Intensive Critical Care Nursing,* 10(1), 23-25.

Lovallo, C., Rolandi, S., Rossetti, A. M., & Lusignani, M. (2010). Accidental falls in hospital inpatients:

Evaluation of sensitivity and specificity of two risk assessment tools. *Journal of Advanced Nursing,* 66(3), 690-696.

MacDavitt, K., Cieplinski, J., & Walker, V. (2011). Implementing small tests of change to improve patient satisfaction. *Journal of Nursing Administration,* 41(1), 5-9.

Maloney, J. P., Ryan, T. A., Brasel, K. J., Binion, D. G., Johnson, D. R., Halbower, A. C., et al. (2002). Food dye use in enteral feedings: A review and a call for a moratorium. *Nutrition in Clinical Practice,* 17(3), 169-181.

Marschollek, M., Rehwald, A., Wolf, K. H., Gietzelt, M., Nemitz, G., Zu Schwabedissen, H. M., et al. (2011). Sensors vs. experts: A performance comparison of sensor-based fall risk assessment vs. conventional assessment in a sample of geriatric patients. *BMC Medical Informatics and Business Medicine,* 11, 48.

Meade, C. M., Bursell, A. L., & Ketelsen, L. (2006). Effects of nursing rounds: on patients' call light use, satisfaction, and safety. *American Journal of Nursing,* 106(9), 58-70, quiz 70-71.

Michael, Y. L., Lin, J. S., Whitlock, E. P., Gold, R., Fu, R., O'Connor, E. A., et al. (2010). Interventions to prevent falls in older adults: An updated systematic review. Rockville, MD: Agency for Healthcare Research and Quality, Report No.: 11-05150-EF-1. U. S. Preventive Services Task Force Evidence Syntheses, formerly Systematic Evidence Reviews.

Rabadi, M. H., Rabadi, F. M., & Peterson, M. (2008). An analysis of falls occurring in patients with stroke on an acute rehabilitation unit. *Rehabilitation Nursing,* 33(3), 104-109.

Randolph, A. G., Cook, D. J., Gonzales, C. A., & Andrew, M. (1998). Benefit of heparin in peripheral venous and arterial catheters: Systematic review and meta-analysis of randomised controlled trials. *British Medical Journal,* 316(7136), 969-975.

Robertson-Malt, S., Malt, G. N., & Elbarbary, M. (2008). Heparin versus normal saline for patency of arterial lines. *Cochrane Database of Systematic Reviews,* 4, CD007364.

Shever, L. L., Titler, M. G., Mackin, M. L., & Kueny, A. (2011). Fall prevention practices in adult medical-surgical nursing units described by nurse managers. *Western Journal of Nursing Research,* 33(3), 385-397.

Simmons, B. P. (1983). CDC guidelines for the prevention and control of nosocomial infections. Guidelines for hospital environmental control. *American Journal of Infection Control,* 11(3), 97-120.

Smith, G. C. S., & Pell, J. P. (2003). Parachute use to prevent death and major trauma related to gravitational challenge: Systematic review of randomised controlled trials. *British Medical Journal,* 327(7429), 1459-1461.

Smith, I., Kranke, P., Murat, I., Smith, A., O'Sullivan, G., Søreide, E., et al. (2011). Perioperative fasting in adults and children: Guidelines from the European Society on Anaesthesiology. *European Journal of Anaesthesiology* 28(8), 556-569.

Solet, D. J., Norvell, J. M., Rutan, G. H., & Frankel, R. M. (2005). Lost in translation: Challenges and opportunities in physician-to-physician communication during patient handoffs. *Academic Medicine,* 80(12), 1094-1099.

Spoelstra, S. L., Given, B. A., & Given, C. W. (2011). Fall prevention in hospitals: An integrative review, *Clinical Nursing Research,* [Epub ahead of print].

Stevens, K. R. (2009). *Essential competencies for evidence-based practice in nursing* (2nd ed.). San Antonio, TX: Academic Center for Evidence-Based Practice (ACE) of The University of Texas Health Science Center at San Antonio.

The Joint Commission. (2009). Hand-off communication. Retrieved August 29, 2009, from: http://www.centerfortransforminghealthcare.org/projects/detail.aspx?Project=1

The Joint Commission. (2011). Fall reduction program. National Patient Safety Goal-9-09.02.01. Retrieved August 29, 2011, from: http://www.jointcommission.org/standards_information/jcfaqdetails.aspx?StandardsFaqld=201&Programld=1

Tideiksaar, R., Feiner, C. F., & Maby, J. (1993). Falls prevention: The efficacy of a bed alarm system in an acute-care setting. *Mount Sinai Journal of Medicine, 60*(6), 522–527.

Tucker, S., Bieger, P. L., Attlesey-Pries, J. M., Olson, M. E., & Dierkhising, R. A. (2011). Outcomes and challenges in implementing hourly rounds to reduce falls in orthopedic units. *Worldviews on Evidence-Based Nursing, 9*(1), 18–29. DOI: 10.1111/j.1741-6787.2011.00227.x

Vassallo, M., Stockdale, R., Sharma, J. C., Briggs, R., & Allen, S. (2005). A comparative study of the use of four fall risk assessment tools on acute medical wards. *Journal of the American Geriatrics Society, 53*(6), 1034–1038.

Webster, J., Courtney, M., Marsh, N., Gale, C., Abbott, B., Mackenzie-Ross, A., et al. (2010). The STRATIFY tool and clinical judgment were poor predictors of falling in an acute hospital setting. *Journal of Clinical Epidemiology, 63*(1), 109–113.

WHO. (2009). *WHO Guidelines on Hand Hygiene in Health Care: First global patient safety challenge clean care is safer care.* Switzerland: World Health Organizations.

Wurzel, D., Marchant, J. M., Yerkovich, S. T., Upham, J. W., Masters, I. B., & Chang, A. B. (2011). Short courses of antibiotics for children and adults with bronchiectasis. *Cochrane Database of Systematic Reviews, 6*, CD008695.

資料 6 - 1：エビデンスの例と推奨する実践例

■ **手指衛生**は RCT（無作為化比較試験）によってその効果が検証されていないが，他の観察研究による十分なエビデンスがあり EBP が確立している（Blouin, 2010; Centers for Disease Control and Prevention, 2002; Simmons, 1983; WHO, 2009）。

■ **転倒リスクアセスメント**のツールは，望ましい予測的妥当性を満していないが（Degelau, et al., 2010; Harrington et al., 2010; Kim, Mordiffi, Bee, Devi, & Evans, 2007; Lovallo, Rolandi, Rossetti, & Lusignani, 2010; Marschollek et al., 2011; Vassallo, Stockdale, Sharma, Briggs, & Allen, 2005; Webster et al., 2010），リスクアセスメントは，リスクの高い患者の転倒予防戦略を明らかにする重要なステップである（Degelau, et al., 2010; The Joint Commission, 2011）。

■ 病院における**転倒予防**の最近の分析では，たとえ転倒予防の文献が RCT を含んでいても（Dykes, et al., 2010），「エビデンスに基づくガイドラインが転倒予防に有効であるという医学的エビデンスがない」と結論づけた（Clyburn, & Heydemann, 2011）。患者個々の転倒予防の介入の有用性を評価する研究を行うことは，対照群，実行の可能性，測定方法および患者の安全の保障などのために難しい。それにもかかわらず，多面的な転倒予防プログラムの活用によって，転倒率を低下させることができる（Choi, & Hector, 2011; Michael, et al., 2010; Spoelstra, Given, & Given, 2011）。

■ 転倒予防のための**ベッドアラーム**の有効性は示されていない（Clyburn, & Heydemann, 2011; Kwok, Mok, Chien, & Tam, 2006; Tideiksaar, Feiner, & Maby, 1993）が，ベッドアラームは転倒予防プログラムの重要な部分であると看護師によって認識されている（Rabadi, Rabadi, & Peterson, 2008; Shever, Titler, Mackin, & Kueny, 2011; Vassallo, et al., 2005）。このように，現在の病院の標準機能としてベッドアラームは使われているが，RCT によって効果を検証することは難しい。現在，看護師は，患者のケアをする時に，既存のアラームをどのように使うかを決定する必要がある。

■ **看護師の巡回**は，わずかな数の質の高い研究エビデンスおよび混合調査結果から転倒率を減らす一般的な介入として広く採用されている（Ford, 2010; MacDavitt, Cieplinski, & Walker, 2011; Meade, Bursell, & Ketelsen, 2006; Tucker, Bieger, Attlesey-Pries, Olson, & Dierkhising, 2011）。看護師の巡回は，患者ケアのルーチンであるので，巡回の効果を評価する RCT を行うことはできないだろう。さらに，巡回はリスクが少ないが得るものは複数である。さらに，巡回は実施するのが比較的簡単な独立した看護介入である。研究は，巡回のための最良の手順についてその方向性を提供しつづける。看護師はその適用を進めている。

■ **申し送り**の研究は，質と安全性という関心事を突きとめるものである（Blouin, 2011; Hinami, Farnan, Meltzer, & Arora, 2009; Solet, Norvell, Rutan, & Frankel, 2005; The Joint Commission, 2009）が，解決策についての研究はほとんどない。ベッドサイドでのシフト終了時の報告に関する研究のエビデンスは限られているが，ケアと安全性において患者の参加を促進する患者中心の介入として取り入れられている（Blouin, 2011; Caruso, 2007; Chaboyer, et al., 2009; Dufault, et al., 2010; Laws, & Amato, 2010）。

■ 成人の末梢動脈ラインの確保のための**フラッシュ**は，研究から報告されている推奨と矛盾している（AACN Thunder Project Task Force, 1993; Caixeta, et al., 2011; Classen, Jaser, & Budnitz, 2010; Del Cotillo, Grané, Llavoré, & Quintana, 2008; Fanikos, 2004; Infusion Nursing Society, 2011; Randolph, Cook, Gonzales, & Andrew, 1998）。看護師および多職種チームは，エビデンスを重視し，患者のケアのために実践方法を決定するべきである（資料 6 - 2）。

資料 6‑2：推奨する実践例：成人の末梢動脈ラインを維持するためのヘパリン使用

実践の推奨

　ヘパリンは，成人の末梢動脈ラインを維持するための標準的な溶液である。生理食塩水は，限定された条件の患者状況においては好ましい溶液である。
■ヘパリンの感度（ヘパリン起因性血小板減少症［HIT］のリスク）
■動脈カテーテルの持続使用期間は48時間未満

推奨される実践

　以下のことに対処するために，医師に対してトリガーを記載した継続指示書または，手順書を作成する。
■患者には，ヘパリン起因性血小板減少症（HIT）のリスクはあるか。（はい／いいえ）
■予測される動脈カテーテル挿入期間は48時間未満であるか。（はい／いいえ）
■上記のどちらかあるいは両方が「はい」であれば，医師は生理食塩液を指示する。

正当性

　最善の研究結果のレビューによって，多くの考慮点が明確にされ，実践のための一貫した推奨の提供はできなかった。この推奨の考慮点は，以下のとおりである。
■2011年 The Infusion Nurses Society's（米国輸液看護協会）は，フラッシュ溶液としてヘパリンを使用する方が開存性は高く，生理食塩水を使用するかどうかは，予測される動脈カテーテルを入れておく期間と患者のヘパリン感受性の臨床的リスクに基づかなければならないと表明している。
■薬学の研究者によるレビューは，研究を詳しく説明し，ベンチマーク(基準)を明確にするのに役立った。
■合併症に関する多様な計画と指標を用いた少数のサンプルサイズで実施された研究結果では，ヘパリンと生理食塩水の使用において統計学的に有意な差は認められなかった。一方で，先の研究結果と同様に，臨床的に有意差のあることが明らかにされたのは，時間の経過に関連したカテーテルの開存性であった（Kulkarni, Elsner, Ouellet, & Zeldin, 1994; Leighton, 1994）。これらの結果は，決定的なものではなく実践のための明確な推奨とはならなかった。
■72時間を超えるカテーテルの開存性に関して生理食塩液の使用を支持する研究は限定されていた。
■ヘパリンの使用を支持する研究は，限定されており，それも最近のものはない（AACN Thunder Project Task Force, 1993; Clifton, et al., 1991; Randolph, et al, 1998）。
■患者の安全性が優先事項であり，ヘパリンは入院患者の薬剤有害事象の主要な要因の1つである（Classen, et al., 2010; Fanilkos, 2004）。
■ヘパリン起因性血小板減少症は，疾病率と死亡率に有意な関連要因であり，その発生率は，0.2〜6％である（Assmann, et al., 2010; Bloemen, Testroote, Janssen-Heijnen, & Janzing, 2011; Caixeta, et al., 2011; Cuker, 2011）。
■ベンチマーク（基準）組織の多くでは，フラッシュ溶液として生理食塩水を用いているが，この実践変革の評価は完結していない。したがって，生理食塩液の使用に関連した合併症は明らかにすることはできない。
■カテーテル挿入日数は，現在，利用することはできない。
■現在，生理食塩水に関するメタアナリシスが進行中であるがコクランライブラリーを通してまだ入手はまだ可能ではない（Robertson-Malt, Malt, & Elbarbary, 2008）。コクランの担当者は，その研究指標を利用するための作業は進行中で，利用することができないと述べている。
■最近の研究論文の著者との電子メールでの議論において，カテーテルの開存性と安全性に関するEBPの推奨が合理的であることを確認している（Halms, 2008）。

推奨の再考

　メタアナリシスの掲載確認のために，1年間に2回はコクランライブラリーを見直し，実践の更新のための新しい文献検索を年に1回行うことを推奨する。
そして，C. W., MSN-CNL〔大学院で取得する臨床認定看護リーダー〕，および，ヘパリン起因性血小板減少症（HIT）の起因となるヘパリン管理の頂点となるプロジェクトを行っているSTCU（外科系集中治療室）で働く学生とともに働く。プロジェクトに加わり外科系集中治療室で働く学生がそれを担う。再評価は，2年から3年で方針を検討するために実施する。

参考文献

Cullen, Smelser, Wagner, & Adams, In press

予定日	活　　　動	実施
資料6‑3：十分な研究エビデンスを判定するためのチェックリスト		
	文献から見いだされたテーマまたは概念のための統合表をレビューする。	☐
	各テーマあるいは概念に関する一連のエビデンスの質および強さをレビューする。	☐
	テーマまたは概念に関連した患者のための潜在的リスクのリストを作成する（例：手術後の痛みへの薬物学的介入や離床の遅れ）。	☐
	テーマまたは概念に関連した患者のための潜在的利益のリストを作成する（例：手術後の痛みへの薬理学的介入と早期離床。早期離床は深部静脈血栓症と肺炎の危険を減らす）。	☐
	引用文献を含む実践のための推奨のリストを作成する。	☐
	各職種が意思決定における意思の表明を確実にする推奨された実践に責任をもつために各々の臨床での役割（例：看護師，薬剤師）を明確にする。	☐
	チームミーティングを召集する。その際には，文献から明らかになった追加のステイクホルダーを含める。	☐
	各推奨に関する一連のエビデンスの質および強さを決定する。	☐
	各々の可能性のある実践の推奨，実践を支持する一連のエビデンス，潜在的なリスクと利益について議論する。	☐
	エビデンスと組織の状況に基づいて，実践のための推奨のうち，どれを実装するかを決定する。	☐
	プロジェクトの実施要領と計画された実践の変革について記述する（最長でも1〜2ページ）。	☐
	実践プロトコル（実践推奨するアウトライン，統合表，参考文献一覧表，推奨に特化した引用）の草案を書くために資料を集める。	☐
	実践推奨する潜在的リスクおよび利点に基づいた評価の領域（範囲）のリストを作成する。	☐

第 7 章

試験的実施

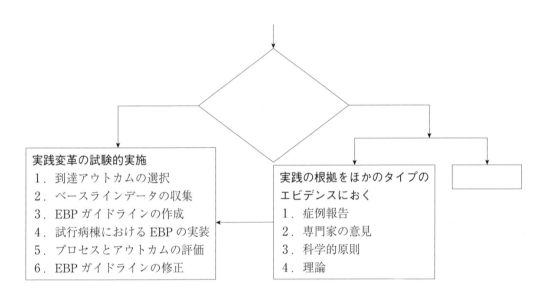

実践変革の試験的実施
1. 到達アウトカムの選択
2. ベースラインデータの収集
3. EBP ガイドラインの作成
4. 試行病棟における EBP の実装
5. プロセスとアウトカムの評価
6. EBP ガイドラインの修正

実践の根拠をほかのタイプのエビデンスにおく
1. 症例報告
2. 専門家の意見
3. 科学的原則
4. 理論

◇ ＝判断ポイント

「何かを試みる勇気を持たない人生など何の意味があろうか」

ビンセント・ファン・ゴッホ

試験的実施はEBPプロセスの重要なステップである。試験的実施の目的は，実践の変更が意図したとおりに機能し，その実施により本格的な採用が進むかどうかを判断することである。すべての研究結果や臨床実践推奨事項が，研究で報告された内容と同様に臨床現場において機能するわけではない。また，臨床実践ガイドラインも実際の実践において使用できるよう適応させる必要がある（資料8-20）。試験的実施の計画は，臨床家チームを結成し，試験期間中の医療ケアの方針，手順もしくは試験プロトコルを作成することから始まる。EBPプロトコルでは，診療上の決定を下す際に臨床家が理解し役立つと感じる評価システムを用いて（資料5-11），診療推奨事項をエビデンスと結びつけるべきである（Institute of Medicine, 2011a）。すべての実践の変更にポリシーが必要なわけではなく（資料7-1），すべてのステップにエビデンスや参照するエビデンスが必要というわけではない（資料7-2a, 7-2b）。例えば，手指の消毒はほとんどの手技において行われるステップだが，そのすべての手技が手指の消毒に関するエビデンスを必要としているわけではない。

　実践プロトコルを作成したら，次のステップはベースラインデータの収集である（第9章）。どのデータが必要かを判断する上で，エビデンスの統合とEBPプロトコルは有用である。実施前データと実施後データの収集には，いずれも同じ表現でかかれたデータ収集ツール（質問票等）を使用する。「稼働」開始日を設定し，そこからさかのぼって器具の入手や実装資料の作成，文書の改正，訓練，および実装を計画する（資料3-3）。試験的実施を開始したら，積極的に実装を支援し，実装後データを回収する前に収集期間を見込んでおく。臨床家には，新たな実践を試み，ワークフローでどのように担当患者に適用したらいいのかを考え，日常的なケアの中に組み込むための時間が必要となるだろう。

　試験的実施後の評価から，判断に必要なデータが得られる。試験的実施によって，EBPが研究通りに機能するかどうか，期待した結果が得られたかどうか，そして実装戦略が実際の採用につながったかどうかを判断するためのフィードバックやデータが得られる。その後，プロトコル草案を完成させ，承認を得るため政策委員会へ送る。プロトコルは，実用的でヘルスケアの現場に適するもの，重要ステップを特定し実践ステップをエビデンスに結びつけるものであるべきであり，また多忙な臨床家が採用しやすいよう評価システムをシンプルに保つべきである（Briss et al. 2000; Long, Burkett, & McGee, 2009; Oman, Duran, & Fink, 2008; Qaseem, Snow, Owens, Shekelle, & Clinical Guidelines Committee of the American College of Physicians, 2010; Squires, Moralejo, & Lefort, 2007）。試験的実施はEBPプロセスの重要ステップであるが，本格的な展開および統合への移行にも細心の注意が必要である。

試験的実施のための秘訣

➢試験的実施にはエビデンスを理解することと同等の時間と努力が必要である。

➢使用する指標と実装可能性の評価のために，試験的実施を行う。

➢実践の変革前にベースラインデータを測定しておく。

➢試験的実施を行う分野の臨床家の気づきや関心を創り出すように計画的アプローチを開始する。

➢試験的実施のサンプルを決定する。
- 対象とする（除外する）患者の母集団
- 試験的実施を行う臨床領域
- 試験的実施を行うサンプル数

➢評価前および評価後の結果をチームで審査し比較する。

参考文献

Briss, P. A., Zaza, S., Pappaioanou, M., Fielding, J., Wright-De Agüero, L., Truman, B. I., et al. (2000). Developing an evidence-based Guide to Community Preventive Services—methods. The Task Force on Community Preventive Services. *American Journal of Preventive Medicine,* 18(1 Suppl), 35-43.

Institute of Medicine. (2011a). *Clinical practice guidelines we can trust.* Washington, DC: National Academies Press.

Long, L. E., Burkett, K., & McGee, S. (2009). Promotion of safe outcomes: Incorporating evidence into policies and procedures. *Nursing Clinics of North America,* 44(1), 57-70, x-xi.

Oman, K. S., Duran, C., & Fink, R. (2008). Evidence-based policy and procedures: An algorithm for success. *Journal of Nursing Administration,* 38(1), 47-51.

Qaseem, A., Snow, V., Owens, D. K., Shekelle, P., & Clinical Guidelines Committee of the American College of Physicians. (2010). The development of clinical practice guidelines and guidance statements of the American College of Physicians: Summary of methods. *Annals of Internal Medicine,* 153(3), 194-199.

Squires, J. E., Moralejo, D., & Lefort, S. M. (2007). Exploring the role of organizational policies and procedures in promoting research utilization in registered nurses. *Implementation Science,* 2, 17.

資料 7 - 1：方針または手順の必要性を判断するチェックリスト
実践方針または手順の必要性を判断する上でいくつか考慮する点がある。本ツールは，エビデンスに基づく方針または手順をいつ作成すべきかについての概要を示す。いずれかに「はい」と答えた場合は，実践方針または手順の作成を考慮する。

方針もしくは手順をいつ作成するか	
患者ケア問題の発生件数が少ない，もしくは稀である	□はい □いいえ
患者ケア問題のリスクが高い	□はい □いいえ
現時点で実践内容がばらついているか，もしくは実践にばらつきが生じる可能性が高い	□はい □いいえ
従来の実践法への強いこだわりがある	□はい □いいえ
現在のエビデンスにより実践方法の大幅な変更が示されている	□はい □いいえ
実践のばらつきにより患者のリスクが高まり，アウトカムが不良となるか，もしくは入院期間が長くなる	□はい □いいえ
現在のエビデンスにより重要な手段が示されている	□はい □いいえ
ケアにあたる臨床家をサポートするため文書内容を変更する必要がある	□はい □いいえ

資料7－2a：口腔アセスメントの方針の例（腫瘍学）

添付の方針は守秘義務で，アイオワ大学病院およびクリニックでの使用に限定して作成されており，それ以外の場所での使用には改変が必要である。本情報の使用許可は，「EBP Building Blocks Comprehensive Strategies, Tools and Tips Guidebook」の購入者のみに限られる。アイオワ大学病院およびクリニックは，その使用もしくは応用に責任を有さず，本製品は転売や配布の対象ではない。

方針および手順のマニュアル

看護サービスおよび患者ケア部門の実務基準　　N-01.003

表題・タイトル：口腔アセスメント：腫瘍学
目的：がん患者の口腔粘膜アセスメントにおいてエビデンスに基づくツールを使用するため。口腔検査に使用するカテゴリー，ディスクリプタ（記述子）および評価の概要を示す：電子カルテ（EHR）のがん患者集団。

方　針：
1．正看護師もしくは准看護師は，治療入院中のがん患者全員の初回口腔アセスメントおよび継続中のアセスメントの遂行に責任を負う。本検査は，口腔の状態を最適かつ快適にするために介入が必要な患者を特定するために行うものである[R1-R3, L1-L2]。
2．入院患者に対して，入院から24時間以内に最初のアセスメントを行う。現在進行中のアセスメントは，患者の口腔粘膜の状態や治療に基づいて行う。患者の口腔粘膜の再アセスメントは，少なくとも1日2回，および必要に応じて行うものとする[L1-L2]。
3．外来患者については，口腔粘膜の状態に応じてアセスメントを行うものとする[L1-L2]。
4．口腔検査：電子医療記録に腫瘍科と記入する。口腔検査：「Eiler's Oral Assessment Guide」（アイラー口腔アセスメントガイド）[R1, R3, L1]に基づいてがん患者群を作成する。アイオワ大学病院およびクリニックの患者のニーズにより適合させるため，許可を得て「Eiler's Oral Assessment Guide」を改変する。

口腔アセスメント：
1．口腔アセスメントは，声と叫び声，嚥下，口唇，舌，唾液，粘膜，歯肉，歯の8つのカテゴリーで構成される[R1, R3, L2]。

2．EHRで利用可能なカテゴリー，記述法および評価を参考として表に示す。

参考文献：
R1 Eilers, J., Berger, A. N., & Petersen, M. C. (1988). Development, Testing, and Application of the Oral Assessment Guide. *Oncology Nursing Forum*, 15(3), 325-330.
R2 Gibson, F., Cargill, J., Allison, J., Begent, J., Cole, S., Stone, J., & Lucas, V. (2006). Establishing content validity of the oral assessment guide in children and young people. *European Journal of Cancer*, 42(12), 1817-1825.
R3 Knoos, M., & Ostman, M. (2010). Oral Assessment Guide-test of reliability and validity for patients receiving radiotherapy to the head and neck region. *European Journal of Cancer Care*, 19(1), 53-60. doi: 10.1111/j.1365-2354.2008.00958.x.
L1 Eilers, J. (2004) Nursing interventions and supportive care for the prevention and treatment of oral mucositis associated with cancer treatment. *Oncology Nursing Forum*, 31(4), 13-23.
L2 Farrington, M., Cullen, L., & Dawson, C. (2010). Assessment of oral mucositis in adult and pediatric oncology patients: An evidence-based approach. *ORL-Head & Neck Nursing*, 28(3), 8-15.

口腔アセスメント：腫瘍学

アイオワ大学病院看護および患者ケア部門

カテゴリー	声・叫び声	嚥下	口唇	舌	唾液	粘膜	歯肉	歯
検査ツール	耳で聞く	観察	観察	観察	観察	観察	観察	観察
測定法	患者と会話する	患者に嚥下してもらう	組織の外観を観察する	組織の外観を観察する	舌と口腔底の分泌を視覚的に評価する	口腔組織の外観を観察する	上顎と下顎の歯の根元部分を囲む歯肉組織を視覚的に評価する	歯の周辺／義歯装着領域の外観を観察する
0 数値的・記述的評価	0＝正常 0.0＝検査不能	0＝正常 0.0＝検査不能	0＝滑らかでピンク色をしており潤いがある	0＝ピンク色で潤いがある 0.0＝該当なし	0＝水っぽい	0＝ピンク色で潤いがある	0＝ピンク色で硬い	0＝清潔で残渣がない 0.0＝該当なし
1 数値的・記述的評価	1＝低い／かすれている	1＝嚥下時に軽度の疼痛	1＝乾燥／ひび割れている	1＝きらきらしたもので覆われ発赤を伴うこともある	1＝粘性がある／ネバネバしている	1＝発赤があるか潰瘍を伴わず被膜に覆われている	1＝浮腫があり，発赤を伴うこともある	1＝部分的に歯垢や残渣が見られる（歯間）
2 数値的・記述的評価	2＝会話が困難，／痛みを伴う	2＝嚥下不能／嚥下時に重度の疼痛	2＝潰瘍／出血が見られる	2＝水泡ができている／ひび割れている	2＝唾液が見られない	2＝潰瘍があり出血を伴うこともある	2＝自然出血がある／押すと出血する	2＝歯肉周縁や義歯着領域全体に歯垢や残渣が見られる

Eilers J., Berger, A. N., & Petersen, M. C. (1988) Development, Testing, and Application of the Oral Assessment Guide. *Oncology Nursing Forum*, 15(3), 325-330 より改変。

資料 7 - 2b：好中球減少症成人患者への保護的ケアに関する方針の例

添付の方針は守秘義務で，アイオワ大学病院およびクリニックでの使用に限定して作成されており，それ以外の場所での使用には改変が必要となる。本情報の使用許可は，「EBP Building Blocks: Comprehensive Strategies, Tools and Tips Guidebook」購入者のみに限られる。アイオワ大学病院およびクリニックはその使用もしくは応用に責任を有さず，本製品は転売や配布の対象ではない。

方針および手順のマニュアル

看護サービスおよび患者ケア部門の実務基準　　N-02.230

表題・タイトル：好中球減少症成人患者の保護的
　　　　　　　　ケア

目的：好中球減少症患者へのケアの概要を示すこ
　　　と

方針：

1．好中球数が 1000/μL 未満になると感染症の
　　リスクが増加するため患者を保護的ケア下にお
　　く。

2．保護的ケアは以下のとおりである。

　A．職員および訪問者は病室を出入りする際に
　　　手指の消毒を行わなければならない[L2, L3, L4]。

　B．現在感染しているもしくは最近感染した訪
　　　問者，または最近生ワクチン（フルミストや
　　　水疱瘡等）の接種を受けた訪問者は大人・子
　　　供を問わず病室に入るべきではない。疑問が
　　　ある場合は，伝染病スクリーニングフォーム
　　　（成人伝染病スクリーニングフォームもしく
　　　は小児伝染病スクリーニングフォーム）を参
　　　考にする[N1]。

　C．患者は病室を出る際にマスクを着用する。
　　　そして，人混みや伝染性疾患を有する者との
　　　接触を避けなければならない。

　D．生花やドライフラワーもしくは植物の持ち
　　　こみは，よどんだ水中の生物に関連するリス
　　　クがあるため許可しない[L2]。

　E．感染症のほとんどは内在性の細菌によるた
　　　め，日々の衛生管理や適切な手洗いについて
　　　患者に指導する。

　F．好中球減少状態が長引くことが予想される
　　　患者には個室が必要となる場合がある[N1]。

　G．免疫抑制療法を受けるがん患者の食事で制
　　　限すべき食品は，2006年に出版されたアイオ

ワ大学病院の小冊子「Food Safety for
People who are Immunosuppressed
（免疫療法を受ける人のための食品の安全
性）」にまとめられている。この小冊子は，
現時点で免疫抑制療法を受けている，もしく
は免疫抑制療法を受けると予想される患者に
配布できる。小冊子はホールデン総合がんセ
ンタークリニック（Holden Comprehen-
sive Cancer Center Clinic）のがん情報
サービスオフィス（Cancer Information
Service Office）にて入手できる[E1]。

注：免疫抑制療法を受けるがん患者は，アイオ
　ワ大学病院に入院している間，上記の小冊子に
　記された免疫抑制患者のための食品衛生ガイド
　ラインに記載されている食品およびガイドライ
　ンに従って調理された食品のみを与えられる[E1]。

　H．好中球減少により保護的ケアのサイン（た
　　　とえばイラストや写真を用いたポスター）を
　　　貼ることを推奨する。

注意，配慮および観察：

　個室に関するガイダンスは以下のとおりである。

1．血液学・腫瘍学領域の患者は，疾患の進行状
　　態により好中球減少が重度で長引く可能性があ
　　る。したがって，入院中は一定期間，個室が必
　　要になる場合がある。

2．好中球減少が重度で長引くリスクを伴う患者
　　との同室を考慮する場合は，伝染病について同
　　室者のスクリーニングを行うべきである。

参考文献：

R1　Ladas, E. (2002). The neutropenic
　　diet: An examination of the evi-

dence. *On-Line*, 10(2).

R2 Larson E., & Nirenberg, A. (2004). Evidence-based nursing practice to prevent infection in hospitalized neutropenic patients with cancer. *Oncology Nursing Forum*, 31(4), 717-25.

R3 Medeiros, L. C., Chen, G., Kendall P., & Hillers, V. N. (2004). Food safety issues for cancer and organ transplant patients. *Nutrition Clinical Care*, 7(4), 141-8.

R4 Moody, K., Charlson, M. E., & Finlay, J. (2002). The neutropenic diet: What's the evidence? *Journal of Pediatric Hematology/Oncology*, 24(9), 717-21.

L1 Gronwald, S. L., Frogge, M. H., Goodman, M., & Yarbro, C. H. (1998). *Comprehensive cancer nursing review*. Sudburg, MA: Jones and Bartlett Publishers.

L2 Larson, E. (2004). Evidence-based nursing practice to prevent infection in hospitalized neutropenic patients with cancer. *Oncology Nursing Forum*, 31(4), 717-725.

L3 Nirenberg, A., Bush, A. P., Davis, A., et al. (2006). Neutropenia: state of the knowledge part I. *Oncology Nursing Forum*, 33(6), 1193-1201.

L4 Nirenberg, A., Bush, A. P. Davis, A., et al. (2006). Neutropenia: state of the knowledge part II. *Oncology Nursing Forum*, 33(6), 1201-1208.

L5 Mank, A., & van der Leslie, H. (2003). Is there still an indication for nursing patients with prolonged neutropenia in protective isolation? An evidence-based nursing and medical study of 4years experience for nursing patients with neutropenia without isolation. *European Journal of Oncology Nursing*, 7(1), 17-23.

L6 Varriccho, C. (1997). *A cancer source book for nurses*. Sudburg, MA: Jones and Bartlett Publishers.

N1 Siegel, J. D., Rhinehart, E., Jackson, M., et al. (2007). *2007 guideline for isolation precautions: Preventing trans-mis-sion of infectious agents in healthcare settings* (http://www.cdc. gov/ncidod/dhqp/pdf/isolation2007.pdf).

E1 Moeller, L., Bohlken, D.,Suchanek, L., & Abbott, L. (2007). *The impact of dietary restriction on the risk for infection in the neutropenic oncology patient*. Poster at the 32nd Annual National Oncology Nursing Society Congress, Las Vegas, NV. April 2007.

E2 Recent Advances in Therapeutic Diets (fifth edition) 1996. Dietary Department, UIHC. Ames, IA: Iowa State University Press.

関連する方針：

N-CWS-POLICY-02.170　小児科領域における感染対策および隔離ガイドライン

N-MSS-7RCS-11.005　血液および骨髄移植成人患者の保護的ケアポリシー

IC-04.000　日常的な伝染病暴露に対する管理手順

第 **8** 章

実　装

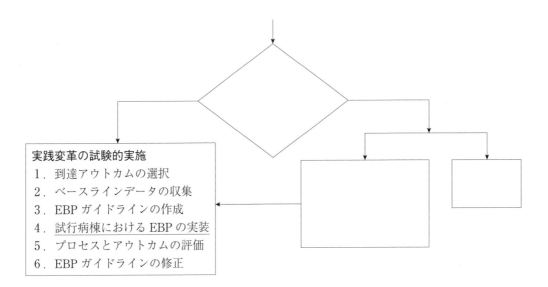

実践変革の試験的実施
1. 到達アウトカムの選択
2. ベースラインデータの収集
3. EBP ガイドラインの作成
4. 試行病棟における EBP の実装
5. プロセスとアウトカムの評価
6. EBP ガイドラインの修正

◇ ＝判断ポイント

「千里の道も一歩から」

老子

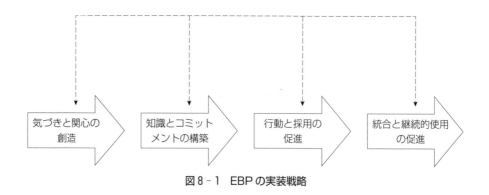

図8-1　EBPの実装戦略

　EBP の実装は，EBP プロセスの中でも挑戦的なステップであろう。*"Implementation Strategies for Evidence-Based Practice"*（EBP の実装戦略）（資料8-1）は，EBP プロジェクトのリーダーによる効果的な実装戦略の選択を補助するために開発されたものである（Cullen, & Adams, 2012）。EBP 実装戦略は，EBP の進展を強化するための4つのフェーズから構成される。それらは，気づきと関心の創出，知識とコミットメントの構築，行動と採用の促進，統合と持続可能性の追求である（図8-1）。この段階的なアプローチを活用することで，チームリーダーは組織立った実装を作り出すことができるだろう。

　実装ガイドの横列（資料8-1）は，気づきから統合に進行する実装フェーズを示したものである。各カラムには，各フェーズの目標に対処するための戦略が含まれている（資料8-2）。縦列には，2つの異なるグループを対象とした実装戦略が並べられている。横第1列目は，特に実践者とステークホルダー（利害関係者）を含む組織のリーダーを対象としている。横第2列目の戦略は，組織システムや環境の中で，実践変革のためのサポートを構築するものである。プロジェクトリーダーは，EBP の最初の一歩として，特定の病棟や組織に適した実装戦略を選択すればよい。

実装戦略の選択方法

　EBP 実装ガイドには（資料8-1）は，選択できるほど内容豊富な戦略が含まれている（資料8-2）。使用のための具体的な手順の戦略は，実装フェーズごとに説明され，まとめられている。とくに EBP 変革に効果的で役立つ戦略は，チェンジ・エージェント（変革推進者）の活用，教育的アウトリーチやアカデミック・ディテーリング（体系化した情報支援），監査と実行可能なフィードバック，上司への報告である。チェンジ・エージェントは，重要な役割を果たすものである。チェンジ・エージェントの様々な役割は有用である（表8-1）。その他の実装戦略を選択する時には，以下の問いをしてみよう（Cullen, & Adams, 2012）。

■以前に実装に成功した EBP 変革は何か。どのように実践の変革はなされたのか。

■この EBP に関心を持っているステークホルダー（利害関係者）は誰か。ステークホルダー（利害関係者）にとっての潜在的な影響や利益は何か。ステークホルダー（利害関係者）の優先事項は何か，またそれらは EBP プロトコルや業務のフローのなかでどのように達成できるのか。いかにそのプロセスを簡略化し，より早く採用されるようにシス

表8-1 チェンジエージェント（変革推進者）

定 義			
それぞれの役割に基づいてEBPの実装に強い影響を与える有力な人々のことを指す。チェンジエージェントの用語，定義，利益，戦略の違いや例を以下に示す			
名 称	視 点	教育的役割	影 響
チェンジ・チャンピオン	焦点は現場にあり，それは組織の内部からのものである	エビデンスのレビュー，実践変革のデザイン（例：方針），実装のための資源創出の補助，仲間の育成をする	プロジェクトリーダーの補助と，臨床実践の現実とエビデンスを連結する
コアグループ	焦点は現場にあり，EBPを採用している病棟・クリニックからのものである	同僚とともに，重要なエビデンスのレビュー，トレーニング，ロールモデルの提示，強化，トラブル対処をする	現場での学習(Point of care learning)の重要性を示す
EBPファシリテーター／メンター	広範囲なプログラムの焦点は，組織の内部や外部両方のものである	EBPプロセスをとおしてリーダーシップを提供する	メンターあるいはプロジェクトディレクターとしての役割
ナレッジ・ブローカー（知識仲介者）	広範囲なプログラムの焦点は，組織の外部からのものである	促進・阻害要因のアセスメント，最良のエビデンスの発見，トレーニング，ネットワーク形成，助言，結果の報告をする	プロジェクトのディレクターと繋がり，リードする
オピニオンリーダー	焦点は，プログラムにあり，組織の内部からケアの継続性の全体に渡っている	エビデンスのレビュー，適合の判断，仲間の教育，他者の実践に影響を与える	仲間に影響を与える
ソートリーダー	組織内部の知識の仲介である	教育セッションを提供	プログラムの準備は，教育者の実践変革に影響するものであり，オーディエンスへの影響はほとんど期待されていない 医療においてまだ試されていない新しいコンセプトを生みだす
参考文献			
Dobbins, et al., 2009; Doumit, Gattellari, Grimshaw, & O'Brien, 2007; Greenhalgh, Robert, Macfarlane, Bate, & Kyriakidou, 2004; Russell, et al., 2010; Stetler, et al., 2006; Titler, 2008			

テムの中に組み込むのか。

■EBPの採用に関する阻害要因と促進要因は何か。阻害要因に対処し，促進要因を最適化する創造的な解決策とはどのようなものか。

■臨床家やステークホルダー（利害関係者）が，習慣的に確かめる情報やデータとはどのようなものか。EBPの変革にともなって一般的に共有される情報やデータとはどのようなものか。

■臨床家やリーダーに対して，信用できるエビデンス，変革の重要性・EBP変革の作用・期待される結果の解説を含むEBPを説明するメッセージをどのように考案できるのか。

　実装プロセスの早いフェーズから，実装戦略を選択し活用しよう（資料8-2）。また，多忙な臨床家の注目を集められるように，実装プロセスの中で，潜在的な利益，鍵となるエビデンス，プロジェクトのロゴ，ギャップ分析の結果を強調して示そう。包括的な実装計画を創り出すために，戦略の活用を累積的に続けよう。

EBPの実装は，流動的，複雑かつ高度に相互作用するものであり，前後関係の変動によって影響を受ける。戦略において，規範的で柔軟性のない時間調整のもと，用いるのは不適切である（Wensing, Bosch, & Grol, 2010）。チームリーダーは，ほとんど確実に，作業の進捗状況に応じて，実装戦略の調節や追加を必要とするだろう。実装戦略を選択することは，アート（専門的なわざ）であると説明されてきた。「研究に基づくエビデンスは，介入の方向性の提供はできるが，どの介入が最も適切なのか，その決め手を示すことはできない」のであるが，実装戦略を選択するために構造化されたアプローチは役に立つだろう（Wensing, et al., 2010）（p. E85）。さまざまなトピックに対処している多方面の臨床領域でのEBPプロジェクトは，異なった実装戦略を用いることになり，だからこそ柔軟性が鍵となるだろう（資料8-3）。

実装のための秘訣

➢実装を計画するためにガイドを活用する。

➢複数の強化性・相互作用性のある実装戦略を活用する。

➢首尾一貫したメッセージを提供してくれる信頼できるチェンジ・エージェント（変革推進者）を持つ。

➢最初に簡潔な解決策を使う。

➢臨床家の自然な学習スタイルに基づいて行う（例：信頼できる同僚からの情報を得る）。

➢横（仲間）のつながりの影響力に基づいて構築する。

➢独創的なトラブル対策を活用する。

➢どんなときでもユーモアを付け加えて楽しくする。

参考文献

Cullen, L., & Adams, S. (2012). Planning for implementation of evidence-based practice. *Journal of Nursing Administration,* 42(4), 222-230.

Dobbins, M., Robeson, P., Ciliska, D., Hanna, S., Cameron, R., O'Mara, L., et al. (2009). A description of a knowledge broker role implemented as part of a randomized controlled trial evaluating three knowledge translation strategies. *Implementation Science,* 4, 23.

Doumit, G., Gattellari, M., Grimshaw, J., & O'Brien, M. A. (2007). Local opinion leaders: Effects on professional practice and health care outcomes. *Cochrane Database of Systematic Reviews,* 1. Art No. CD000125. DOI: 10.1002/14651858.CD000125.pub3.

Greenhalgh, T., Robert, G., Macfarlane, F., Bate, P., & Kyriakidou, O. (2004). Diffusion of innovations in service organizations: Systematic review and recommendations. *Milbank Quarterly,* 82(4), 581-629.

Russell, D. J., Rivard, L. M., Walter, S. D., Rosenbaum, P. L., Roxborough, L., Cameron, D., et al. (2010). Using knowledge brokers to facilitate the uptake of pediatric measurement tools into clinical practice: A before-after intervention study. *Implementation Science,* 5, 92.

Stetler, C. B., Legro, M. W., Rycroft-Malone, J., Bowman, C., Curran, G., Guihan, M., et al. (2006). Role of "external facilitation" in implementation of research findings: A qualitative evaluation of facilitation experiences in the Veterans Health Administration. *Implementation Science,* 1, 23.

Titler, M. G. (2008). The evidence for evidence-based practice implementation. In R. Hughes (Ed.), *Patient safety & quality-an evidence-based handbook for nurses.* Rockville, MD: Agency for Healthcare Research and Quality. Located at: http://www.ahrq.gov/qual/nurseshdbk/

Wensing, M., Bosch, M., & Grol, R. (2010). Developing and selecting interventions for translating knowledge to action. *Canadian Medical Association Journal,* 182(2), E85-E88.

資料 8 – 1：EBP の実装戦略			
	気づきと関心の創造	知識とコミットメントの構築	活動と採用の促進	統合と継続的使用の促進

	気づきと関心の創造	知識とコミットメントの構築	活動と採用の促進	統合と継続的使用の促進
臨床家・組織リーダー・主要なステークホルダーの接触	• 優位性*や期待される影響の強調* • 適合性の強調* • 継続的教育プログラムの継続* • サウンドバイト* • 抄読会* • スローガンやロゴ • スタッフミーティング • 病棟ニュースレター • 病棟での現任者教育 • 重要なエビデンスの配付 • ポスターやチラシ • モバイルでの「道筋の提示」 • 告示と広報	• 教育（ライブ，バーチャル，コンピューター等）* • ポケットガイド • 実践変革と，有力者・ステークホルダーの優先事項との結びつけ* • チェンジ・エージェント（チェンジ・チャンピオン*，コアグループ*，オピニオンリーダー*，ソートリーダー等）* • 教育的アウトリーチまたはアカデミック・ディテーリング（体系的情報支援）* • 他の EBP プロトコルと実践の変革の統合* • 実践に対する明確な結果をともなう信頼できるエビデンスの普及* • 観察可能な効果* • ギャップアセスメント・ギャップ分析* • 臨床家によるインプット* • 現場での適用*と簡易化* • 変革を計画するためのフォーカスグループ* • 資源・設備と実践の変革のマッチ • 資源マニュアルや教材（電子媒体もしくはハードコピー） • ケーススタディ	• 教育的アウトリーチまたはアカデミック・ディテーリング（体系的情報支援）* • リマインダーもしくは実践プロンプト（指示メッセージ）* • 作業フローまたは意思決定アルゴリズムの提示 • 資源となる教材とクイックリファレンスガイド • スキル能力* • 同僚への評価結果の提示* • インセンティブ（刺激，誘因）* • 実践変革の試験的実施* • 多職種によるディスカッションと問題解決 • 「エレベータースピーチ」* • 臨床研究者によるデータ収集 • 進捗と更新の報告 • チェンジ・エージェント（チェンジ・チャンピオン*，コアグループ*，オピニオンリーダー*，思想リーダー等） • ロールモデル* • ケア現場・ベッドサイドでの問題解決 • ケア現場での承認の提供*	• 現場単位での進捗への賞賛* • 個別化されたデータのフィードバック* • 公的な認識* • 実際の改善データに基づいてスタッフへのメッセージの個別提供（例：業務の減少，感染暴露の減少等） • 臨床家・患者・家族からのフィードバックに基づく臨床家とのプロトコル見直しの共有化 • 仲間同士の影響 • 実践リマインダーの更新
組織的サポートの構築	• 知識の仲介者（ナレッジブローカー） • 執行部の声明 • 新たな設備の公表	• チームワーク* • 活用と適用に関するトラブルシューティング（トラブル対策）* • ベンチマーク（基準）データ* • 組織リーダーへの通知* • 組織インフラ内での報告* • 行動計画* • シニアリーダーへの報告	• 主要指標の監査* • 実行可能でタイムリーなデータフィードバック* • 結果について懲罰的でないディスカッション* • チェックリスト* • 記録* • 診療規定* • 患者リマインダー* • 患者の意思決定補助* • 病棟と組織のリーダーによる巡視* • QI プログラムへの報告* • シニアリーダーへの報告 • 行動計画* • 患者・家族ニーズと組織優先度との結び付け • 病棟オリエンテーション • 個々のパフォーマンス評価	• 監査とフィードバック* • シニアリーダーへの報告* • QI プログラムへの報告* • 方針，手順，プロトコルの改訂* • トレーニング修了のためのコンピテンシー（能力）指標 • 病棟でのプロジェクト責任もしくは組織の委員会 • 戦略プラン* • これまでの傾向の分析結果* • 教育プログラムへの反映 • 定期刊行物 • 財政的な導因 • 個々のパフォーマンス評価

• ヘルスケアにおいて少なくともいくつかの実証的エビデンスによって支持されている実装戦略
• 許可なしに複製してはいけない。

資料8−2：EBPのための実装戦略の選定／構築ツール

使用説明

　このワークシートは，戦略を選択し実装計画を構築するために活用する。各フェーズで示されている考慮点を検討し，活用を計画する戦略のチェックを行う。責任者，日程，備考を記載する。このワークシートは，プロジェクトの行動計画中で実装計画の概要を示すために活用される（資料3−4）。

フェーズ1の考慮点：気づきと関心の創造

■EBPのプラス面とはなにか。
■このフェーズをEBPの売り込み（マーケティング）として考えよう。
■楽しく，そして皆の心を引きつけよう。

		戦　　　略	担当者	開始日	備考
臨床家・組織のリーダー・ステークホルダー	☐	利点や期待される結果の強調			
	☐	両立性の強調			
	☐	教育プログラムの継続			
	☐	サウンドバイト			
	☐	抄読会			
	☐	スローガンやロゴ			
	☐	スタッフミーティング			
	☐	病棟ニュースレター			
	☐	病棟での現任教育			
	☐	重要なエビデンスの配付			
	☐	ポスターやチラシ			
	☐	モバイルでの「道筋の提示」			
	☐	告示と広報			
構築システム	☐	知識の仲介者			
	☐	上級幹部への告示			
	☐	新たな設備の公表			

フェーズ2の考慮点：知識とコミットメントの構築

■各領域の臨床家はどのように学びたいと思っているか。
■臨床家はお互いから学び合うという生来の傾向に基づいている。
■EBPが正しく容易に行えるように，EBPをシステムに組み込むことを視野にいれる。

		戦　　　略	担当者	開始日	備考
臨床家・組織のリーダー・	☐	教育（ライブ，バーチャル，コンピューター等）			
	☐	ポケットガイド			
	☐	実践変革と，有力者・ステークホルダー（利害関係者）の優先事項との結びつけ			
	☐	チェンジ・エージェント（チェンジ・チャンピオン，コアグループ，オピニオンリーダー，ソートリーダー等）			
	☐	教育的アウトリーチ，アカデミック・ディテーリング			
	☐	ほかのEBPプロトコルと実践の変革の統合			
	☐	実践に対する明確な結果をともなう信頼できるエビデンスの普及			

		戦略	関係者	開始日	備考
ステークホルダー	☐	インパクトの可視化			
	☐	ギャップアセスメント・ギャップ分析			
	☐	臨床研究者の導入			
	☐	現場での適用と簡潔化			
	☐	変革を計画するためのフォーカスグループ			
	☐	資源・設備と実践の変革のマッチ			
	☐	資源マニュアルや教材（電子媒体・ハードコピー）			
	☐	ケーススタディ			
システム構築	☐	チームワーク			
	☐	活用と適用に関する障害の追跡調査			
	☐	ベンチマーク（基準）データ			
	☐	組織リーダーへの通知			
	☐	組織インフラ内での報告			
	☐	行動計画			
	☐	上級リーダーへの報告			

フェーズ3の考慮点：活動と採用の促進

■高度に相互作用的で人的なアプローチを活用する。
■デモンストレーションと強化を繰返し，具体的に説明する。
■戦略に焦点化した内容に基づき拡大する。

		戦　　略	関係者	開始日	備考
臨床家・組織のリーダー・ステークホルダー	☐	教育的アウトリーチ，アカデミック・ディテーリング			
	☐	リマインダーもしくは実践プロンプト（指示メッセージ）			
	☐	ワークフローまたは意思決定アルゴリズムの提示			
	☐	資源となる教材とクイックリファレンスガイド			
	☐	スキル能力			
	☐	同僚に対する評価結果を提供			
	☐	インセンティブ（刺激，誘因）			
	☐	実践変革試験的実施			
	☐	多職種ディスカッションと問題解決			
	☐	エレベータースピーチ			
	☐	臨床研究者によるデータ収集			
	☐	進捗と更新の報告			
	☐	チェンジエージェント（チェンジチャンピオン，コアグループ，オピニオンリーダー，ソートリーダー等）			
	☐	ロールモデル			
	☐	ケア現場・ベッドサイドでの問題解決			
	☐	ケアの間際での認識の提供			
	☐	主要指標の監査			
	☐	実行可能でタイムリーなデータフィードバック			

			関係者	開始日	備考
システム構築	☐	結果についての批判をしないディスカッション			
	☐	チェックリスト			
	☐	記録			
	☐	服務規程			
	☐	患者リマインダー			
	☐	患者の意思決定補助			
	☐	病棟と組織のリーダーによる巡視			
	☐	QI プログラムへの報告			
	☐	上級リーダーへの報告			
	☐	行動計画			
	☐	患者／家族ニーズと組織優先度との結び付け			
	☐	病棟オリエンテーション			
	☐	個人の業績評価			

フェーズ 4 の考慮点：統合と継続的使用の促進

■起爆剤の投入や定期的な強化を考える。
■EBP が実践の規範や標準的な方法になるようにする。
■EBP をシステムに組み込むことが，臨床家を援助するのに重要である。

		戦　略	関係者	開始日	備考
臨床家・組織のリーダー・ステーク・ホルダー	☐	現場単位の進捗への賞賛			
	☐	個人化されたデータのフィードバック			
	☐	公的な認識			
	☐	実際の改善データに基づくスタッフへのメッセージの個別提供（例：業務の減少，感染暴露の減少等）			
	☐	臨床家・患者・家族からのフィードバックに基づく臨床家とのプロトコルの見直しの共有化			
	☐	仲間同士の影響			
	☐	実践リマインダーの更新			
システム構築	☐	監査とフィードバック			
	☐	上級リーダーへの報告			
	☐	QI プログラムへの報告			
	☐	方針，手順，プロトコルの見直し			
	☐	トレーニング終了のためのコンピテンシー評価			
	☐	病棟でのプロジェクト責任もしくは組織の委員会			
	☐	戦略プラン			
	☐	これまでの傾向の分析結果			
	☐	教育プログラムへの反映			
	☐	定期刊行物			
	☐	財政的な導因			

資料 8 - 3：異なった臨床領域やトピックで用いられる実装戦略の例

外来における血圧モニタリングの戦略	成人・小児の口内炎アセスメントの戦略
フェーズ 1：気づきと関心の創造	
■優位性の強調 ■両立可能性の強調 ■期待される結果の提示 ■スタッフミーティング ■病棟での研修 ■チラシ	■優位性の強調 ■両立可能性の強調 ■期待される結果の提示 ■スローガンやロゴの作成 ■スタッフミーティング ■病棟での研修 ■チラシとポスター ■告示と広報 ■知識仲介者（ナレッジブローカー）
フェーズ 2：知識とコミットメントの構築	
■教育 ■ポケットガイド ■チェンジ・エージェント（変革推進者） ■変革の試験的実施 ■信頼性のあるエビデンスの普及 ■現場での適用 ■利用可能な資源と実践変革の組み合せ ■ケーススタディ ■チームワーク ■トラブルシューティングの実行	■教育 ■ポケットガイド ■ステークホルダーの優先事項との結びつけ ■チェンジ・エージェント（変革推進者） ■教育的アウトリーチ ■変革の試験的実施 ■信頼できるエビデンスの普及 ■ギャップアセスメント ■臨床研究者の導入 ■現場での適用 ■利用可能な資源と実践変革の組み合せ ■サウンドバイト ■資源マニュアル ■チームワーク ■プロトコルの使用に関するトラブルシューティング ■組織リーダーへの説明 ■行動計画 ■組織の優先順位とトピックの結び付け
フェーズ 3：行動と採用の促進	
■教育的アウトリーチ ■実践プロンプト（指示メッセージ） ■作業フローの提示 ■評価結果のフィードバック ■実践変革の試験的実施 ■進捗と更新の報告 ■変革のロールモデル ■ケア現場でのチェンジチャンピオンによるトラブルシューティング ■病棟リーダーによる巡回 ■QI プログラムへの報告 ■上級リーダーへの報告 ■患者ニーズとの結び付け	■教育的アウトリーチ ■リマインダーもしくは実践プロンプト（指示メッセージ） ■資源となる教材とクイックリファレンスガイド ■スキル能力 ■評価結果のフィードバック ■インセンティブ（刺激，誘因） ■変革の試験的実施 ■多職種ディスカッションとトラブルシューティング ■「エレベータースピーチ」 ■臨床研究者によるデータ収集 ■進捗状況の報告 ■実践変革のロールモデル

	■チェンジ・エージェントによるケア現場でのトラブルシューティングとその認識の提供
	■主要指標の監査
	■評価可能なデータのフィードバック
	■懲罰的でないディスカッション
	■記録様式の変更
	■病棟リーダーによる巡視
	■QI プログラムへの報告
	■上級リーダーへの報告
	■行動計画
	■患者ニーズとの結び付け
	■病棟オリエンテーション
フェーズ 4：統合と継続的使用の促進	
■病棟での進捗への賞賛	■スタッフへのメッセージの個別提供
■変革の可視化	■プロトコルの見直しの共有化
■QI プログラムでの報告	■仲間同士の影響
■方針の見直し	■実践リマインダーの更新
■教育プログラムへの反映	■監査とフィードバック
	■上級リーダーへの報告
	■QI プログラムでの報告
	■方針の見直し
	■結果の傾向
	■教育プログラムへの反映

フェーズ１

EBP の実装戦略

```
┌──────────┐╲
│ 気づきと関心の │ ╲
│   創造   │  ╲
└──────────┘  ╱
          ╱
```

臨床家・組織リーダー・主要な関係者との接触	• 優位性*や期待される影響の強調* • 両立性の強調* • 教育プログラムの継続* • サウンドバイト* • ジャーナルクラブ* • スローガンやロゴ • スタッフミーティング • 病棟ニュースレター • 病棟での現任者教育 • 重要なエビデンスの配布 • ポスターやチラシ • モバイルでの「道筋の提示」 • 告示と広報		
組織的サポートの構築	• 知識の仲介者（ナレッジブローカー） • 執行部の声明 • 新たな設備の公表		

＊ヘルスケアにおいて少なくともいくつかの実証的エビデンスによって支持されている実装戦略。

資料 8 – 4：利点と期待される影響の強調

フェーズ	1：気づきと関心の創造
対　象	臨床家，組織のリーダーや主要なステークホルダー

定　義

　利点や予想される影響を強調することで，従来の実践と比較して新しいEBPに期待される有益性が示される。相対的利点とは，新しい方法が従来の実践と比較してどの程度までより良い方法だと認識されるかを意味する（Rogers, 2003; Tandon, et al., 2007）。

利　点

■臨床家にエビデンスの採用の改善を促すことができる。
■文献には新たな革新的実践の特徴として採用を促すような相対的利点が記述されている。
■患者・家族，職員または組織のニーズに基づき，臨床チームによるEBPへの肯定的認識の構築もしくは参画を促すことができる。

戦　略

■患者，職員または組織にもたらされる可能性のある成果を特定するため，もしくは，関連するプロセスまたはアウトカムにおける改善報告を特定するため，臨床実践ガイドラインまたは研究から得られたエビデンスを使用する。
■報告されたアウトカムを，現在の患者，職員もしくは組織のアウトカムと比較する。
■EBPの目的を研究結果とマッチングさせ，予想される改善を報告する。
■予測される改善（例：現在の患者数に基づく有害事象の低減や費用削減）を計算する。予測もしくは予想される影響を，臨床家およびステークホルダーとの初期の話し合いの議題に含める。
■EBPに関するすべての情報および資料においてメッセージを繰り返す。
■評価計画の作成およびデータ収集において，プロセスおよび成果を使用する。
■実際に得られた優位性と臨床実践ガイドラインや研究で報告されている優位性を比較する。
■臨床家およびリーダーに，潜在的もしくは報告されたプロセスまたはアウトカムと，実際のプロセスまたは成果の比較結果を報告する。

例

■**例1：腸雑音検査**
　●**それまでの実践**：看護師による成人患者の腸雑音の評価では，腹部の各四分の一区を最長5分間聴診する（Mehta, 2003）。
　●**エビデンス**：手術直後の腸雑音は消化管の運動が正常に戻ったことを示すものではなく（Boghaert, Haesaert, Mourisse, & Verlinden, 1987, Nachlas, Younis, Roda, & Wityk, 1972; Rothnie, Harper, & Catchpole, 1963），小腸の運動が戻る際の非協調的収縮によるものである（Boghaert, et al., 1987, Nachlas, et al., 1972, Rothnie, et al., 1963）。腹部手術後の消化管の運動を判断するのに聴診は有効な方法とはいえない（Huge, et al., 2000）。腹部手術を受けた成人を看護師がアセスメントする際，腸雑音検査を行わなくても問題はない（Madsen, et al., 2005）。
　●**強調すべき優位性**：本院の外科看護ユニットにおいて，看護師は各患者のアセスメントに際して最大20分を節約できる。
■**例2：成人外傷患者の体温調節**
　●**目的**
　　・救急部門における成人外傷患者の低体温症の低減
　●**エビデンス**
　　・低体温症は外傷の合併症として知られ，患者の予後を不良とし死亡率を高める（Beilman, et al., 2009; Cinat, et al., 1999; Harris, Davenport, Hurst, & Jones, 2010; Ireland, Endacott, Cameron, Fitzgerald, & Paul, 2011; Martin, et al., 2005; Mitra, Cameron, Parr, & Phillips 2011; van der Ploeg, Goslings, Walpoth, & Bierens, 2010）。救急搬入

された外傷患者の２～33％にみられる（American College of Surgeons Committee on Trauma, 2008; Ireland, et al., 2011; Martin, et al., 2005; Shreve, 1998）。
- 救急部門での治療中に低体温症が進行する患者も存在する（Ireland, et al., 2011）。
- 目標は，熱傷させないように（Siddik-Sayyid, Saasouh, Mallat, & Aouad, 2010; Truell, Bakerman, Teodor, & Maze, 2000）患者の体温を35℃以上に維持する，もしくは温め直すことである（Ireland, et al., 2011）。
- 救急搬入時に検温される患者が38～40％のみという施設もあるが（English, & Hemmerling, 2008; Ireland, et al., 2006; Langhelle, Lockey, Harris, & Davies, 2010），アイオワ大学病院のデータによると外傷患者の90％が本院到着時に検温されている。プロトコルが設定されていない場合は，低体温症の管理に大きなばらつきが報告されている（van der Ploeg, et al., 2010）。

● 予想される影響についての記述
- 予防や治療に関するプロトコルを使用することで，外傷患者における低体温症の合併症が50％低減した（Reicks, Thorson, Irwin, & Byrnes, 2010）。アイオワ大学病院では，救急部門において成人外傷患者の低体温症を管理するEBPプロトコルの試験的実施をしているが（Block, Lilienthal, Cullen, & White, 2012），先の研究と同様に低体温症の低減および関連した期待されるアウトカムが予想される。

参考文献

American College of Surgeons Committee on Trauma, 2008; Atkinson, 2007; Baid, 2009; Beilman, et al., 2009; Benson, et al., 1994; Block, et al., 2012; Boghaert, et al., 1987; Cinat, et al., 1999; English & Hemmerling, 2008; Harris, et al., 2010; Huge, et al., 2000; Ireland, et al., 2011; Ireland, et at., 2006; Langhelle, et al., 2010; Madsen, et al., 2005; Martin, et al., 2005; Mehta, 2003; Mitra, et al., 2011; Morris, Darby, Hammond, & Taylor, 1983; Nachlas, et al., 1972; Pankratz, Hallfors, & Cho, 2002; Reicks, et al., 2010; Rogers, 2003; Rothnie, et al., 1963; Shreve, 1998; Siddik-Sayyid, et al., 2010; Tandon, et al., 2007; Truell, et al., 2000; van der Ploeg, et al., 2010

資料8-5：適合性の強調	
フェーズ	1：気づきと関心の創造
対　象	臨床家，組織のリーダーや主要なステークホルダー
定　義	「適合性とは，革新が既存の価値観，過去の経験，および潜在的な採用者のニーズとどの程度一致するかということである」（Rogers, 2003）（p. 240）。
利　点	■適合性は，EBPの採用に関する態度と一致することが示されている。EBPは，革新が実践者の価値観や，患者もしくは実践者のニーズまたは価値観，実践者の過去の経験，ヘルスケアシステム（リソース，器具，優先順位等）と一致する場合，より迅速に採用される。 ■適合性は，EBPの明確な変化とそれを用いた改善策の採用のための価値と基準の間の関係を作る（Abraham, & Roman, 2010, Pankratz, et al., 2002, Tandon, et al., 2007）。
戦　略	■実践者，集団，リーダーの価値を特定する。 ■患者のニーズ（予防的医療サービス等）を特定する。 ■実践者の価値と一致するEBPの特徴もしくは成果を確定する。 ■臨床実践ガイドラインもしくは研究報告書を使用し，チームの価値と一致する患者，職員，または組織の成果への影響を特定する。 ■関心や気づきを促すため，早期からEBPに関して適合性について情報として記述する。 ■実践者がEBPの価値や潜在的影響を持続的に重視するよう，適合性について繰り返し記述する。

例	

■臨床的問題

アルコール使用障害に対して治療用薬剤が活用されていない。

■エビデンス

地域ベースの治療プログラムでは，主に非薬理学的介入を行っている。しかし他の薬理学的介入とは異なり，ナルトレキソン注射薬は多大な投資を求めるプログラムを要さずに，試しに使用することができる（Abraham, & Roman, 2010）。

■適合性

有効なプログラムにはアルコールの使用に対する一連の介入が含まれており，ナルトレキソン注射薬はアルコール薬理療法の一部である（Abraham, & Roman, 2010; Knudsen, Ducharme, & Roman, 2007）。

参考文献

Abraham, & Roman, 2010; Knudsen, et al., 2007; Lafferty, Mahoney, & Thombs, 2003; Lee, 2004; Pankratz, et al., 2002; Pronk, et al., 2002; Putzer, & Park, 2010; Rogers, 2003; Tandon, et al., 2007

資料 8-6：サウンドバイト	
フェーズ	1：気づきと関心の創造
対　象	臨床家，組織のリーダーや主要なステークホルダー
定　義	

「サウンドバイト」とは，臨床家に関連する3つの重要点を短く覚えやすくしたフレーズである。これは，変化の必要性，エビデンスに関する1つの要点，実践の変化から予想される成果，または必要とされる行動および実践の変化の特定が含まれる場合もある（Morris, & Clarkson, 2009; Tolbert, 2009; Web Sites and Sound Bites, 2011; Wylie, 2009）。

利　点

■多忙な臨床家の注意をひく。
■簡潔で覚えやすい。

戦　略

■重要メッセージを特定する。
■臨床家に関連する3つの重要点を選ぶ。
 ・変化の必要性（例：ギャップ分析）
 ・エビデンスに関する1つの要点
 ・実践の変化により予想される成果
 ・必要とされる行動および実践の変化
■重要点から短くて覚えやすいフレーズを作成する。
■プロジェクトのロゴに結びつけるかリンクさせる。
■メッセージの1つとして行動ステップを含める。

例

■静脈血栓塞栓症（VTE）予防
 ・内科患者の10〜40%が罹患（Geerts, et al., 2008）
 ・症状を治療しない患者の12%が死亡（Green, et al., 2009）
 ・機械的圧縮，抗凝固薬を使用して DVT を予防する（Scottish Intercollegiate Guidelines Network [SIGN], 2010）。

■高齢者における疼痛管理
- 痛みは辛い！
- 高齢入院患者のほとんどに急性および持続性痛みが見られる。
- 疼痛は，患者の許容範囲内であること。
- 疼痛を管理しつづけるため鎮痛剤を時間ごとに定期的に投与する（Horgas, & Yoon, 2008）。

参考文献

Cullen, & Adams, 2012; Geerts, et al., 2008; Green, et al., 2009; Horgas, & Yoon, 2008; Morris, & Clarkson, 2009; Scottish Intercollegiate Guidelines Network (SIGN), 2010; Tolbert, 2009; Web Sites and Sound Bites, 2011; Wylie, 2009

資料 8 - 7：ポスターおよび掲示

フェーズ	1：気づきと関心の創造
対　象	臨床家，組織のリーダーや主要なステークホルダー

定　義

　ポスターや掲示は，対象者の関心をひく場所に掲示される情報もしくは教材である。

利　点

■読みやすい形式で情報を共有する仕掛けを提供する。
■制作が簡単である。
■最小限の費用で作成が可能である。
■様々な臨床領域にいるチームメンバーに見てもらうためのモバイル端末の利用ができる。

戦　略

■ポスターのスペースと，どのように掲示するかを決める。
■プロジェクトの段階に基づいて焦点を定める（例：EBP の必要性を報告，エビデンスを報告，採用の進捗を報告等）。
■掲載内容には以下を含む。
- チーム
- プロジェクトのタイトル
- 目的に関する記述
- 根拠もしくは背景（任意）
- エビデンスの統合
- EBP による変化
- 実施方法
- 評価および結果
- 結論
■内容を読みやすくデザインする。
■臨床家に随時知らせ，関心を寄せてもらうために定期的に更新する。
■全ての臨床家の目に留まるよう，ポスターの掲示場所を定期的に変える。
■関心を創り出すために注目を引くような，他の実装方法，相対的な優位性およびユーモアを組み入れる。
■学習者のために単純な行動ステップを含める。

参考文献

Butz, Kohr, & Jones, 2004; Fineout-Overholt, Gallagher-Ford, Melnyk, & Stillwell, 2011; Forsyth, Wright, Scherb, & Gaspar, 2010; Wood & Morrison, 2011

資料 8 - 8：告示および広報	
フェーズ	1：気づきと関心の創造
対　象	臨床家，組織のリーダーや主要なステークホルダー

定　義

　告示や広報には，言葉や文書によるコミュニケーション手段を用いて広く発信される情報が含まれる（多くの場合 E メール）。

利　点

■告示と広報によって広範囲に情報がいきわたる。
■告示フォームにシニアリーダーからの情報を含めると緊急性が増す。
■認識を高めるには，上層部が優先事項に関する指示を行うことが重要である。

戦　略

■重要なメッセージを特定する。
■簡潔に。
■実行可能な活動もしくは予測については，シニアリーダーによる推奨もしくは呼びかけを含める。
■広く拡散する。

参考文献

Davies, et al., 2006; Gilley, Gilley, & McMillan, 2009; Ovretveit, 2010; Porter-O'Grady, 2009

資料 8 - 9：知識の仲介者	
フェーズ	1：気づきと関心の創造
対　象	組織的システムの支援を構築する

定　義

　知識の仲介者とは外部のファシリテーターで，臨床家であるユーザーまたは組織内のシステム問題に対して積極的に関わったり実施時に適応したりして，実践における知識の共有や最良のエビデンスの使用を進める。このようなファシリテーターには幅広い EBP の経験および修士レベル（もしくはそれ以上）の専門性があり，EBP の仕事を主導する。

利　点

■医療現場において EBP を採用する能力を高める。
■研究者と現場の交流機会を増やす。

戦　略

■チームにおける知識の仲介者を特定する。
■知識の仲介者の役割の概要をまとめる。
　●臨床家とシニアリーダーとの協力関係を確立し，信頼関係および信頼性を高める。
　●対象者と対象組織の間のコミュニケーションシステムを創出し維持する。
　●EBP の採用における優先事項，強み，および障へき（バリア）に関する上層部の見解を収集する
　●長所およびバリアを説明し，行動計画作成の実施方法を特定するため上層部のフォーカスグループを使う。
　　・プロセス変更についての信頼性や権限を確立する。
　　・組織にとっての EBP の価値を説明する。
　　・EBP に対する好ましい実践内容や態度を特定する。
　　・シニアリーダーの意思決定スタイルを決める。
　　・必要となる知識について調査する。
　　・EBP の範囲もしくは研究活動およびスキルの実行について調査する。

- EBP を支える施設基盤について検討する。
- 組織の資源（人材，コンピューター，データベース，電子ライブラリ等）を確かめる。
- 最近の組織の再編，職員の入れ替わり，バリアを確かめる。
- 質向上への取り組み，専門家および組織との連携を確立する。
- 臨床分野，組織間でネットワークとパートナーシップを構築する。

● EBP の採用に関する長所およびバリアについての臨床家の見解を調査する。

● 長所およびバリアを説明し，行動計画作成の実施方法を特定するため臨床家のフォーカスグループを使う。

- 部署および臨床分野にとっての EBP の価値を記す。
- EBP に対する好ましい実践内容や姿勢を特定する。
- 必要となる知識について調査する。
- 研究の批判的レビューやエビデンス（サマリー）について専門性を高める。
- 質改善の取り組み，専門家および資源との連携を確立する。
- 頻繁にアクセスする知識資源（例：文献研究，地域の専門家）を特定する。
- エビデンス（サマリー）を受け取るのに適したフォーマットを決定する。

● 信頼できるエビデンスへの継続的なアクセスの配布と提供とアップデートの配布。

● 新たな研究もしくはほかのエビデンスに常に探求もしくは注意を払い，実践の変化を知らせる。

● 研究や最良のエビデンスのレビューや評価を供給することも手伝う。

● 最良のエビデンスの参照システムやウェブサイトリストを維持し，管理する。

● 実践推奨事項の使用について臨床家のワークショップを開催する。

● 臨床家による有用性と適用性を確実にするためエビデンス報告を作りかえる。

● 現場の臨床家らとともに実践推奨事項について議論する（例：サイト訪問，オンラインセミナーおよび会議への招待）。

● EBP のトピックについて学習ネットワークを確立もしくはリンクする。

● 行動計画作成やトラブルシューティングに関するチーム会議に参加する。

● 効果的な実施方法について助言し，実施を助ける。

● EBP の方針を共有する。

● EBP の採用を促す標的とされる介入を作成する。

● 組織的変化が「ハードワイヤー（不変のもの）」となるよう促す。

参考文献

Dobbins, Hanna, et al., 2009; Dobbins, Robeson, et al., 2009; Gerrish, et al., 2011; Rolls, Kowal, Elliott, & Burrell, 2008; Russell, et al., 2010

参考文献

Abraham, A. J., & Roman, P. M. (2010). Early adoption of injectable naltrexone for alcohol-use disorders: Findings in the private-treatment sector. *Journal of Studies on Alcohol and Drugs,* 71(3), 460-466.

American College of Surgeons Committee on Trauma. (2008). *Advanced trauma life support for doctors. Thermal injuries.* Student Manual.

Atkinson, N. L. (2007). Developing a questionnaire to measure perceived attributes of e-Health innovations. *American Journal of Health Behavior,* 31(6), 612-621.

Baid, H. (2009). A critical review of auscultating bowel sounds. *British Journal of Nursing,* 18(18), 1125-1129.

Beilman, G. J., Blondet, J. J., Nelson, T. R., Nathens, A. B., Moore, F. A., Rhee, P., et al. (2009). Early hypothermia in severely injured trauma patients is a significant risk factor for multiple organ dysfunction syndrome but not mortality. *Annals of Surgery,* 249(5), 845-850.

Benson, M. J., Roberts, J. P., Wingate, D. L., Rogers, J., Deeks, J. J., Castillo, F. D., et al. (1994). Small bowel motility following major intra-abdominal surgery: The effects of opiates and rectal cisapride.

Gastroenterology, 106(4), 924-936.

Block, J., Lilienthal, M., Cullen, L., & White, A. (2012). Evidence-based thermoregulation for adult trauma patients. *Critical Care Nursing Quarterly,* 35(1), 50-63.

Boghaert, A., Haesaert, G., Mourisse, P., & Verlinden, M. (1987). Placebo-controlled trial of cisapride in postoperative ileus. *Acta Anaesthesiologica Belgica,* 38(3), 195-199.

Butz, A. M., Kohr, L., & Jones, D. (2004). Developing a successful poster presentation. *Journal of Pediatric Healthcare,* 18(1), 45-48.

Cinat, M. E., Wallace, W. C., Nastanski, F., West, J., Sloban, S., Ocariz, J., et al. (1999). Improved survival following massive transfusion in patients who have undergone trauma. *Archives of Surgery,* 134(9), 964-968.

Cullen, L., & Adams, S. (2012). Planning for implementation of evidence-based practice. *Journal of Nursing Administration,* 42(4), 222-230.

Davies, B., Edwards, N., Ploeg, J., Virani, T., Skelly, J., & Dobbins, M. (2006). *Determinants of the sustained use of research evidence in nursing.* Ontario, Canada: Canadian Health Services Research Foundation; Canadian Institutes of Health Research; Government of Ontario, Ministry of Health and Long-Term Care; Registered Nurses' Association on Ontario. Located at: http://www.chsrf.ca/Mig rated/PDF/ResearchReports/OGC/davies_final_e.pdf

Dobbins, M., Hanna, S., Ciliska, D., Manske, S., Cameron, R., Mercer, S., et al. (2009). A randomized controlled trial evaluating the impact of knowledge translation and exchange strategies. *Implementation Science,* 4, 61.

Dobbins, M., Robeson, P., Ciliska, D., Hanna, S., Cameron, R., O'Mara, L., et al. (2009). A description of a knowledge broker role implemented as part of a randomized controlled trial evaluating three knowledge translation strategies. *Implementation Science,* 4, 23.

English, M. J., & Hemmerling, T. M. (2008). Heat transfer coefficient: Medivance Arctic Sun Temperature Management System vs. water immersion. *European Journal of Anaesthesiology,* 25(7), 531-537.

Fineout-Overholt, E., Gallagher-Ford, L., Melnyk, B., & Stillwell, S. B. (2011). Evaluation and disseminating the impact of an evidence-based intervention: Show and tell. *American Journal of Nursing,* 111(7), 56-59.

Forsyth, D., Wright, T., Scherb, C., & Gaspar, P. (2010). Disseminating evidenced-based practice projects: Poster design and evaluation. *Clinical Scholars Review,* 3(1), 14-21.

Geerts, W. H., Bergqvist, D., Pineo, G. F., Heit, J. A., Samama, C. M., Lassen, M. R., et al. (2008). Prevention of venous thromboembolism: American College of Chest Physicians evidence-based clinical practice guidelines (8th ed). *Chest,* 133(6), 381S-453S.

Gerrish, K., McDonnell, A., Nolan, M., Guillaume, L., Kirshbaum, M., & Tod, A. (2011). The role of advanced practice nurses in knowledge brokering as a means of promoting evidence-based practice among clinical nurses. *Journal of Advanced Nursing,* 67(9), 2004-2014.

Gilley, A., Gilley, J. W., & McMillan, H. S. (2009). Organizational change: Motivation, communication, and leadership effectiveness. *Performance Improvement Quarterly,* 21(4), 75-94.

Green, L. A., Frey, K. A., Froehlich, J. B., Harrison, R. V., Kleaveland, M. D., SKronick, S., et al. (2009). University of Michigan Health System guidelines for clinical care: Venous thromboembolism (VTE). Ann Arbor, MI: University of Michigan Health System.

Harris, T., Davenport, R., Hurst, T., & Jones, R. (2010). Improving outcome in severe trauma: Trauma systems and initial management-intubation, ventilation and resuscitation. *Postgrad Med J, November*

1 (Epud ahead of print).

Horgas, A. L., & Yoon, S. L. (2008). Nursing standard of practice protocol: Pain management in older adults. Retrieved September 26, 2011, from: http://consultgerirn.org/topics/pain

Huge, A., Kreis, M. E., Zittel, T. T., Becker, H. D., Starlinger, M. J., & Jehle, E. C. (2000). Postoperative colonic motility and tone in patients after colorectal surgery. *Diseases of the Colon and Rectum,* 43(7), 932-939.

Ireland, S., Endacott, R., Cameron, P., Fitzgerald, M., & Paul, E. (2011). The incidence and significance of accidental hypothermia in major trauma-A prospective observational study. *Resuscitation,* 82(3), 300 -306.

Ireland, S., Murdoch, K., Ormrod, P., Saliba, E., Endacott, R., Fitzgerald, M., et al. (2006). Nursing and medical staff knowledge regarding the monitoring and management of accidental or exposure hypothermia in adult major trauma patients. *International Journal of Nursing Practice,* 12(6), 308-318.

Knudsen, H. K., Ducharme, L. J., & Roman, P. M. (2007). The adoption of medications in substance abuse treatment: Associations with organizational characteristics and technology clusters. *Drug and Alcohol Dependence,* 87(2-3), 164-174.

Lafferty, C. K., Mahoney, C. A., & Thombs, D. L. (2003). Diffusion of a developmental asset-building initiative in public schools. *American Journal of Health Behavior,* 27 (Suppl 1), S35-S44.

Langhelle, A., Lockey, D., Harris, T., & Davies, G. (2010). Body temperature of trauma patients on admission to hospital: A comparison of anaesthetised and non-anaesthetised patients. *Emergency Medicine Journal,* October 20 [Epub ahead of print].

Lee, T. T. (2004). Nurses' adoption of technology: Application of Rogers' innovation-diffusion model. *Applied Nursing Research,* 17(4), 231-238.

Madsen, D., Sebolt, T., Cullen, L., Folkedahl, B., Mueller, T., Richardson, C., et al. (2005). Listening to bowel sounds: An evidence-based practice project. *American Journal of Nursing,* 105(12), 40-50.

Martin, R. S., Kilgo, P. D., Miller, P. R., Hoth, J. J., Meredith, J. W., & Chang, M. C. (2005). Injury-associated hypothermia: An analysis of the 2004 National Trauma Data Bank. *Shock,* 24(2), 114-118.

Mehta, M. (2003). Assessing the abdomen: Use sight, sound, and touch to screen for abnormalities. *Nursing Administrative Quarterly,* 33(5), 54-55.

Mitra, B., Cameron, P. A., Parr, M. J., & Phillips, L. (2011). Recombinant factor VIIa in trauma patients with the 'triad of death' injury. *Injury,* [Epub ahead of print].

Morris, I. R., Darby, C. F., Hammond, P., & Taylor, I. (1983). Changes in small bowel myoelectrical activity following laparotomy. *British Journal of Surgery,* 70(9), 547-548.

Morris, Z. S., & Clarkson, P. J. (2009). Does social marketing provide a framework for changing health care practice? *Health Policy,* 91(2), 135-141.

Nachlas, M. M., Younis, M. T., Roda, C. P., & Wityk, J. J. (1972). Gastrointestinal motility studies as a guide to postoperative management. *Annals of Surgery,* 175(4), 510-522.

Ovretveit, J. (2010). Improvement leaders: what do they and should they do? A summary of a review of research. *Quality & Safety in Health Care,* 19(6), 490-492.

Pankratz, M., Hallfors, D., & Cho, H. (2002). Measuring perceptions of innovation adoption: The diffusion of a federal drug prevention policy. *Health Education Research,* 17(3), 315-326.

Porter-O'Grady, T. (2009). Creating a context for excellence and innovation: Comparing chief nurse executive leadership practices in Magnet and non-Magnet hospitals. *Nursing Administrative Quar-*

terly, 33(3), 198-204.

Pronk, M. C., Blom, L. T., Jonkers, R., Rogers, E. M., Bakker, A., & de Blaey, K. J. (2002). Patient oriented activities in Dutch community pharmacy: Diffusion of Innovations. *Pharmacy World & Science*, 24(4), 154-161.

Putzer, G. J., & Park, Y. (2010). The effects of innovation factors on smartphone adoption among nurses in community hospitals. *Perspective in Health Information Management*, 7, 1b.

Reicks, P., Thorson, M., Irwin, E., & Byrnes, M. C. (2010). Reducing complications in trauma patients: Use of a standardized quality improvement approach. *Journal of Trauma Nursing*, 17(4), 185-190.

Rogers, E. (2003). *Diffusion of innovations* (5th ed.). New York, NY: The Free Press.

Rolls, K., Kowal, D., Elliott, D., & Burrell, A. (2008). Building a statewide knowledge network for clinicians in intensive care units: Knowledge brokering and the NSW Intensive Care Coordination and Monitoring Unit (ICCMU). *Australian Critical Care*, 21(1), 29-37.

Rothnie, N. G., Harper, R. A., & Catchpole, B. N. (1963). Early postoperative gastrointestinal activity. *Lancet*, 2(7298), 64-67.

Russell, D. J., Rivard, L. M., Walter, S. D., Rosenbaum, P. L., Roxborough, L., Cameron, D., et al. (2010). Using knowledge brokers to facilitate the uptake of pediatric measurement tools into clinical practice: A before-after intervention study. *Implementation Science*, 5, 92.

Scottish Intercollegiate Guidelines Network (SIGN). (2010). Prevention and management of venous thromboembolism. Endinburgh: SIGN, publication no. 122.

Shreve, W. S. (1998). Adherence to standards of care and implications of body temperature measurement in trauma patients. *Journal of Trauma Nursing*, 5(4), 85-91, quiz 108-109.

Siddik-Sayyid, S. M., Saasouh, W. A., Mallat, C. E., & Aouad, M. T. (2010). Thermal burn following combined use of forced air and fluid warming devices. *Anaethesia*, 65(6), 654-655, discussion 655-656.

Tandon, S. D., Phillips, K., Bordeaux, B. C., Bone, L., Brown, P. B., Cagney, K. A., et al. (2007). A vision for progress in community health partnerships. *Progress in Community Health Partnerships*, 1(1), 11-30.

Tolbert, N. (2009). Say it right: Take your time to craft the perfect sound bites. *Public Relations Tactics*, 16(4), 10.

Truell, K. D., Bakerman, P. R., Teodor, M. F., & Maze, A. (2000). Third-degree burns due to intraoperative use of a Bair Hugger warming device. *Annals of Thoracic Surgery*, 69(6), 1933-1934.

van der Ploeg, G. J., Goslings, J. C., Walpoth, B. H., & Bierens, J. J. (2010). Accidental hypothermia: Rewarming treatments, complications and outcomes from one university medical centre. *Resuscitation*, 81(11), 1550-1555.

Web Sites and Sound Bites. (2011). Sound bites. Retrieved January 10, 2011, from: http://www.website sandsoundbites.com/soundbites.htm

Wood, G. J., & Morrison, R. (2011). Writing abstracts and developing posters for national meetings. *Journal of Palliative Medicine*, 14(3), 353-359.

Wylie, A. (2009). Create snappy sound bites: How to write compelling quotes and memorable quips. *Public Relations Tactics*, 16(4), 10.

EBP の実装戦略

→ | 知識とコミットメントの構築 → | → | →

		知識とコミットメントの構築		
臨床家・組織リーダー・主要な関係者との接触		・教育（ライブ，バーチャル，コンピューター等）* ・ポケットガイド ・実践変革と，有力者・ステークホルダーの優先事項との結びつけ* ・チェンジ・エージェント（チェンジ・チャンピオン*，コアグループ*，オピニオンリーダー*，思想的リーダー等） ・教育的アウトリーチまたはアカデミック・ディテーリング* ・他の EBP プロトコルと実践の変革の統合* ・実践に対する明確な結果をともなう信頼できるエビデンスの普及* ・観察可能な効果* ・ギャップアセスメント・ギャップ分析* ・臨床家によるインプット* ・現場での適用*と簡易化* ・変革を計画するためのフォーカスグループ* ・資源・設備と実践の変革のマッチ ・資源マニュアルや教材（電子媒体もしくはハードコピー） ・ケーススタディ		
組織的サポートの構築		・チームワーク* ・活用と適用に関するトラブルシューティング* ・ベンチマークデータ* ・組織リーダーへの通知* ・組織インフラ内での報告* ・行動計画* ・シニアリーダーへの報告		

*ヘルスケアにおいて少なくともいくつかの実証的エビデンスによって支持されている実装戦略。

資料 8 - 10：ポケットガイド	
フェーズ	2：知識とコミットメントの構築
対　象	臨床家，組織のリーダーや主要なステークホルダー

定　義

　ポケットガイドとは，詳細を覚えるのが難しい臨床的なステップや主要な意思決定のポイントについての簡潔でシンプルな情報のことである（例：12心電図誘導の解釈のポケットガイド）。

利　点

■情報が理解しやすくなる
■決断・行動を導く
■実践で有用
■便利なようにパッケージ化されている
■交換可能でかつ安価である

戦　略

■そのガイドに含める情報を収集する
■キーポイントや臨床的なステップを特定する
■素早く読めるフレーズに情報を簡略化する
■視覚的に手がかりとなるものを含める（例：行動のステップごとにチェックボックスを作る）
■内容を論理的区分に体系化する（すなわち情報をグループ化する）
■ポケットサイズや折りたためる紙に印刷する

例

■12心電図誘導の配置と解釈
■入院時のインテークの項目と対応
■外科的な感染症を予防する治療選択（抗生物質の選択と投与のタイミング）
■スネレンポケット視力表

資料 8 - 11：チェンジ・チャンピオン	
フェーズ	2：知識とコミットメントの構築
対　象	臨床家，組織のリーダーや主要なステークホルダー

定　義

■EBP の採用を推進する臨床現場で働いている人で，オピニオンリーダーや病棟リーダーと協力して，エビデンスを評価し，実装を企画する人である。
■エビデンスの主要な側面についての専門家で，自身のエビデンス理解に基づいて実践の変革を導く人である。
■EBP の実装と報告を行い，普及を進めていくために，少人数の同僚とともに中心的グループの一員として機能する人である。

利　点

■既存のソーシャルネットワーク〔個人と個人の関係性〕のインフォーマルな影響を利用して，現場での採用を促進する。
■プロジェクトリーダーを助ける。
■そのシステムが関係者の臨床現場にどう機能するかについて知ることによって特定された戦略を用いたり，EBP の採用をサポートするメッセージを創造的に作り上げる。
■影響は，局所的であり，そのとき取り組んでいる範囲に限定されている（Greenhalgh, Robert, Macfarlane, Bate, & Kyriakidou, 2004; Titler, 2008）。

戦　略

- ■信頼でき，実践者に影響力があり，かつその EBP に熱心に参加する，一人かそれ以上のチェンジ・チャンピオンを特定する。
- ■トレーニングやトラブルシューティング，実践の変革を強化すること，また，その実践の変革を採用している同僚たちは誰かを識別するといったチェンジ・チャンピオンの役割を概説する。これらの役割は，コアグループの調整やそのチームで機能するために通常のシフトを超えた業務が必要となる。
- ■同僚やコアグループメンバーが，ケアの意思決定ポイントにおいて，チェンジ・チャンピオンは豊かな知識を持つ資源として機能する。
- ■チェンジ・チャンピオンはコアグループにとって実装戦略（詳細なアカデミックな説明や教育的アウトリーチや監査およびフィードバック）を補助する役割モデルとして利用できる。
- ■チェンジ・チャンピオンは実装の課題をチームリーダーに報告し修正・改定をすることを通じて EBP の採用の勢いを保つように働いている。

例

　臨床経験や臨床のリーダーシップに価値を置くスタッフナースは，EBP プロジェクトディレクターとの連絡係として働く。チェンジ・チャンピオンとして彼らは，実践者に EBP プロジェクトが届くようにプロジェクトディレクターの業務を拡大させる責任を持ち，その EBP の採用を促進する。チェンジ・チャンピオンは，臨床的な専門知識を提供するので，プロジェクトディレクターを超えた資源として役立つ。EBP を率いるスタッフナースは，ケアの意思決定ポイントで専門知識を提供するために，インターンシップやフェローシッププログラムを通して EBP にコミットする必要がある。

参考文献

Bernstein, et al., 2009; Greenhalgh, et al., 2004; Ploeg, et al., 2010; Titler, 2008

資料 8 - 12：チェンジ・エージェント：コアグループ	
フェーズ	2：知識とコミットメントの構築
対　象	臨床家，組織のリーダーや主要なステークホルダー（利害関係者）

定　義

　各勤務帯や勤務日に出勤し，研修やトラブル時の対応に責任を持ち，同僚とともに実践の変革を推し進める，臨床家の小集団である（Titler, 2008）。

利　点

- ■経験的なエビデンスは，看護師やほかの臨床家たちは，経験や規範，価値を共有しているとみなしている同僚から情報を受け取るのを好むことを示している。
- ■同僚同士のソーシャルネットワーク〔個人と個人の関係性〕を通して交換された情報は，行動に強力な影響を及ぼす（Adams, 2009; Adams, & Barron, 2009; Estabrooks, Chong, Brigidear, & ProfettoMcGrath, 2005; Estabrooks, et al., 2005; Greenhalgh, et al., 2004; Rogers, 2003; Thompson, et al., 2001b; Thompson, et al., 2001a）。
- ■この役割が果たせるようそれぞれのチームを教育することにより，実践の変革のスピードと変化を維持するための普及率（critical mass）に到達する可能性が高まる（Rogers, 2003）。

戦　略

- ■患者の質（patient quality）や安全を促進するのにプラスの影響を与える臨床家を特定する。
- ■コアグループメンバーが動き出すための初期の業務シフトと，数日もしくは数週間後の業務シフトを決める。
- ■コアグループメンバーはオピニオンリーダーやチェンジ・チャンピオンやユニットリーダーと協働する。
- ■コアグループメンバーに実践の変革を導くエビデンスの主要な観点について教育する。
- ■実践の変革を計画するのに用いた主要な研究論文について共有し，議論する。

■トレーニングごとの少数のスタッフにコアグループメンバーを割り当てる。
■トレーニングやトラブルシューティング，また実践の変革を強化したり，実践の変革に適応している
　スタッフを把握するといったコアグループメンバーの役割を概説する。
■コアグループメンバーは，実践の変革を利用するよう自分が担当するスタッフに説明する。
■コアグループメンバーは，スタッフにとってケアの判断ポイントにおける知識の資源として機能する。
■コアグループメンバーは，追加の実装戦略（アカデミックディテーリングや教育的アウトリーチ，監
　査およびフィードバック）を利用することもある。
■コアグループメンバーは，実装の課題をチームリーダーに報告し，修正・改定をすることを通じて
　EBP採用の勢いを保つように働いている。

参考文献

Adams, 2009; Adams, & Barron, 2009; Estabrooks, Chong, et al., 2005; Estabrooks, Rutakumwa, et al., 2005; Greenhalgh, et al., 2004; Kortteisto, Kaila, Komulainen, Mäntyr-anta, & Rissanen, 2010; Rogers, 2003; Thompson, et al., 2001b; Thompson, et al., 2001a

資料8-13：チェンジ・エージェント：EBPのファシリテーターやメンター

フェーズ	2：知識とコミットメントの構築
対　象	臨床家，組織のリーダーや主要なステークホルダー

定　義

　EBPのファシリテーターやメンターは，EBPのプロセスにおいて他者を導くよう行動する，EBPの知識や技術を有するリーダーの一人である。

利　点

　ファシリテーターの働きは，多くのエビデンスに基づいた変革が実践に組み込まれることを増やす。

戦　略

■EBPチームにおけるEBPファシリテーターやメンターを特定する。
■EBPファシリテーターやメンターの役割について，概説する。
　•新しいエビデンスの探索。
　•EBPプロセスで取り扱えるトピックを特定する。
　•エビデンスを見つけるためのスキルを発展させ，〔図書館〕司書と協働する。
　•エビデンスのクリティークと統合について教育するとともにスキルを提供する。
　•推奨する実践を作るためにエビデンスを統合する。
　•エビデンスに基づいて推奨する実践を作る。
　•分野や組織間のコラボレーションを促進する。
　•プロジェクトの仕事を分割し，調整するためのチームメンバーのスキルを特定する。
　•EBPプロジェクトをサポートするコンサルテーションとリーダーシップを提供する。
　•EBPの実装のための組織のシステムで働くためのコンサルテーションを提供する。
　•EBPの実装の障害に対応するための計画を作成する。
　•EBPのための部門ごとのリソース（資源）を査定し，予算計画を立てる。
　•実装計画や実装のリソースを開発することについて助言したり，もしくは開発する。
　•EBPプロセスやEBP採用のスキルを築くための，スタッフへの教育的なセッションを開発した
　　り，提供したりする。
　•実装，評価，報告を促進するための組織的なリソースを調整する。
　•評価計画や評価のためのツールを開発したり，開発上の助言を行う。
　•EBPの統合や実装の促進の結果指標や質の高い医療ケアプロセスを追跡する。
　•評価や普及を通して，患者の守秘義務に関する組織的な方針に則ったガイダンスを提供する。
　•組織のEBPプログラムの監視と評価を提供する。
　•組織のEBPプログラムの開発とリーダーシップをサポートする。

- EBP プロジェクトやプログラムをシニアリーダーに報告する。
- 組織内や組織外への EBP を普及する。
- 組織外への普及のための機会を選択する。
- 外部普及の資金調達の基準を作成する。
- 組織のシステムにおいて，エビデンスに基づく医療の提供を拡大するための努力の戦略的な計画を導く。
- EBP プログラムの進歩を評価する。
- シニアリーダーにプログラムの測定基準を報告する。

参考文献

Brewer, Brewer, & Schultz, 2009; Cullen, Titler, & Rempel, 2010; Dearholt, White, Newhouse, Pugh, & Poe, 2008; Muller, McCauley, Harrington, Jablonski, & Strauss, 2011; Tuite, & George, 2010; Wallen, et al., 2010

資料 8 - 14：チェンジ・エージェント：オピニオンリーダー

フェーズ	2：知識とコミットメントの構築
対　象	臨床家，組織的なリーダーや主要なステークホルダー（利害関係者）

定　義

　オピニオンリーダーとは，考えや行動が他の人たちのモデルになる人物のことである。オピニオンリーダーは，そのグループの人々の姿勢や行動に影響を与えるメッセージをグループ内に伝達する（Komarov, et al., 1999）。このようなインフォーマル（非公式）なリーダーというものは，臨床家が臨床的の意思決定にエビデンスを用いるのを促進する（Documit, Gattellari, Grimshaw, & O'Brien, 2007）。

利　点

■彼らは，好感や信頼を持たれており，実践に対して期待させる潜在的な影響力を持つ。
■実践の変革の適合を評価でき，実践の基準を設定できる。

戦　略

■次のいずれかの方法を用いて，オピニオンリーダーを選択するための方法を選ぶ。
- ソシオメトリックテスト：親しみやすく，知識があり，影響力がある同僚を同定する自己報告式の質問紙
- 情報提供者を用いる方法：自分が実践での疑問を話し合いたいときに声をかけたい臨床家について尋ねる質問紙
- 自己指定法：EBP やケアの質・安全に関するトピックについて仲間との話し合いを開始していることを自分で報告してもらう。
- 観察

■学際的な臨床の課題のために，領域ごと，もしくは領域をまたがってオピニオンリーダーが複数選ばれる必要がある（例：対象とする母集団の15%程度はオピニオンリーダーとして訓練できる，Kelly, 2004）。
■オピニオンリーダーは，短いエビデンスの要約の開発や臨床実践の推奨の採用を支持するのを助ける。
■オピニオンリーダーは，エビデンスに基づいた臨床的な推奨する実践が，状況的な文脈や習慣になじみ，適合するか判断できると信頼されている。
■オピニオンリーダーと仲間たちの間で情報を共有する方法を決定する（例：公式な教育的トレーニング，インフォーマルな議論，アカデミックディテーリングや教育的アウトリーチ，個別のフィードバックなど）。
■オピニオンリーダーが同僚を教育する資源を開発し，役割を理解できるように準備する（例：エビデンスの要約，リソースマニュアル，プレゼンテーション，ロゴや会話の口火を切るものなど）。
■オピニオンリーダーは，人としての接点における教育，励ましを仲間に提供し，個人の経験とエビデ

ンスを混ぜて助言する。

■オピニオンリーダーは，誤解を取り除き，行動可能な戦略やスキルを提供し，実践の推奨や望ましい行動を邪魔する行動に焦点をあてる必要がある。

■オピニオンリーダーのグループは，彼らの役割の訓練や必要な進行中の訓練の実装のために必要な自分たちの役割について，論点を見つけるだろう。

参考文献

Doumit, et al., 2007; Kelly, 2004; Li, Cao, Wu, Wu, & Xiao, 2007; Majumdar, Tsuyuki, & McAlister, 2007; Sivaram, et al., 2004; Smolders, Laurant, van Wamel, Grol, & Wensing, 2008; Sung, Chang, & Abbey, 2008; Wadhwa, Ford-Jones, & Lingard, 2005

資料 8-15：チェンジ・エージェント：ソートリーダー（思想的リーダー）	
フェーズ	2：知識とコミットメントの構築
対　象	臨床家，組織的なリーダーや主要なステークホルダー

定　義

　この戦略は，製薬業界の代表が，同僚の中に存在する「ソートリーダー（思想的リーダー）」を特定することによって販売を促進していることから始まった。「ソートリーダー（思想的リーダー）」は，その製品の利用を増やす可能性を持っている人物であり，マーケティング戦略として開発された。

　ソートリーダー（思想的リーダー）の効果を評価する研究は，医療においてはまだ入手可能な研究はなく，実践の変革に影響するアプローチの1つとして登場した。

　「ソートリーダー（思想的リーダー）」は変革を仲介する者，もしくは予言者である。つまり，革新的な方法に導いたり，新しいアイデアを作り出したり，ビジョンや専門的知識や戦略を通じて他者を導いたりする人物や実際に存在する物である（University of Phoenix, 2011）」。

利　点

■ソートリーダー（思想的リーダー）・発表者によって推奨された実践は，需要や採用が増すことが期待できる。

■仲間による EBP の採用が促進するために，実践におけるリーダーシップと科学的エビデンスを統合する。

戦　略

■ソートリーダー（思想的リーダー）をどう見つけるか。

- EBP の利用が潜在的に多い。
- その人の専門的知識や革新が患者のニーズに見合っていると仲間から認められている。
- 仕事にもたらす革新的なアイデアや，新しい動向や〔新興〕市場についての観点を持つ。
- 他者を助ける情報の発信源や助言者である。

■「ソートリーダー（思想的リーダー）」の専門知識を同僚たちと共有するために，「ソートリーダー（思想的リーダー）」を招待する。

- エビデンスを簡略化したり，もしくはエビデンスの要約（例：修正のための基準として与えられたスライドや用具）を利用したりする。
- 注目が得られる場で同僚たちに公開する（例：夕食時の機関の長（Chief Engineer）へのプレゼンテーション）。
- エビデンスに基づき，かつ実行できる観点を共有する。

改編元

Agre, 2005; Carroll, 2006; Laboratory, 2009; University of Phoenix, 2011

資料8-16：アカデミック・ディテーリング・教育的アウトリーチ

フェーズ	2：知識とコミットメントの構築

対　象	臨床家，組織のリーダー，主要なステークホルダー

定　義

アカデミック・ディテーリング（もしくは教育的アウトリーチ）は，（ヘルスケア）提供者が，推奨された実践を採用するのに影響力をもつよう設計されたプレゼンテーションである（Soumerai, & Avorn, 1990）。

そのモデルは，医薬品の売り込みのために製薬会社が用いる手法として確立している（Komarov, et al., 1999）。個人的に医師と臨床ガイドラインについて話し合うために，医師や薬剤師などの人物を職場に行かせるような実践のことである。話し合いは，エビデンスの提案やガイドラインの適性に関する情報が含まれており，ガイドラインの遵守を向上することを目的としている。

利　点

■アカデミック・ディテーリングと教育的アウトリーチは，このほかの実装戦略と組み合わせる時に，実践の人々に受け入れられやすく，実践者の知識を改善し，ケアのプロセスを改善し，患者へのアウトカムを改善することが明らかになっている。
■この戦略は，エビデンスの情報と，そのエビデンスを実践に適用する方法を提供する。
■この情報は，トラブルシューティングや肯定的な強化を用いて共有される。

戦　略

■目標について明瞭に表現する（例：患者ケアや患者のアウトカムを改善することを確かに保証する）。
■チームが目標に到達するのを助けるともう一度断言する（例：以前のサポートやコミットメントの認識）。
■目標に到達することに関係する実践の推奨から指標（例：嚥下スクリーニング）を同定する。
■改善のチャンスを説明するパフォーマンスにおけるギャップデータを報告する（例：入院24時間以内に実施した嚥下スクリーニングの割合）。
■研究の現状と実践の推奨を支持するエビデンスおよび現在の知識ギャップを概説する（例：誤嚥性肺炎のリスク，嚥下スクリーニングを実施する必要性，選択された脳卒中患者にベッドサイドで嚥下スクリーニングを実施するときの頭の高さについての限られたエビデンスに起因する課題）。
■目標とした指標に到達するための今ある戦略を特定する（例：入院時の医師のオーダー，入院から24時間以内の看護アセスメント，他参照指標）。
■目標を達成するうえでの問題を特定する（例：忙しい業務量，タイムリーな脳卒中の鑑別診断）。
■目標を達成するためには好ましくない選択肢の概要を説明する（例：経口摂取のための経鼻胃チューブの設置と経口薬の遅延投与）。
■業務量への影響が最小で，組織的な変化にすることを望んでいると述べる（例：臨床家のためのプロセスを簡単にするオーダーのテンプレートなど）。
■目標に到達するための革新的なアプローチを同定するためのブレーンストーミングを行う（例：事前に印刷されたオーダーを記録システムのどこに置くか）。
■次のステップの行動計画，責任の分担，工程を作成する。
■目標に向かう努力を再認識し，グループの決定を繰り返し確認する（確かに保証する）。

改編元

Cullen, Dawson, & Williams, 2010; O'Brien, et al., 2007; Soumerai, & Avorn, 1990

資料 8 - 17：観測可能な効果	
フェーズ	2：知識とコミットメントの構築
対　象	臨床家，組織のリーダーや主要なステークホルダー

定　義

　観測可能な効果は，EBP 介入の１つの結果として臨床的に意味があり，目に見え，実体のある効果である（例：手に光を当てると洗い残しを確認できる機械，褥瘡の治癒）（Davies, Tremblay, & Edwards, 2010; Fishbein, Tellez, Lin, Sullivan, & Groll, 2011）。

　他者が見ることができるイノベーションの結果の程度（Rogers, 2003; Tandon et al., 2007）。

利　点

■イノベーションの積極的な採用を促進する（Deßate, et al., 2009; Halfens, van Alphen, Hasman, & Philipsen, 1999; LaBresh, 2006; Rogers, 2003）。

■臨床での利用とアウトカムの関連性を持たせる上でのアイデアである（Gerrish, et al., 2011）。

■様々な聴衆のために解説され，明確かつ特定の研究参加者の役割と関心領域に適用可能な方法を説明する研究を提供する（Gerrish, et al., 2011）。

■ケア提供者が，実践および／また患者への適用性を理解し，変更を進んで採用するように，実践改善の特定領域を強調する（Bromirski, Cody, Coppin, Hewson, & Richardson, 2011）。

■患者，ケア提供者，医療システムに深く影響し，実践において変革の実装を推進する可能性を持つ（Davies, et al., 2010）。

■影響を可視化できることで，EBP の利用は，より妥当で，実行できる，究極的には患者に利益をもたらす（Davies, et al., 2010）。

戦　略

■実装する研究エビデンスと期待するアウトカムを決める。

■提案された実践の変革において，期待するアウトカムを実証する視覚的な方法を決める（例：血行動態の傾向，患者のデータのグラフ，写真や画像）。

■行動の必要性を実証し，比較を強調するグラフや画像を準備する。

●もし，視覚的なイメージが入手できない場合，行動の必要性を実証するための画像表示を用いるようにする。

■関心領域や研究参加者の役割に適した視覚的なアウトカムを共有する。

■同様の結果のデータはまとめ，図表が読みやすく，見た目がよいように作成しなければならない。

■このデータは，プロジェクトに関連する全員が見られるようにデータを開示すべきである。

■教育的な資源や画像やグラフを使って共有する。

■このデータは，スタッフミーティングや各勤務帯の引継ぎで確認されたり，部署や施設で作成される文書で目に留まるようにしなければならない。

■実践の変革，エビデンスの適合や視覚的なアウトカムからの影響を検討し，強化する。

■その実践の変革の持続可能性を高めるために継続的な評価を取り入れる。

■影響を受けた人物，すなわち患者やケア提供者に結果を広める。

例

　針刺しや故障／不良品によって手袋に穴があき，外側の手袋を変える必要性があるのを示すために，緑色の手袋を下に装着することを使った観測可能な効果によって，オペ室での二重手袋は促進された（Stebral, & Steelman, 2006）。

参考文献

Bromirski, et al., 2011; Davies, et al., 2010; DeBate, et al., 2009; Fishbein, et al., 2011; Gerrish, et al., 2011; Halfens, et al., 1999; LaBresh, 2006; Rogers, 2003; Stebral, & Steelman, 2006; Tandon, et al. 2007

投稿者：Michelle Cline; Dan Howlett, Megan Mortensen

資料 8 - 18：ギャップアセスメント／分析

フェーズ	2：知識とコミットメントの構築
対象者	臨床家，組織のリーダーや主要なステークホルダー

定　義

　ギャップアセスメント／分析とは，現時点の実践もしくは転帰（アウトカム）と，望ましい実践もしくは転帰との差を示すこと。

利　点

■望ましい実践と現状を比較することにより，必要な患者ケアや質の向上を明確に表現する。
■短い時間で忙しい臨床家や管理職員の注意をとらえる。
■望ましいもしくは比較できるグループの実践と比べて現状の実践がどれだけよいのかを実証し，主要な指標を報告する（Barnes, et al., 2008; Mold, & Gregory, 2003; Saposnik, et al., 2009）。

戦　略

■主要なプロセスとアウトカム指標を同定する。
■目標にもっとも関連している指標を 2 つか 3 つ選ぶ。
■意図した実践を提供している現在の時間の割合のグラフにする。
■臨床もしくは組織のリーダーや主要なステークホルダーにパフォーマンスギャップのグラフ結果を報告する。
■実践の改善の責任とそのグループの義務，専門部会や委員会に加わるメンバーのリストを提案する。

例

医学的患者における深部静脈血栓症の予防（Bullock-Palmer, Weiss, & Hyman, 2008）

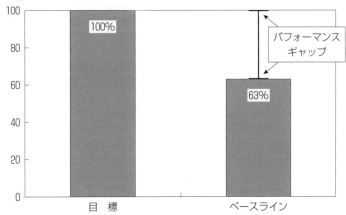

参考文献

Barnes, et al., 2008; Bullock-Palmer, et al., 2008; Mold, & Gregory, 2003; Saposnik, et al., 2009

資料 8 - 19：臨床家による導入

フェーズ	2：知識とコミットメントの構築
対象	臨床家，組織のリーダーや主要なステークホルダー

定　義

　臨床家の意見を取り入れるプロセスで，その目的は EBP の実装計画や臨床的なワークフロー組み込みを改善することであり，意思決定の共有化をとおして行えるものである。

利　点

■ガイドライン推奨，ガイドラインの順守，改善された知識，ケアの提供を増やすことへの同意をより強くする（Chou, Vaughn, McCoy, & Doebbeling, 2011）。

■EBP の実装における潜在的なバリアの同定を助ける。バリアが同定されれば，適用は成功する実装の可能性を高めるように働く（Owczarzak, & Dickson-Gomez, 2011）。

■新しいガイドラインやコンテンツの修正（もしくは特徴や機能の改善），効率，補足的なトレーニングを提供する必要性，トレーニング内容や提供の必要な変更を同定する（Merola, & Hopkins, 2010）。

■実践基準，プロセスの改善，患者ケアの方針，リソースに関係する決定に，看護師が積極的に関与することは，患者ケアの質を改善するためにこれらを用いる看護師の能力や実践を看護師がコントロールすることにつながる（Brody, Barnes, Ruble, & Sakowski, 2012; Caldwell, Roby-Williams, Rush, & Ricke-Kiely, 2009）。

■積極的に関与した看護師たちは，エンパワーメントされ，意気込みや職務満足，また，自分たちの働きについて自信を持ち，組織にもっと忠誠をつくすようになる（Brody, et al., 2012; Chou, et al., 2011）。

■所有権，共有された使命，目標の感覚を強める。また，新しい介入や変化の成果についての価値をスタッフが理解するのを助ける。臨床家によるインプットは，ケアの統合システムを作り出す（Taxman, & Belenko, 2011; Titler, 2008）。

■EBP を促進し，助長するための知識と，多くの資源へのアクセスを提供する（Lin, Murphy, & Robinson, 2010）。

戦　略

■同僚の間で信頼と影響力があり，また異なる臨床的な観点を持っている，エンドユーザーである臨床家を同定する。

■臨床家は実装する EBP の変革の優先順位を評価する。

■臨床家たちのニーズや彼らの対象の患者集団のニーズに合わせて実装する介入を修正することや実装プロセスについての質問をする機会を臨床家に提供する。

■実装のバリア，実装の実行可能性，臨床家の患者の母集団に対する妥当性や母集団のニーズについて，どのように考えられるか，臨床家にワークフローのフィードバックを依頼する。

■バリアが同定されたら，解決策をブレーンストーミングする。

■臨床家のフィードバックを EBP の実装に組み入れる。

■臨床家の提案に基づき EBP ツールを作成する。

■コアグループメンバーとしてこれらの臨床家たちをピアトレーニングに巻き込む。

■臨床家は，変革や組織のリーダーとともに継続的なフィードバックを通して実装された介入の有効性を評価する。

例

　親が医療的処置から子どもの注意をそらす実践は，臨床家によるインプットが役立った１つの例である。この実践を地域病院に実装し，研究への情報提供をしたのは，看護師とチャイルドライフスペシャリストであった。臨床家たちは，特別な気を紛らわせるテクニックを同定した。それは，子どもの視界を本で遮ったり，両親と子どもが気をそらす方法を書き出したりするテクニックである（McCarthy, et al., 2010a, 2010b）。

参考文献

Brody, et al., 2012; Caldwell, et al., 2009; Chou, et al., 2011; Leslie, Heard, Garde, & McNicoll, 2009; Lin, et al., 2010; McCarthy, et al., 2010a, 2010b; Merola, & Hopkins, 2010; Owczarzak, & Dickson-Gomez, 2011; Taxman, & Belenko, 2011; Titler, 2008

投稿者：Tia Cloke, Sarah Cole, Kayla Kellogg

資料 8 - 20：現場での適用と簡易化	
フェーズ	2：知識とコミットメントの構築
対　　象	臨床家，組織のリーダーや主要なステークホルダー（利害関係者）

定　　義

　作り直しや適合は，エビデンスに基づく介入に対して，背景ニーズや地域条件に合うように，ユーザーが介入の適用中または実行中に行う変更もしくは修正の度合いと定義される（Rabin, Brownson, Haire-Joshu, Kreuter, & Weaver, 2008）。

利　　点

■臨床実践の推奨の現場での適用と作り直しは，採用や利用を促進する（Alanen, Välimäki, Kaila, & ECCE Study Group, 2009）。
■患者のニーズや資源，文化的にふさわしいケア，組織的資源・設備やシステム，既存のエビデンスに基づくプロトコルや方針に EBP 変革の目的を調和させる（Poulsen, et al., 2010; Veniegas, Kao, Rosales, & Arellanes, 2009）。
■患者や家族のインプットの機会を提供する（Poulsen, et al., 2010）。
■実装の初期段階で使われた場合，臨床現場の実践者たちによる賛同が増加する。

戦　　略

■臨床的なエキスパートの学際的チームを作る。
■ニーズを同定し，目的を書く。
■そのプロセス全体で，必要があればエキスパートからの支援や批評を求める。
■ステークホルダー（利害関係者）を同定し，彼らからの賛同が得られるようコミュニケーションをとる計画を立てる。
■妥当で標準化されたツールを用いて，臨床診療ガイドラインの質を評価する。
■焦点となる患者の母集団にその臨床診療ガイドラインの推奨があっているか評価する。
■その臨床診療ガイドラインが，患者の母集団，文化的検討，その組織にあっているか査定する。
■臨床診療ガイドラインの推奨のうち，今の方針や約定と矛盾している構成要素を同定する。
■期待するアウトカムに到達するために実践に組み入れる必要がある臨床的な構成要素を同定する。
■臨床診療ガイドラインの推奨を実装するためのいくつかの主なステップを分かりやすく示す。
■ツールの実践における実現可能性を評価し，必要に応じて分かりやすく示す。
■現場でできたイメージや図・表や絵を用いて，実装ツールを作り出す（例：ロゴ，患者教育）。
■既存の関連するエビデンスに基づくプロトコルや方針と統合する。
■実践の変革の試験的実施／パイロットを計画する。
■主要なプロセスと結果指標，評価のためのツールを同定する。
■その現場用に変更した臨床診療ガイドライン推奨の実装において期待する結果や主要なステップに合うように，実装とデータ収集ツールを練り直す。
■EBP 変革の実装を進める。
■ローカリゼーション〔その現場に適合させること〕に続いて，実践の推奨を適用し，持続的に利用するためには，追加の実装戦略が必要となる。

参考文献

Alanen, et al., 2009; Kis, et al., 2010; Poulsen, et al., 2010; Veniegas, et al., 2009

資料 8 - 21：フォーカスグループ	
フェーズ	2：知識とコミットメントの構築
対　　象	臨床家，組織のリーダー，主要なステークホルダー（利害関係者）

定　義
フォーカスグループは，EBP がこれまでどのように適用されたかを認識し，実施方法の選択について情報提供するために行う小集団のインタビューのことである（Fhärm, Rolandsson, & Johansson, 2010; Morrison, & Peoples, 1999）。

利　点
■フォーカスグループは，EBP の実装戦略の有用性を評価するための費用効果の高い方法の1つである（Fourney, & Williams, 2003）。
■形成的な評価手法の1つであるフォーカスグループは，実装の方向性を提供できる（McGowan, Cusack, & Poon, 2008）。

戦　略
■そのフォーカスグループの明確な目的を定義する（例：EBP の採用を促進するのを助ける戦略を記述する）。
■議論や思い出すのを刺激するための広範な質問や自由回答式の質問をいくつか作成する。
■グループメンバーの直接的な監督者ではない者であり，グループメンバー全員の参加を促し，情報を厳密に調べられる客観的なファシリテーターを同定する。
■組織的な背景の理解を共有し，代表するように研究参加者を選択する（Morrison, & Peoples, 1999）。
■多様な視点を提供するようさまざまなシフトの代表者で，1グループあたり5〜7人の研究参加者を同定する。
■グループへの説明内容を決める（例：どのようにデータは集められるのか，研究参加者の匿名性の保護，データの報告など）。
■結果の報告における匿名性と守秘義務を伝える。
■導入（サンプル参照）。
■議論を刺激し，深い理解を促進するよう質問する。
■ノートに記載した内容や会録内容を文章の記録にする。
■2人の評価者でテーマを同定するべきである。
■2人の評価者の間の一致を追求するために結果を比較する。
■もし必要であれば，研究参加者に分析結果を確認してもらう。
■守秘義務を保持しながら，結果の報告を作成する。
■誘導的な質問やバイアスを避ける。

例

前置きコメント
■ようこそ
■集まっていただいた理由を説明
■目的を説明：「看護師への中心ライン感染予防バンドルの実装を助けるシステムやその他の変革についてスタッフナースからフィードバックを得ることです」。

インタビューの指針
■逐語記録のための録音
■守秘義務の保持と回答をグループにフィードバックしやすくするために，記録は無記名で行う。
■会話は部外秘とする（部屋の中だけのものとする）。
■どんな回答も歓迎するが，ポジティブな改善につながる回答を提供することを目的とする。前進するための戦略や改善を実装するのを助けるものは何かを同定するためにこの機会を利用しよう。単に不満をいう会合ではない。
■全員に参加を勧める。

プロセス
■「誰から話し始めてもかまいません。形式ばらない形でディスカッションできればと思います。話し合いを促進するために，いくつか質問するかもしれません。このフォーカスグループの内容は，逐語

的に記録に起こしますので録音します。また，解釈の妥当性を改善するために，チームメンバーと内容を確認する予定です。もし，逐語記録の内容を明瞭にする必要性が生じたら，明確化と妥当性の確保のために皆さまに確認を求めるかもしれません。皆さま方の考えをもとに，実装計画は作成されます。フォーカスグループの結果は看護管理者に報告する予定です」。

質問のサンプル

■あなたの臨床領域で実装が成功したプロジェクトの例を特定してください。

■実際に成功を得るのに役立ったものは何ですか。

■どんな実装戦略を用いましたか。

■どのように臨床家を計画に巻き込みましたか。

■どのように計画上の問題に積極的に対処しましたか。

■これらのアプローチのうち，どれがプロジェクトで役立ちましたか。

■他にどんな提案を持っていますか。

クロージング

■まとめ

- テープは逐語記録に起こされることを再度伝える。われわれは明確化のために内容の確認をあなたにお願いするかもしれない。実装計画は作成される。結果は看護管理者に報告される。
- 参加していただいたことに対するお礼を伝える。

参考文献

Bhogal, et al., 2011; Fhärm, et al., 2010; Fourney, & Williams, 2003; Hersh, Cabana, Gonzales, Shenkin, & Cho, 2009; Krueger, & Casey, 2000; Lugtenberg, Zegers-van Schaick, Westert, & Burgers, 2009; McGowan, et al., 2008; Morrison, & Peoples, 1999

資料 8 - 22：ケーススタディ	
フェーズ	2：知識とコミットメントの構築
対　象	臨床家，組織のリーダー，主要なステークホルダー
定　義	

ケーススタディとは，特定の対象者や小集団に関する詳細な情報の収集と表象であり，患者ケアにおいて EBP がどのように有用もしくは有用であったかという説明を含むものである。それは，特定の対象者と状況においてのみ意味を為すものである（Colorado State University, 2012）。

ケーススタディは，個別的もしくは質的なアプローチで記述できる。この種の研究成果は，実践に上手く適合する。なぜなら，臨床の背景は，状況に組み込まれており，さまざまな変数によって特徴づけられるからである（Gilgun, 1994）。医療従事者は実践家として，分析的で一般化された枠組みを用いることが多く，それゆえ過去の事例の知識を新たな状況に適用することが許容される。ケース・スタディの目標は，過去の知識を新たな事例に適用することではなく，これらの知識がどのように事例にあてはまるのかを評価することである（Gilgun, 1994）。

利　点	

ケーススタディは，ステークホルダー（利害関係者）の目的や実践変革のバリアを特定したり実装のタイミングを決めたりといったブレーンストーミングの過程に学習者を参加させるので，実生活での適用に洞察力をもつ学習者を提供すると信じられている（Bhogal, et al., 2011）。

戦　略	

■その EBP に関連する臨床的な状況に影響を及ぼす特定の実践のパターンや行動を同定する。

■ケーススタディを報告する適切な会場や聴衆を決める（非公式の現職の集まり，委員会など）。

■もし適切であれば短い配布資料や視聴覚資料を作成する。

■そのケーススタディからいくつかの内容を提供する。臨床家が状況を理解できるように，患者，状況，データ収集について十分な情報を提供する。

- 事例が実施された病棟もしくはクリニック

- EBP の事例の例
- 注意が必要な事例の特徴

■患者についての記述を提供する。
- 患者属性
- 主な診断と関連状態
- 治療経過
- 関連する背景情報

■EBP や推奨されている実践を批評する。
■EBP によって推奨されたものが合っている／合っていない実践はどれか同定する。
■その実践手順において，期待する結果に到達するために不可欠な臨床的なステップを批評する。
■次を含む患者についての結果を記述する。

任意の有害事象（実際の，もしくは回避したものも含む）
患者の機会コスト：痛み，入院期間の長期化，家以外の場所への退院など
家族の機会コスト：患者介護のための欠勤日数，介護支援の必要性など
組織の機会コスト：患者満足，報告すべき措置，コストの増加など

■先行研究や理論はもちろん，似通った事例での体験を含む既存の知識と一致しているか考察する。
■変革があったのか，その変革は介入によるものか，変革はアウトカムに影響したかを決定する。
■EBP への統合に向けた計画を立てる。
■学習をサポートする環境を提供し，ディスカッションに参加するのを奨励する。

例

　中心静脈カテーテルのケアまたは除去に関する EBP プロジェクトは，カテーテルの除去の手順とその後の患者モニタリングの手順の重要性を強調するために，カテーテルの使用と除去に関連するリスクの次のケースの例を使うことができる。この情報は，教育的なプログラムおよびまたは臨床的な手順の利用を増やす関与を得るのに使うことができる。病棟や組織からのケーススタディは，臨床家にとって，改善の機会を証明するのに非常に意義があるものになる。

中心ライン除去後の重篤な脳空気塞栓症（Clark, & Plaizier, 2011）
■背景：
　空気塞栓症は中心静脈カテーテルの利用で生じる合併症の１つとしてよく発表されている。文献やケーススタディは臨床的な続発症に関する情報を提供する。最適なプロトコールとして考えられているものがあるにもかかわらず，予防可能なミスは生じている。このケースレポートは，中心静脈カテーテル除去に関係した脳空気塞栓症によって生じた神経学的合併症を記述する。
■事例：
　中心静脈カテーテル除去後に，急性の脳卒中症状と発作のため，神経科の集中治療室に入院した84歳の男性
■結論：
　中心静脈カテーテルの使用に関係した静脈空気塞栓の合併症，治療，ベストプラクティスを記述している文献は豊富にある。中心静脈カテーテルの利用は増加している。利用の増加は，まかり通った知識を改善する責任をもたらし，臨床ガイドラインやプロトコールの信頼性や整合性を保証する。

参考文献

Bhogal, et al., 2011; Clark, & Plaizier, 2011; Colorado State University, 2012; Gilgun, 1994; Lemieux-Charles, et al., 2002; Paul, Barratt, & Wilkinson, 2011

資料 8 – 23：ベンチマーキング	
フェーズ	2：知識とコミットメントの構築
対　象	組織システムの支援の構築

定　義

■ベンチマーキングとは，病院や臨床家が質に関するデータを分析する方法の 1 つである。院内に限らず，他院と他の臨床家からの相反するデータも含まれ，質を改善するために分析される（Robert Wood Johnson Foundation, 2011）。

■「医療におけるベンチマーキングとは，組織のパフォーマンス（成果）評価において，主要な業務プロセスの結果を測定し，成績が最良なもの（ベストパフォーマー）と比較する，継続的かつ連携して行われる活動と定義される。患者の安全やパフォーマンスの質の評価に用いられる基準には，2 つのタイプが存在する。1）内部基準は，組織内の成績が良い実践を明確化し，組織内のプロセスを比較するために用いられる。情報やデータは，統計学的に算出された上限値・下限値が示された質管理図表に示される。2）外部基準は，成果を判断し，他の組織での成功が確認された改良点を明確化するために，組織間の比較データの活用を必要とする。比較データは，AHRQ（米国医療研究・品質調査機構）が毎年発行する全米医療の質報告書（National Heath Care Quality Report）や全米医療格差報告書（National Health Disparities Report）など国家機関が発行しているものや，ベンチマークを所有する企業や団体（American Nurses Association's National Database of Nursing Quality Indicators：NDNQI；米国看護協会の全米看護質指標データベースなど）からも入手可能である」（AHRQ, 2006；Gift, & Mosel, 1994；Hughes, 2008）。

利　点

■改善の的や組織的なアウトカムの比較を生み出す。
■業績やもしくは効果的なアウトカムの明らかなギャップを同定する。
■方向性や是正すべき措置を提供する。
■競争の手法によって，業績に反映させる戦略は臨床的な実践推奨を順守することを増やす。
■臨床家の業績への迅速なフィードバックである。
■この戦略は実装が容易であり，標準的に持ち合わせている評価の方法である。

戦　略

■主要な質に関するアウトカム評価を探す。
■正確性のために，自分の所属組織のデータを批評する。
■比較グループもしくは組織を同定する。例えば，NDNQI（全米看護質指標データベース）やある領域の病棟など（NDNQI, 2012）。
■ベンチマークするためのその領域のデータの比較を決める（例：ケースミックスなど）。
■自分の所属組織のデータと比較するデータを同じグラフか，同じタイプのグラフに表示する。
■組織データがそのデータを満たしていたり，もしくは下回っているかどうか，差異を見比べる（そして判断する）。
■主要なプロセスやプロセス指標とともに，臨床チームに結果を報告する。
■質改善のインフラに結果を報告する。
■EBP プロトコールの修正や実装に，そのデータを利用する。

■主要な指標に関する四半期ごとの看護データ（棒）のサンプルグラフと，ベンチマーク（線）の関係

病棟の○○に関するアウトカムの患者割合（取り扱い注意）

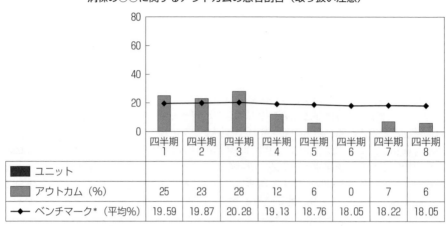

	四半期1	四半期2	四半期3	四半期4	四半期5	四半期6	四半期7	四半期8
■ ユニット								
■ アウトカム（%）	25	23	28	12	6	0	7	6
◆ ベンチマーク*（平均%）	19.59	19.87	20.28	19.13	18.76	18.05	18.22	18.05

＊ベンチマークデータ：アカデミックメディカルセンターのNDNQIの平均

注：この図表は，ある大学病院の罹病率と死亡率を減らし，質と安全を高めるための方法を調査する委員会のスタッフが利用するために作成された。

参考文献

Agency for Healthcare Research and Quality, 2006; CDC, 2012; Challenor, Warwick, & Ekanayaka, 2012; DHHS, 2012a, 2012b; Gift, & Mosel, 1994; Hughes, 2008; Komarov, et al., 1999; Lovaglio, 2012; Michetti, et al., 2012; Miyata, Motomura, Murakami, & Takamoto, 2012; Murphy, 2012; NDNQI, 2006, 2012; Pironi, et al., 2012; Richardson, & Tjoelker, 2012; Robert Wood Johnson Foundation, 2011; Song, et al., 2012; Walters, et al., 2012

資料 8-24：行動計画	
フェーズ	2：知識とコミットメントの構築
対　象	組織システムの支援の構築

定　義

　目的とプロセスの段階，目的達成のための具体的な活動，予定表，責任，終了した業務の追跡調査をする方法等を示した簡潔な記録である。プロジェクト計画の概要でもあり，課題や責任をより細かく活動可能な内容に分解したものである（Harvard Business Essentials, 2004）。

利　点

■前進のための計画や経過を追跡する簡単な方法の一つである。
■スタッフや組織の適格性を改善する。
■臨床家やリーダーの関与を増やす。これにより，最終的にはよりよい計画立案，患者アウトカムにつながる（Erasmus, et al., 2010; Robinson, et al., 2010; Shimizu, & Shimanouchi, 2006）。
■計画の初期の予算計画と資源の取得を容易にする。

戦　略

■計画立案のツールを選ぶ。
■そのチームの目的や課題を書く。
■統括者，チームメンバーの名前を書き留める。
■ゴールや目的を達成するための主要な目標を同定する（例：EBP ステップの分解したステップやプロジェクトの道しるべ）。

■各目標を達成するための活動と行動のステップを同定する。
■各行動のステップのために必要な（もしあれば）資源を決める。
■誰が責任を持つかを決めて，行動計画に名前を書く。責任の所在と必要な作業の分担を明確にするため，グループに行動計画を割り振ることは避ける。
■時間配分表を作っておく。これは作業の進行に合わせて，変更できる。
■この行動計画は，チームミーティングの議題と議事録のために，チームのツールとして使う。

例

目的：この行動計画は○○を促進する計画の特別な要素を概説する。

チーム統括／サブ統括者

病棟名

目　標	目標達成のための行動	必要な物品や資源	責任者	予想完了日	済
					☐
					☐

行動計画での定義

目標：EBP のプロセスにおける対処されるゴールもしくはステップ
行動：目標に達成するためにとられる実用的なステップ
必要な物品や資源：これには機器や専門知識や人員も含まれる。
責任者：一人か複数の，行動を完了させる責任を持つ特定の人物の名前
済：完了したステップを示すチェックボックス

参考文献

Erasmus, et al., 2010; Gifford, Davies, Tourangeau, & Lefebre, 2011; Harvard Business Essentials, 2004; Robinson, et al., 2010; Shimizu, & Shimanouchi, 2006

資料 8 - 25：シニアリーダーへの報告

フェーズ	2：知識とコミットメントの構築
対　象	組織システムの支援の構築

定　義

　シニアリーダーへの報告は，組織内の幹部や意思決定者に提供する完了した EBP 活動の簡単な要約であり，組織の方針，国家主導の政策を制御する基準をもたらす。

利　点

■変革に影響を与える経営幹部の能力を構築する。
■EBP に対する関係性と責任を維持する。
■組織や患者のアウトカムに利益をもたらすリソースの配分につながる。
■シニアリーダーがそのチームを認識し，EBP の価値を強化する機会を提供する。
■シニアリーダーが病棟／臨床現場における EBP への受け入れについて気づく。

戦略

■報告のフォーマットを決める（例：メモ，質向上レポート，E メールなど）。
■記述の長さを決める（短いものほど読みやすい）。
■シニアリーダーを方向付けるよう EBP の目的，背景，報告書の目的を含む。
■組織的な優先順位と関連させて，リーダーの支援があるか認識する。
■チームメンバーの責任や活動についての短い要約を記述する。
■その EBP を支援するのに用いた委員会組織を記述する。

■結果の評価を強調する。
■普及計画や実施された活動について記述する。
■適切な方法で信頼性をともなった次のステップとタイムラインを記述する。
■補足的な情報をつける（例：グラフなど）。

参考文献

Block, Lilienthal, Cullen, & White, 2012; Cullen, & Adams, 2012; Cullen, Titler, et al., 2010; Cullen, & Titler, 2004; Gandhi, Graydon-Baker, Huber, Whittemore, & Gustafson, 2005; Saint, et al., 2010; Sigma Theta Tau International Research and Scholarship Advisory Committee, 2008; Titler, et al., 2001

参考文献

Adams, S. (2009). Use of evidence-based practice in school nursing: Survey of school nurses at a national conference. *Journal of School Nursing,* 25(4), 302-313.

Adams, S., & Barron, S. (2009). Use of evidence-based practice in school nursing: Prevalence, associated variables, and perceived needs. *Worldviews on Evidence-Based Nursing,* 6(1), 16-26.

Agency for Healthcare Research and Quality. (2006). National healthcare disparities repot. Rockville, MD: Agency for Healthcare Research and Quality. Available at: http://www.ahrq.gov/qual/

Agre, P. E. (2005). How to be a leader in your field: A guide for students in professional schools. Retrieved August 22, 2011, from: http://polaris.gseis.ucla.edu/pagre/leader.html

Alanen, S., Välimäki, M., Kaila, M., & ECCE Study Group. (2009). Nurses' experiences of guideline implementation: A focus group study. *Journal of Clinical Nursing,* 18(18), 2613-2621.

Barnes, T. R. E., Paton, C., Hancock, E., Cavanagh, M. R., Taylor, D., Lelliott, P., et al. (2008). Screening for the metabolic syndrome in community psychiatric patients prescribed antipsychotics: A quality improvement programme. *Acta Psychiatrica Scandinavica,* 118(1), 26-33.

Bernstein, E., Topp, D., Shaw, E., Girard, C., Pressman, K., Woolcock, E., et al. (2009). A preliminary report of knowledge translation: Lessons from taking screening and brief intervention techniques from the research setting into regional systems of care. *Academic Emergency Medicine,* 16(11), 1225-1133.

Bhogal, S. K., Murray, M. A., McLeod, K. M., Bergen, A., Bath, B., Menon, A., et al. (2011). Using problem-based case studies to learn about knowledge translation interventions: An inside perspective. *Journal of Continuing Education in Health Professions,* 31(4), 268-275. DOI: 10.1002/chp.20140

Bhogal, S., McGillivray, D., Bourbeau, J., Plotnick, L., Bartlett, S., Benedetti, A., et al. (2011). Focusing the focus group: Impact of the awareness of major factors contributing to non-adherence to acute paediatric asthma guidelines. *Journal of Evaluation in Clinical Practice,* 17(1), 160-167.

Block, J., Lilienthal, M., Cullen, L., & White, A. (2012). Evidence-based thermoregulation for adult trauma patients. *Critical Care Nursing Quarterly,* 35(1), 50-63.

Brewer, B., Brewer, M., & Schultz, A. (2009). A collaborative approach to building the capacity for research and evidence-based practice in community hospitals. *Nursing Clinics of North America,* 44(1), 11-25. DOI: 10.1016/j.cnur.2008.10.003

Brody, A. A., Barnes, K., Ruble, C., & Sakowski, J. (2012). Evidence-based practice councils: Potential path to staff nurse empowerment and leadership growth. *Journal of Nursing Administration,* 42(1), 28-33. DOI: 10.1097/NNA.Ob013e31823c17f5

Bromirski, B. H., Cody, J. L., Coppin, K., Hewson, K., & Richardson, B. (2011). Evidence-based practice day: An innovative educational opportunity. *Western Journal of Nursing Research,* 33(3), 333-344. DOI: 10.1177/0193945910379219

Bullock-Palmer, R. P., Weiss, S., & Hyman, C. (2008). Innovative approaches to increase deep vein thrombosis prophylaxis rate resulting in a decrease in hospital-acquired deep vein thrombosis at a tertiary-care teaching hospital. *Journal of Hospital Medicine,* 3(2), 148-155.

Caldwell, S. D., Roby-Williams, C., Rush, K., & Ricke-Kiely, T. (2009). Influences of context, process and individual differences on nurses' readiness for change to Magnet status. *Journal of Advanced Nursing,* 65(7), 1412-1422. DOI: 10.1111/j.1365-2648.2009.05012.x

Carroll, B. (2006). How to be a leader in your field: A guide for students in professional schools. Retrieved August 22, 2011, from: http://polaris.gseis.ucla.edu/pagre/leader.html

CDC. (2012). What works? Retrieved May 17, 2012 from: http://www2.cdc.gov/vaccines/ed/what works/strategies_list.asp.

Challenor, R., Warwick, Z., & Ekanayaka, R. (2012). Performance against local service quality indicators: Re-setting the indicators. *International Journal of STD and AIDS,* 23(5), 359-361. DOI: 10.1258/ijsa. 2011.011388

Chou, A., Vaughn, T., McCoy, K., & Doebbeling, B. (2011). Implementation of evidence-based practices: Applying a goal commitment framework. *Health Care Management Review,* 36(1), 4-17.

Clark, D. K., & Plaizier, E. (2011). Devastating cerebral air embolism after central line removal. *Journal of Neuroscience Nursing,* 43(4), 193-196; quiz 197-198. DOI: 10.1097/JNN.Ob013e3182212a3a

Colorado State University. (2012). Writing @ CSU-case study: Introduction and definition. Retrieved May 30, 2012, from: http://writing.colostate.edu/guides/research/casestudy/pop2a.cfm

Cullen, L., & Adams, S. (2012). Planning for implementation of evidence-based practice. *Journal of Nursing Administration,* 42(4), 222-230 .

Cullen, L., Dawson, C., & Williams, K. (2010). Evidence-based practice: Strategies for nursing leaders. In D. Huber (Ed.), *Leadership and Nursing Care Management* (4th ed.). Philadelphia, PA: Elsevier.

Cullen, L., Titler, M. G., & Rempel, G. (2010). An Advanced educational program promoting evidence-based practice. *Western Journal of Nursing Research.* DOI: 10.1177/0193945910379218

Cullen, L., & Titler, M. G. (2004). Promoting evidence-based practice: An internship for staff nurses. *Worldviews on Evidence-Based Nursing,* 1(4), 215-223.

Davies, B., Tremblay, D., & Edwards, N. (2010). Sustaining evidence-based practice systems and measuring the impacts. In D. Bick & I. Graham (Eds.), *Evaluating the impact of implementing evidence-based practice* (pp. 166-188). United Kingdom: Wiley-Blackwell Publishing and Sigma Theta Tau International.

Dearholt, S., White, K., Newhouse, R., Pugh, L., & Poe, S. (2008). Educational strategies to develop evidence-based practice mentors. *Journal for Nurses in Staff Development,* 24(2), 53-61.

DeBate, R., McDermott, R., Baldwin, J., Bryant, C., Courtney, A., Hogeboom, D., et al. (2009). Factors associated with tweens' intentions to sustain participation in an innovative community-based physical activity intervention. *American Journal of Health Education,* 40(3), 130-138.

DHHS. (2012a). Hospital compare. Washington, DC: U. S. Department of Health & Human Services. Retrieved May 17, 2012 from: http://www.hospitalcompare.hhs.gov/.

DHHS. (2012b). Potential future measures for hospital value-based purchasing program. Washington, DC: U. S. Department of Health & Human Services. Retrieved May 17, 2012 from: http://www. hospitalcompare.hhs.gov/Data/VBP/value-based-purchasing.aspx

Doumit, G., Gattellari, M., Grimshaw, J., & O'Brien, M. A. (2007). Local opinion leaders: Effects on professional practice and health care outcomes. *Cochrane Database of Systematic Reviews*, 1. Art No. CD000125.DOI: 10.1002/14651858.CD000125.pub3.

Erasmus, V., Kuperus, M., Richardus, J., Vos, M., Oenema, A., & van Beeck, E. (2010). Improving hand hygiene behavior of nurses using action planning: A pilot study in the intensive care unit and surgical ward. *Journal of Hospital Infections*, 76(2), 161-164.

Estabrooks, C., Chong, H., Brigidear, K., & Profetto-McGrath, J. (2005). Profiling Canadian nurses' preferred knowledge sources for clinical practice. *Canadian Journal of Nursing Research*, 37(2), 119-140.

Estabrooks, C., Rutakumwa, W., O'Leary, K., Profetto-McGrath, J., Milner, M., Levers, M., et al. (2005). Sources of practice knowledge among nurses. *Qualitative Health Research*, 15(4), 460-476.

Fhärm, E., Rolandsson, O., & Johansson, E. E. (2010). 'Aiming for the stars-GPs' dilemmas in the prevention of cardiovascular disease in type 2 diabetes patients: Focus group interviews. *Family Practice*, 26(2), 109-114.

Fishbein, A. B., Tellez, I., Lin, H., Sullivan, C., & Groll, M. E. (2011). Glow gel hand washing in the waiting room: A novel approach to improving hand hygiene education. Infection *Control and Hospital Epidemiology*, 32(7), 661-666. DOI: 10.1086/660359

Fourney, A., & Williams, M. (2003). Formative evaluation of an intervention to increase compliance to HIV therapies: The ALP project. *Health Promotion Practice*, 4(2), 165-170.

Gandhi, T. K., Graydon-Baker, E., Huber, C. N., Whittemore, A. D., & Gustafson, M. (2005). Closing the loop: Follow-up and feedback in a patient safety program. *Joint Commission Journal on Quality and Patient-Safety*, 31(11), 614-621.

Gerrish, K., McDonnell, A., Nolan, M., Guillaume, L., Kirshbaum, M., & Tod, A. (2011). The role of advanced practice nurses in knowledge brokering as a means of promoting evidence-based practice among clinical nurses. *Journal of Advanced Nursing*, 67(9), 2004-2014.

Gifford, W., Davies, B., Tourangeau, A., & Lefebre, N. (2011). Developing team leadership to facilitate guideline utilization: Planning and evaluating a 3-month intervention strategy. *Journal of Nursing Management*, 19(1), 121-132. DOI: 10.1111/j.1365·2834.2010.01140.x

Gift, R. G., & Mosel, D. (1994). *Benchmarking in health care*. Chicago, IL: American Hospital Publishing, Inc.

Gilgun, J. (1994). A case for case studies in social work research. *Social Work*, 39(4), 371-380.

Greenhalgh, T., Robert, G., Macfarlane, F., Bate, P., & Kyriakidou, O. (2004). Diffusion of innovations in service organizations: Systematic review and recommendations. *Milbank Quarterly*, 82(4), 581-629.

Halfens, R., van Alphen, A., Hasman, A., & Philipsen, H. (1999). The effect of item observability, clarity and wording on patient/nurse ratings when using the ASA Scale. *Scandinavian Journal of Caring Sciences*, 13(3), 159-164.

Harvard Business Essentials. (2004). *Managing projects large and small*. Boston, MA: Harvard Business School.

Hersh, A. L., Cabana, M. D., Gonzales, R., Shenkin, B. N., & Cho, C. S. (2009). Pediatricians' perspectives on the impact of MRSA in primary care: A qualitative study. *BMC Pediatrics*, 9, 27.

Hughes, R. (2008). Tools and strategies for quality improvement and patient safety. In R. Hughes (Ed.), *Patient safety & quality-an evidence-based handbook for nurses* (pp. 2). Rockville, MD: Agency for Healthcare Research and Quality. Located at: http://www.ahrq.gov/qual/nurseshdbk/

Kelly, J. (2004). Popular opinion leaders and HIV prevention peer education: Resolving discrepant findings, and implications for the development of effective community programmes. *AIDS Care,* 16(2), 139-150.

Kis, E., Szegesdi, I., Dobos, E., Nagy, E., Boda, K., Kemény, L., et al. (2010). Quality assessment of clincal practice guidelines for adaptation in burn injury. *Burns,* 36(5), 606-615.

Komarov, Y. M., Korotkova, A. V., Massoud, M. R. F., McGlynn, E., Meyer, G. S., & Notzon, S. (1999). *Health care quality glossary.* Washington, DC: United States Department of Health and Human Services and the Ministry of Health of the Russian Federation in the Priority Area of Access to Quality Health Care.

Kortteisto, T., Kaila, M., Komulainen, J., Mäntyranta, T., & Rissanen, P. (2010). Healthcare professionals' intentions to use clinical guidelines: A survey using the theory of planned behaviour. *Implementation Science,* 5, 51.

Krueger, R. A., & Casey, M. A. (2000). *Focus groups: A practical guide for applied research.* Thousand Oaks, CA: Sage Publications, Inc.

Laboratory, Security. (2009). Thought leaders: What is a thought leader. Retrieved August 22, 2011, from: http://www.sans.edu/research/security-laboratory/article/sec-thought-leader

LaBresh, K. A. (2006). Quality of acute stroke care improvement framework for the Paul Coverdell National Acute Stroke Registry: Facilitating policy and system change at the hospital level. *American Journal of Preventive Medicine,* 31(6 Suppl 2), S246-S250.

Lemieux-Charles, L., McGuire, W., & Blidner, I. (2002). Building interorganizational knowledge for evidence-based health system change. *Health Care Management Review,* 27(3), 48-59.

Leslie, H., Heard, S., Garde, S., & McNicoll, I. (2009). Engaging clinicians in clinical content: herding cats or piece of cake? *Studies in Health Technology and Informatics,* 150, 125-129.

Li, L., Cao, H., Wu, Z., Wu, S., & Xiao, L. (2007). Diffusion of positive AIDS care messages among service providers in China. *AIDS Educaton & Prevention,* 19(6), 511-518.

Lin, S. H., Murphy, S. L., & Robinson, J. C. (2010). Facilitating evidence-based practice: Process, strategies, and resources. *American Journal of Occupational Therapy,* 64(1), 164-171.

Lovaglio, P. G. (2012). Benchmarking strategies for measuring the quality of healthcare: Problems and prospects. *Scientific World Journal,* 2012, 606154. DOI: 10.1100/2012/606154

Lugtenberg, M., Zegers-van Schaick, J. M., Westert, G. P., & Burgers, J. S. (2009). Why don't physicians adhere to guideline recommendations in practice? An analysis of barriers among Dutch general practitioners. Implementation *Science,* 4, 54.

Majumdar, S., Tsuyuki, RT., & McAlister, F. A. (2007). Impact of opinion leader-endorsed evidence summaries on the quality of prescribing for patients with cardiovascular disease: A randomized controlled trial. *American Heart Journal,* 153(1), 22e21-22e28 .

McCarthy, A. M., Kleiber, C., Hanrahan, K., Zimmerman, M. B., Westhus, N., & Allen, S. (2010a). Factors explaining children's responses to intravenous needle insertions. *Nursing Research,* 19(6), 407-416.

McCarthy, A. M., Kleiber, C., Hanrahan, K., Zimmerman, M. B., Westhus, N., & Allen, S. (2010b). Impact of parent provided distraction on child responses to an IV insertion. *Children's Health Care,* 39(2), 125-141.

McGowan, J., Cusack, C., & Poon, E. (2008). Formative evaluation: A critical component in EHR implementation, *Journal of the American Medical Infomatics Association,* 15(3), 297-301.

Merola, P., & Hopkins, R. C. (2010). How hospitals can successfully implement evidence-based guidelines.

Retrieved May 31, 2012, from: http://publications.milliman.com/publications/healthreform/pdfs/how-hospitals-can-successfully.pdf

Michetti, C. P., Fakhry, S. M., Ferguson, P. L., Cook, A., Moore, F. O., & Gross, R. (2012). Ventilator-associated pneumonia rates at major trauma centers compared with a national benchmark: A multi-institutional study of the AAST. *Journal of Trauma and Acute Care Surgery*, 72(5), 1165-1173. DOI: 10.1097/TA.0b013e31824d10fa

Miyata, H., Motomura, N., Murakami, A., & Takamoto, S. (2012). Effect of benchmarking projects on outcomes of coronary artery bypass graft surgery: Challenges and prospects regarding the quality improvement initiative. *Journal of Thoracic and Cardiovascular Surgery*, 143(6), 1364-1369. DOI: 10.1016/j.jtcvs.2011.07.010

Mold, J. W., & Gregory, M. E. (2003). Best practices research. *Family Medicine*, 35(2), 131-134.

Morrison, R., & Peoples, L. (1999). Using focus group methodology in nursing. *Journal of Continuing Education in Nursing*, 30(2), 62.

Muller, A., McCauley, K., Harrington, P., Jablonski, J., & Strauss, R. (2011). Evidence-based practice implementation strategy: The central role of the clinical nurse specialist. *Nursing Administration Quarterly*, 35(2), 140-151.

Murphy, P. J. (2012). Measuring and recording outcome. *British Journal of Anaesthesia*, 109(1), 92-98. DOI: 10.1093/bja/aes180

NDNQI. (2006). NDNQI quarterly indicator website mock-up. Retrieved May 17, 2012 from: https://www.nursingquality.org/Documents/Public/2006%20Mock%20up.pdf.

NDNQI. (2012). National Database of Nursing Quality Indicators. Retrieved May 15, 2012 from: https://www.nursingquality.org/

O'Brien, M. A., Rogers, S., Jamtvedt , G., Oxman, A. D., Odgaard-Jensen, J., Kristoffersen, D. T., et al. (2007). Educational outreach visits: Effects on professional practice and health care outcomes. *Cochrane Database of Systematic Reviews*, 4. Art. No.: CD000409. DOI: 10.1002/14651858.CD000409.pub2.

Owczarzak, J., & Dickson-Gomez, J. (2011). Provider perspectives on evidence-based HIV prevention interventions: Barriers and facilitators to implementation. *AIDS Patient Care STDS*, 25(3), 171-179. DOI: 10.1089/apc.2010.0322

Paul, S. P., Barratt, F., & Wilkinson, R. (2011). Treating lower respiratory tract ailments in children and infants. *Emergency Nurse*, 19(8), 21-25; quiz 27.

Pironi, L., Goulet, O., Buchman, A., Messing, B., Gabe, S., Candusso, M., et al. (2012). Outcome on home parenteral nutrition for benign intestinal failure: A review of the literature and benchmarking with the European prospective survey of ESPEN. *Clinical Nutrition*, June 1 [Epub ahead of print]. DOI: 10.1016/j.clnu.2012.05.004

Ploeg, J., Skelly, J., Rowan, M., Edwards, N., Davies, B., Grinspun, D., et al. (2010). The role of nursing best practice champions in diffusing practice guidelines: A mixed methods study. *Worldviews on Evidence-Based Nursing*, 7(4), 238-251.

Poulsen, M. N., Vandenhoudt, H., Wyckoff, S. C., Obong'o, C. O., Ochura, J., Njika, G., et al. (2010). Cultural adaptation of a U. S. evidence-based parenting intervention for rural. Western Kenya: From parents matter! To families matter! *AIDS Education and Prevention*, 22(4), 273-285.

Rabin, B. A., Brownson, R. C., Haire-Joshu, D., Kreuter, M. W., & Weaver, N. L. (2008). A glossary for dissemination and implementation research in health. *Journal of Public Health Management and*

Practice, 14(2), 117-123.

Richardson, J., & Tjoelker, R. (2012). Beyond the central line-associated bloodstream infection bundle: The value of the clinical nurse specialist in continuing evidence-based practice changes. *Clinical Nurse Specialist*, 26(4), 205-211. DOI: 10.1097/NUR.0b013e31825aebab

Robert Wood Johnson Foundation. (2011). Glossary of health care quality terms. Retrieved August 22, 2011, from: http://www.rwjf.org/qualityequality/glossary.jsp

Robinson, L., Paull, D., Mazzia, L., Falzetta, L., Hay, J., Neily, J., et al. (2010). The role of the operating room nurse manager in the successful implementation of preoperative briefings and postoperative debriefings in the VHA Medical Team Training Program. *Journal of PeriAnesthesia Nursing*, 25(5), 302-306.

Rogers, E. (2003). *Diffusion of innovations* (5th ed.). New York, NY: The Free Press.

Saint, S., Kowalski, C. P., Banaszak-Holl, J., Forman, J., Damschroder, L., & Krein, S. L. (2010). The importance of leadership in preventing healthcare-associated infection: Results of a multisite qualitative study. *Infection Control and Hospital Epidemiology*, 31(9), 901-907. DOI: 10.1086/655459

Saposnik, G., Goodman, S. G., Leiter, L. A., Yan, R. T., Fitchett, D. H., Bayer, N. H., et al. (2009). Applying the evidence: do patients with stroke, coronary artery disease, or both achieve similar treatment goals? *Stroke*, 40(4), 1417-1424.

Shimizu, Y., & Shimanouchi, S. (2006). Effective components of staff and organizational development for client outcomes by implementation of action plans in home care. *International Medical Journal*, 13(3), 175-183.

Sigma Theta Tau International Research and Scholarship Advisory Committee. (2008). Sigma Theta Tau International Position Statement on Evidence-Based Practice February 2007 Summary. *Worldviews on Evidence-Based Nursing*, 5(2), 57-59.

Sivaram, S., Srikrishnan, A., Latkin, C., Johnson, S., Go, V., Bentley, M., et al. (2004). Development of an opinion leader-led HIV prevention intervention among alcohol users in Chennai, India. *AIDS Education & Prevention*, 16(2), 137-149.

Smolders, M., Laurant, M., van Wamel, A., Grol, R., & Wensing, M. (2008). What determines the management of anxiety disorders and its improvement? *Journal of Evaluation in Clinical Practice*, 14(2), 259-265.

Song, E. H., Shirazian, A., Binns, B., Fleming, Y., Ferreira, L. M., Rohrich, R. J., et al. (2012). Benchmarking academic plastic surgery services in the United States. *Plastic and Reconstructive Surgery*, 129(6), 1407-1418. DOI: 10.1097/PRS.0b013e31824f8f16

Soumerai, S. B., & Avorn, J. (1990). Principles of educational outreach ('academic detailing') to improve clinical decision making. *Journal of the American Medical Association*, 263(4), 549-556.

Stebral, L., & Steelman, V. (2006). Double-gloving for surgical procedures: An evidence-based practice project. *Perioperative Nursing Clinics*, 3(1), 251-260.

Sung, H., Chang, A. B., & Abbey, J. (2008). An implementation programme to improve nursing home staff's knowledge of and adherence to an individualzed music protocol. *Journal of Clinical Nursing*, 17(19), 2573-2579.

Tandon, S. D., Phillips, K., Bordeaux, B. C., Bone, L., Brown, P. B., Cagney, K. A., et al. (2007). A vision for progress in community health partnerships. *Progress in Community Health Partnerships*, 1(1), 11-30.

Taxman, F. S., & Belenko, S. (2011). 8.3.3 Incorporating clinician and other staff input. In F. S. Taxman

& S. Belenko (Eds.), *Implementing evidence-based practices in community corrections and addiction.* New York, NY; Springer Publishing. Available from: http://books.google.com/books?id=JRf7TxYef70 C&pg=PA222&lpg=PA222&dg=definition+ANS+clinician+input&source=bl&ots=WpXEzw_iBw&sig=0a us_7_fEYP_ZHcPd9jjjLvtAws&hl=en&sa=X&ei=4FqUT-.

Thompson, C., McCaughan, D., Cullum, N., Sheldon, T. A., Mulhall, A., & Thompson, D. R. (2001b). The accessibility of research-based knowledge for nurses in United Kingdom acute care settings. *Journal of Advanced Nursing,* 36(1), 11–22.

Thompson, C., McCaughan, D., Cullum, N., Sheldon, T. A., Mulhall, A., & Thompson, D. R. (2001a). Research information in nurses' clinical decision-making: What is useful? *Journal of Advanced Nursing,* 36(376–388).

Titler, M. G. (2008). The evidence for evidence-based practice implementation. In R. Hughes (Ed.), *Patient safety & quality-an evidence-based handbook for nurses.* Rockville, MD: Agency for Healthcare Research and Quality. Available at: http://www.ahrq.gov/qual/nurseshdbk/

Titler, M. G., Kleiber, C., Steelman, V. J., Rakel, B. A., Budreau, G., Everett, L. Q., et al. (2001). The Iowa Model of Evidence-Based Practice to Promote Quality Care. *Critical Care Nursing Clinics of North America,* 13(4), 497–509.

Tuite, P., & George, E. (2010). The role of the clinical nurse specialist in facilitating evidence-based practice within a university setting. *Critical Care Nursing Quarterly,* 33(2), 117–125.

University of Phoenix. (2011). What is thought leadership? Retrieved August 18, 2011 from: http://www.phoenix.edu/uopx-knowledge-network/about-uopx-knowledge-network/what-is-thought-leadership.html

Veniegas, R. C., Kao, U. H., Rosales, R., & Arellanes, M. (2009). HIV prevention technology transfer: Challenges and strategies in the real world. *American Journal of Public Health,* 99(Suppl 1), S124–S130.

Wadhwa, A., Ford-Jones, E., & Lingard, L. (2005). A qualitative study of interphysician telephone consultations: Extending the opinion leader theory. *Journal of Continuing Education in the Health Professions,* 25(2), 98–104.

Wallen, G. R., Mitchell, S. A., Melnyk, B., Fineout-Overholt, E., Miller-Davis, C., Yates, J., et al. (2010). Implementing evidence-based practice: Effectiveness of a structured multifaceted mentorship programme. *Journal of Advanced Nursing,* 66(12), 2761–2771.

Walters, S., Maringe, C., Butler, J., Brierley, J. D., Rachet, B., & Coleman, M. P. (2012). Comparability of stage data in cancer registries in six countries: Lessons from the international cancer benchmarking partnership. *International Journal of Cancer,* May 24 [Epub ahead of print]. DOI: 10.1002/ijc. 27651

フェーズ3

EBP の実装戦略

		行動と採用の促進	

臨床家・組織リーダー・主要な関係者との接触		• 教育的アウトリーチ，アカデミック・ディテーリング* • リマインダーまたは実践プロンプト(指示メッセージ)* • ワークフローまたは意思決定アルゴリズムの提示 • 資源となる教材とクイックリファレンスガイド • スキル能力* • 同僚への評価結果の提示* • インセンティブ(刺激, 誘因)* • 実践変革の試験的実施* • 多職種ディスカッションと問題解決 • エレベータースピーチ* • 臨床研究者によるデータ収集 • 進捗と更新の報告 • チェンジ・エージェント(チェンジ・チャンピオン*, コアグループ*, オピニオンリーダー*, ソートリーダー等) • ロールモデル* • ケア現場・ベッドサイドでの問題解決 • ケア現場での承認の提供*	
組織的サポートの構築		• 主要指標の監査* • 実行可能でタイムリーなデータフィードバック* • 結果についての懲罰的でないディスカッション* • チェックリスト* • 記録* • 診療規定（スタンディング・オーダー)* • 患者リマインダー* • 患者の意思決定補助* • 病棟と組織のリーダーによる巡視* • QI プログラムへの報告* • シニアリーダーへの報告 • 行動計画* • 患者・家族ニーズと組織優先度との結び付け • 病棟オリエンテーション • 個々のパフォーマンス評価	

＊ヘルスケアにおいて少なくともいくつかの実証的エビデンスによって支持されている実装戦略。

フェーズ	3：行動と採用の促進
意図された対象	臨床家，組織のリーダー，主要なステークホルダー

定　　義

　リマインダまたは実践プロンプト（指示メッセージ）は，ケアの判断ポイントで EBP の活用を促進するために臨床家に提供されるその場での合図である。通知は紙媒体や電子的な臨床判断支援グッズなどである。ポケットカードやノート，意思決定のアルゴリズム，ベスト・プラクティス・アラートなどが含まれる。

利　　益

■EBP に取り組んでいる臨床家に，ある実践が通常のワークフローに採用される前に，実践に関する推奨事項に基づく指示を提供できる。
■多忙な臨床家にタイムリーな合図を提供できる。
■新しく複雑な EBP による推奨事項を正しく活用することを促進する。

戦　　略

■どの実践に関する推奨事項のうち，患者のリスクに貢献し，患者のアウトカムを改善しうるものであり，あるいは，スタッフが活用を忘れやすいものかはどれかを特定する。
■紙媒体か電子媒体でリマインダを作成する。
■読みやすいフォーマットでキーメッセージを含む。
■読みやすく解釈しやすいようにすべての電子的な通知に共通するフォーマットを用いる。可能な場合は視覚的な合図を用いる。
■電子的な臨床判断支援グッズのパイロットテストを行いワークフローに組み込む。
■リマインダはその実践が行なわれる場所の近くに置く（例：電子カルテの入力を行なうためのコンピュータの近くや手順を準備するための物品の近く）。
■紙媒体のリマインダは見えやすく臨床家の注意を引くように，掲示場所をさまざまに工夫する。
■リマインダには信頼できる情報を使用する。
■リマインダの場所や使用法の教育を行う。
■意図していない結果（例：治療の遅れ）を評価し修正を計画する。

参考文献

Duff, Walker, & Omari, 2011; Durieux, et al., 2008; Overbeek, et al., 2010; Roberts, et al., 2010; Schedlbauer, et al., 2009; Shojania, et al., 2009; J. Trafton, et al., 2010; J. A. Trafton, et al., 2010

フェーズ	3：行動と採用の促進
意図された対象	臨床家，組織のリーダー，重要なステークホルダー

定　　義

　ベスト・プラクティス・アラートは，ケアの判断ポイントでの，電子的な通知を用いた臨床家への臨床判断支援グッズである。この通知は，臨床家が行う行動を指示する。新しいあるいは異なる実践の必要性を指示する電子的な「ポップアップ」である場合が多い。

利　　益

■実践家のパフォーマンスや質のための実践推奨の活用を改善し，エラーを減らし，組織的なシステムのアウトカム（例：コストや在院日数を減らす）を改善する。
■エラーや漏れを避けるために臨床上の問題に対応するようにケア提供者を方向付ける。

戦　　略

■電子カルテの機能・能力を決定する（把握する）。
■誰が通知を受け取るかを決定する。
■生じる可能性が低くリスクが高いイベント（例：アレルギー反応）を特定することで通知のきっかけ（トリガー）を決定する。
■通知のきっかけとなるイベントの操作的定義を作成する。
■プラクティス・アラートは，臨床家が何度も遭遇することによってインパクトが薄れないように，注意深く用いる必要がある。
■ソフトに停止通知を出すかハードに停止通知を出すかを丁寧に検討する。
■きっかけが正しく機能するかを評価するために通知のパイロットテストを行う（例：通知が正確にイベントを特定し適切に機能するか，また，対象となる臨床家が適切な時期に通知を認識することができるか）。
■臨床チームにきっかけ（トリガー）や，どこで通知を受けるか，通知への対応（例：ソフトなのか，ハードなのか）などについての教育を行う。
■予測しない帰結（例：治療の遅れ）や計画の修正などを評価する。

例

インフルエンザワクチンのベスト・プラクティス・アラート

－ 季節性インフルエンザワクチンのスクリーニング

禁忌事項がなければ，インフルエンザワクチンを希望しますか？

| | はい | いいえ／接種済み／拒否 | | |

参考文献

Durieux, et al., 2008; Schedlbauer, et al., 2009; Shojania, et al., 2009; Strom, et al., 2010

資料 8 - 28：ワークフローと意思決定アルゴリズムの提示

フェーズ	3：行動と採用の促進
意図された対象	臨床家，組織のリーダーや主要なステークホルダー

定　　義

　ワークフローやアルゴリズムは患者データやリスクに関する情報を用いて治療をガイドするための，あるいは特定の臨床状況における患者の状況に合わせた行動や介入をガイドするためのフローチャートである（例：高血糖のマネジメント）。これは臨床上のシナリオと適切な臨床上の行動の関係を示すためのフローチャートを作成する方法である。

利　　益

■複雑で発生頻度は低いもののリスクが高い臨床状況における意思決定を，整理し時系列に沿って要素ごとに分解して示すことができる。
■代替となる治療が可能なときに，臨床実践をガイドし標準化しながら学習ツールを提供できる。
■ケアの現場で容易に使用できる。
■紙面か電子形式で作成できる。

戦　　略

■チームでエビデンスをレビューする。
■治療上の選択肢を特定する。
■介入に対する臨床的な基準を決定する。

■対処すべき最重要な臨床状況を特定する。
■意思決定すべき初期の時点での臨床的基準を図として示す。
■複数の治療から選択肢を特定する。
■フローチャートの流れに沿って生じる意思決定を繰り返し示す。
■異なる行動を示す視覚的な手がかりとしてアルゴリズムのなかで基本的なフローチャートの記号を用いる。
  • 卵形か角丸の長方形で開始・終了する。
  • 矢印は意思決定や情報の進行的な流れを示す。意思決定のポイントはひし形で示す。
  • 段階や行動は長方形で示す。
  • データの保管や送信を行うべきポイントは角がくぼんだ長方形で示す。
■チームとしてのコンセンサスのためにフローチャートをレビューする。
■臨床上の意思決定の学習ツールとして用いる。
■目につきやすいところに配布し掲示する。
■主要な行動を用いて記録システム上にきっかけ（トリガー）を構成する。
■主要な行動を用いて評価のためのプロセス指標を開発する。

例

質問の準備のための階層的モデル（Bikdeli, et al., 2011）

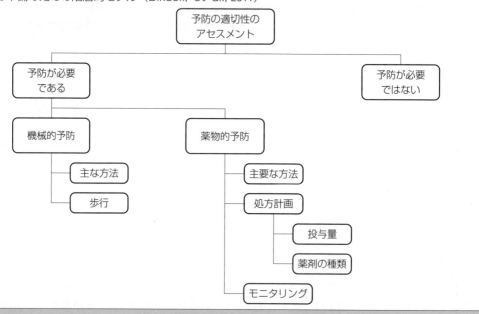

参考文献

Bikdeli, et al., 2011; Branco, et al., 2011; eHow tech, 2012

資料 8 - 29：スキル能力	
フェーズ	3：行動と採用の促進
意図された対象	臨床家，組織のリーダーや主要なステークホルダー
定　義	

　スキル能力は，業務や行動，機能を適切に実行する能力である（Schroeter, 2008）。
　ケアの対象となる個人やコミュニティの利益のために，目標志向の行動を行う知的能力のことを指す。この能力は，時間とエネルギーを浪費しないことや，コミュニケーション，知識，専門職としての判断，臨床推論，態度，価値，日常的な臨床実践の内省などを思慮深く活用することも含む（Fernandez, et al., 2012）。

スキル能力：実践を十分に行うために，知識，教育，行動，専門性を統合すること。

利　益

■現場の状況に合った一貫性のある測定可能な形でスタッフへの期待や求められる能力を示すことができる。

■特定の状況で明示されている必要事項を満たして専門的サービスを提供することでより貢献できるようになる（Fernandez, et al., 2012）。

■安全で質の高い医療サービスを提供するための能力に必要な卓越性が何かが理解できる。

■雇用者・管理者が，スタッフが有する能力を確認でき，スタッフが適切な知識，技術や能力を獲得するサポートができる。このことにより，質が保証され，ミスの可能性が減少し，患者のアウトカムが改善する。

■看護師がEBPを理解し自身の看護実践にEBPを組み込むための知識・態度・技術レベルは，望ましい患者アウトカムを保障する上で決定的なものとなる（Bick, & Graham, 2010）。

戦　略

■EBPによる変化に必須の技術を特定する。

■スタッフへの期待を明確にし，組織のミッションと一致した行動を強化する。

■臨床現場で専門性が開発されるように訓練と能力開発の機会を準備する。

■訓練スキルのための教育的方法を開発する。

■新しい実践について教育的アウトリーチを用い，実践のアップデートのため継続教育を用いる。

■個人に対して，改善が必要な領域を示し実践能力を確認するために，能力の形成的評価と総括的評価を開発する（Alien, et al., 2008）。

■直接監督しなくても実践を安全に効率的に行なう能力を評価する。

■技術の熟達の当事者意識や実践の維持管理の責任感を確立する。

■特定の領域での専門性を有する個人を認定する。

■必須の技術を維持することへのインセンティブ，賞，表彰を与える。

例

文化的能力の構成要素：技術	十　分	不十分	行なって いない
■バイアスや偏見を自己評価している	☐	☐	☐
■文化的な健康に関する伝統の経歴を把握している（文化的信念や行動）	☐	☐	☐
■患者の健康に関する信念などの異文化の健康の経歴を引き出している	☐	☐	☐
■地域で異文化の協働を促進している	☐	☐	☐

参考文献

Alien, et al., 2008; American Nurses Credentialing Center, 2012; Bick, & Graham, 2010; Cadmus, et al., 2008; Fernandez, et al., 2012; Hutchinson, Wilkinson, Kent, & Harrison, 2012; Ilic, 2009; Locock, Dopson, Chambers, & Gabbay, 2001; McMullan, et al., 2003; Meretoja, & Koponen, 2012; Rennie, 2009; Schroeter, 2008; Watson, Stimpson, Topping, & Porock, 2002; Watts, et al., 2008

投稿者：Julie Hoegger, Katie Huether, Colleen Mohr, Thoa Phan

資料 8 – 30：同僚への評価結果の提示	
フェーズ	3：行動と採用の促進
意図された対象	臨床家，組織のリーダーや主要なステークホルダー
定　義	

同僚への結果の提示とは，評価や修正のための情報の伝達である（AHRQ, 2011）。

利　益
■同僚と結果を共有することで学習を促進する。 ■看護師が新しい方針や手順，EBP を活用することを動機付ける（Jamtvedt, Young, Kristoffersen, O'Brien, & Oxman, 2006）。

戦　略
■集めたデータを分析する。 ■採用した EBP に関連する主要な指標で臨床家に報告すべきものを特定する。 ■結果をどのように示すか決定する（例：棒グラフ，統計的プロセス管理図）。 ■データを示す。 ■成功した結果と改善の余地について議論する。 ■望ましいアウトカムを達成することが求められている特定の実践行動について議論する（いくつかの重要な行動に焦点をあてる）。 ■引き続き行うデータ収集と行動可能なフィードバックの行動計画を立てる。 ■目標設定と進捗の定期的な評価の重要性を強調する。 ■評価される人への敬意と尊厳を常に維持する。

例
■好みの痛みのスケールを使う高齢者のための EBP。 　• 10名中 7 名の患者記録の監査において 1 つの痛みのスケールを継続して用いていた。 　• 患者報告式の痛みのアセスメントは一貫して痛みの許容度の評価を含むものだった。 ■このことは，EBP の採用がうまくいっていることを示す。よい成果を継続すべきである。 　• 来週追加のデータ収集が予定されている。

参考文献
AHRQ, 2011; Forsner, et al., 2011; Hysong, 2009; Jamtvedt, et al., 2006

投稿者：Tara Cunnane

資料 8 - 31：インセンティブ	
フェーズ	3：行動と採用の促進
意図された対象	臨床家，組織のリーダーや主要なステークホルダー

定　義
インセンティブは直接的・非直接的なお金，日用品，望ましいものへの支払いであり，行動変容を促すために個人やシステムに与えられたり差し控えられたりするものである（Rogers, 2003）。 　インセンティブは，特定の行動の動機づけとなり，または，複数の選択肢の中からある選択を好む理由となるあらゆる要素（金銭的もしくは非金銭的）である（Flodgren, et al., 2011）。 　患者ケアにおけるパフォーマンスや質のアウトカムに対する経済的報酬やボーナスの支払い。インセンティブはケア提供者に直接与えられることも，所属する組織に与えられることもある（Kane, Johnson, Town, & Butler, 2004）。 　「インセンティブはケア提供者が働いてその下で何らかの仕事をしている組織の結果，あるいは提供している何らかの介入の結果として直面するあらゆる報酬と懲罰である」（World Health Organization, 2000）（p. 61）。

利　益
■イノベーションの採用の割合を増加させ，そのインセンティブがなければ採用しなかったであろう個人を採用に導く（Rogers, 2003）。 ■経済的インセンティブは主な産業において共通の目標の達成に成功しており，臨床家の EBP を増加させるかもしれない。非経済的なインセンティブは表彰や他の賞を含む。

■新しいアイディアの相対的優位性を高め，変化へのバリアを減少させる（Novak, & McIntyre, 2010）。

■タイムリーで適切なインセンティブは情報を増加させスタッフと経営者の認識の違いを減少させることで学習環境を促進する。彼らはスタッフをその EBP の実装の努力に応じて表彰し，組織の目標へのコミットメントを高め EBP の受け入れを増加させる（Walston, & Chou, 2006）。

■インセンティブは個人の EBP の実装を増加させることだけでなく，専門職組織の推奨や保険者による要求，法律を通して，組織全体が EBP の実装を優先するように促すこともできる（Doebbeling, & Flanagan, 2011）。

■「インセンティブは組織がスタッフを引きつけ，保持し，動機付け，満足させ，そのパフォーマンスを改善するために用いることができる重要なてことする手段である」（Global Health Workforce Alliance, 2008）（p. 11）。

■インセンティブは適切に用いられれば，一貫性と精神的努力を促し，仕事のパフォーマンスを劇的に改善させる可能性がある（Condly, Clark, & Stolovitch, 2003）。

戦　略

■効果的で継続的な EBP のために，インセンティブは EBP の実装プロセスの中で早期に計画されなければならない（Edwards, et al., 2007）。

■採用の目標を決定する。新しいアイデアのトライアルなのか採用を継続することなのか（Rogers, 2003）。

■望ましい採用者を決定する。個人なのか組織なのか（Rogers, 2003）。

■個人的もしくは組織的な動機付けを特定する（Novak, & McIntyre, 2010）。

■インセンティブのための予算を特定する。そしてそのインセンティブとしての効果と，予算上求められる費用対効果の両方を確実にする。インセンティブを効果的なものにするために十分な予算を確保すべきである。

■インセンティブの方法を決定する。肯定的なものか否定的なものか（Rogers, 2003）。

■もっとも影響力のあるインセンティブの方法を決定する。経済的なものか非経済的なものか（Novak, & McIntyre, 2010）。

■インセンティブを与える時期を決定する。即時に与えるか後日与えるか（Rogers, 2003）。

■どのようにインセンティブが与えられるかを決定する（例：目標を達成したすべての人，もっとも早く目標達成した人，挑戦した個人や組織等）。

■実装前のコミュニケーション計画を作成する。ケア提供者はプログラム開始前に何を期待されているかを理解する機会をもたなければならない。

■特定の状況で有効なインセンティブを決定するために組織の文化や価値を確立させる（Edwards, et al., 2007）。

■スタッフが自然に生じるインセンティブ（例：患者の増加，不必要な入院の減少，ナーシングホームでの転倒の減少，実践上の協働の増加，高い名声，組織への賞賛の増加，表彰，臨床におけるケア提供者への実践家へのプロセスのパフォーマンスのフィードバック）を認識できるようにする（Edwards, et al., 2007）。

　• インセンティブなどの利益は職務満足度やストレスの認知，現職への在職意向に関係する（Wieck, Dols, & Northam, 2009）。

■プロジェクト全体を通じて成功をモニターし伝達する。

■付加的に「小さな成功」のインセンティブを行う。

■表彰や認証を見えるところに掲示し続け，新しい実践やすでに実装されたプロトコルを売り込む。

■タイムリーな介入と患者アウトカムの関係を測定する追加の評価システムを開発する。

例

　患者に薬剤を提供する前に薬剤管理記録（Medication Administration Record）を精査することのコンプライアンスを改善しようとしている病棟。

　考えられるインセンティブは以下のとおり。

■賞：3 か月の実装期間に，全員が85%以上精査した病棟は iPad の抽選にエントリーできる。

■表彰：3 か月の実装期間に，全員が85%以上精査した病棟は，修了証を受け取り休憩室のポスターに

名前が掲示される。

■経済的賞：3か月の実装期間に，全員が85%以上精査した病棟は次の給与のときに50ドルのボーナスを受け取る。

■その他の選択肢：シール，ピン，小さな記念品，勤務希望の優先。

参考文献

Berthiaume, Tyler, Ng-Osorio, & LaBresh, 2004; Bonetti, et al., 2003; Doebbeling, & Flanagan, 2011; Edwards, et al., 2007; Flodgren, et al., 2011; Global Health Workforce Alliance, 2008; Grol, & Wensing, 2004; Kane, et al., 2004; McGillis Hall, Lalonde, Dales, Peterson, & Cripps, 2011; Novak, & McIntyre, 2010; Spetz, & Given, 2003; Stone, et al., 2010; Tootelian, Royer, & Johnson, 1997; Walston, & Chou, 2006; Westendorf, 2007; Wieck, et al., 2009; World Health Organization, 2000

投稿者：Alicia L. Duyvejonck, Samantha Mikota, Larry Newman, Kylea Ryther, Nathan Scadlock

資料 8 - 32：実践変革の試験的実施	
フェーズ	3：行動と採用の促進
意図された対象	臨床家，組織のリーダーや主要なステークホルダー
定　義	

実践変化の試験的実施は，大規模な実施や事前試行（パイロット）に先立って行われる，臨床家や患者によるインプット〔意見や評価〕を，EBP の採用や，実装の戦略，評価計画に組み込むための小規模で短期間の EBP の試験的実施のこと（もしくは主要な部分）である。これは，限られた基盤のもとで EBP を試験的に行うことである（Rogers, 2003）。

利　益

■EBP が採用されるために必要な要素が特定できる。

■実装のためのツールと戦略の実行可能性についての情報を提供する。

■評価ツールや情報収集ツールにフィードバックを与える。

■評価のための初期のプロセスやアウトカムのデータを与える可能性がある。

例

■時間ごとの巡回は急性期病棟では複雑な段階があり実装が難しい（Tucker, Bieber, Attlesey-Pries, Olson, & Dierkhising, 2012）。あるエスノグラフィ研究では，ある病院の2病棟で時間ごとの巡回を実装するときの問題点について検討している。この研究の結果から，計画，コミュニケーション，実装，評価を丁寧に行うことが看護実践の変化を効果的に実装するためには必要不可欠であることが示唆された（Deitrick, Baker, Paxton, Flores, & Swavely, 2012）。時間ごとのラウンドのような介入を試験的に行う際の留意点は以下のとおりである。1）採用者，特に病棟のスタッフに対するチェンジ・チャンピオン（変革擁護者）になりえる初期採用者を丁寧にアセスメントすること。2）病棟レベルの変革擁護者が変化を支援できるように，変革擁護者の訓練にネットワークのリーダーシップ発達のモデルを活用すること。3）病棟レベルのスタッフがすべての段階（計画の作成や再検討も含め）に関与するようにすること。4）プロジェクトマネジメントや質改善のプロセスをプロジェクトの評価を行うために活用すること。5）その変化を実践することが必須であることの理由となる意味のあるアウトカムを同定すること（Deitrick, et al., 2012）。

参考文献

Ciliska, et al., 2010; Deitrick, et al., 2012; Rogers, 2003; Tucker, et al., 2012

投稿者：Amanda Pitts

資料 8‒33：エレベータースピーチもしくは 3 つの重要事項

フェーズ	3：行動と採用の促進
意図された対象	臨床家，組織のリーダーや主要なステークホルダー（利害関係者）

定　義

エレベータースピーチとは EBP，組織への利益，可能性のある影響をリーダーと共有する短い説明である（エレベーターに乗っている間に説明できる程度の短さ）。

利　益

■短時間で忙しい役員の注意をひきつけることで EBP へのサポートを促進する。
■行動と影響の要点を説明することができる。

戦　略

■事前に準備する。
■1，2 分のプレゼンを用いる。
■自分自身を印象付ける。
■EBP を「売り込む」。
■聴衆を絞る。
■クリアで短く説得力のある「仕掛け（フック）」を用いる。
■利益や期待される影響に焦点をあてる。
■最後に行動を要望する。

例

口内炎委員会の例
■がん患者は口腔粘膜炎をもっとも悩ましい副作用であると報告している。
■私は口腔粘膜委員会のメンバーである。
■委員会の目標は根拠に基づく口腔粘膜炎のアセスメント，予防，治療のプログラムをすべての治療中のがん患者のために実装することである。
■私たちは根拠に基づく口腔のアセスメントと口腔ケアを実施した。寒冷療法を導入した。
■私はこの仕事は，患者が口腔粘膜炎で多くの痛みを抱えているため重要であると考える。
■多職種チーム（看護師，薬剤師，歯科医師，医師，栄養士）は問題となる領域のための介入を開発した。
■粘膜炎の帰結としてはきわめて深刻な感染や病院のコストの増加がある。口腔粘膜炎の早期発見と治療は患者と家族の満足度を高め，患者に対して行うべきことである。
■委員会の活動へのサポートに感謝します。

資料 8‒34：ケア現場での承認

フェーズ	3：行動と採用の促進
意図された対象	臨床家，組織のリーダーや主要なステークホルダー

定　義

　ケア現場での確認とは，日常の患者ケアの中で観察，非公式な監査や実践パターンの報告などを通して成功した EBP を特定することである。また，望ましい実践に向けた行動変容を補強することでもある。

利　益

■将来の新しい実践の活用を増加させる（Mayer, Mooney, et al., 2011）。
■EBP が新しい標準治療としての確立されることを促進する。
■スタッフナースやそのほかの医療従事者が EBP のメリットに気づくようにする。

戦　　略
■根拠に基づき重要な実践行動を特定する。
■実践行動についての観察やデータ収集の方法を作成する。
・ベッドサイドをすべて巡回する
・監査のためのモニタリングツールを開発する
・電子カルテからのレポート
■実践行動を監査する。
・ベッドサイドでの監査
・行動観察
・記録のレビュー
■臨床家がいつ決定的な行動を行っているかを特定する。
■ケア現場や職場において EBP が観察された直後にすぐに非公式にその行動を補強するようにする。
・正しい行動を特定する
・行動がどのようにエビデンスと合っているかを評価する
・肯定的で行動を強化するフィードバックを与える
・臨床家がどのように EBP をうまく組み込んでいたかを学ぶ
■臨床上の上司に肯定的なパフォーマンスは報告する。
■同僚と肯定的な行動は共有する。
・チームメンバーがうまく行動したことのリストを掲示する
・スタッフを賞の抽選に推薦する
・ちょっとしたインセンティブを与える（その週の昼食の優先権やちょっとしたギフト）

例
この 1 週間で EBP を正しく活用したスタッフの写真が載った情報提供のためのポスター

参考文献
Kelly, et al., 2011; Khan, Mehta, Gowda, Sacchi, & Vasavada, 2004: Mayer, 2011 #601; Wigder, Cohan Ballis, Lazar, Urgo, & Dunn, 1999

投稿者：Anne Gentil-Archer

資料 8 - 35：監　査	
フェーズ	3：行動と採用の促進
意図された対象	組織システムのサポートを構築する

定　　義
監査とは主要な指標やアウトカムをモニターすることであり，結果を臨床家であるユーザーに報告し推奨される実践の採用を促進することである（Jamtvedt, et al., 2006）。これは，質・パフォーマンス向上のプロセスのルーティンとなる部分である。

利　　益
■重要なプロセス指標，アウトカム指標，構造指標の監査は患者の臨床アウトカムを改善させうる（Bick, & Graham, 2010; de Vos, Graafmans, Keesman, Westert, & van der Voort, 2007; de Vos, et al., 2010; Lahmann, Halfens, & Dassen, 2010）。
■記録形式とチェックリストは実践を促進するものや監査のツールとなりうる（Arnold, et al., 2011; Berenholtz, et al., 2004）。

戦　　略
■評価のための問い〔監査の対象となるデータ〕を決定する。
■データの要素，場所，計算式（例：在院日数1000日ごとの割合），報告様式（パレート図，統計的プ

ロセス管理図など）などを整理して評価計画を立てる。

■重要なプロセス指標を特定する（例：スタッフの知識，態度，行動）。

■影響力の高い重要なアウトカムを特定する（例：尿道留置カテーテル関連尿路感染の減少）。

■適切で重要な構造指標を特定する（例：製品の使用可能性，病棟の品質管理委員会の存在）。

■電子データの利用可能性とアクセスを決定する（例：電子カルテからの文書）。

■患者データの保護を計画する（例：ID の削除）。

■データ管理を計画する（例：データ入力，クリーニング，分析，報告様式）。

■データの報告やダウンロードの要望を提出し，この仕事が EBP であることを示す。

■電子化されていない必要なデータを収集するための様式を作成する（例：スタッフの知識のアセスメント，記録の監査書式）。

■臨床のエキスパートにより評価してもらう。

■データ収集様式を試す。

■監査をする人をデータ収集の一貫性のために訓練する。

■データを収集する。

■必要に応じてデータをレビューしクリーニングする。

■電子的に分析するためにデータを入力する。

■データの報告とフィードバックのためにグラフを作る。

例

例1：口内炎の記録監査

患者 ID：	クリニック名：

目標は看護師が根拠に基づいた口腔粘膜のアセスメントを行い口腔ケアの介入を記録していたかを評価することである。

	訪問者：
	日付：
看護補助者（NA）／医療補助者（MA）による口腔のスクリーニング記録の有無：	□あり □なし
口腔・咽喉部の変化のある患者：	□いる □いない
看護師による口腔のアセスメントの記録：	□あり □なし □非該当 （変化のある患者がいない場合にチェック）
口腔粘膜炎スコア得点：	点
看護師による口腔ケア教育の記録：	□あり □なし
看護師により記録された口腔ケア介入の教育：	□パンフレットの配布 □ Biotene® の紹介 □ソフト歯ブラシの紹介 □ブラッシング方法の指導 □ラノリン〔動物由来のワックス〕による口唇ケア □塩やソーダでのうがい □その他
(Farrington, Cullen, & Dawson, 2010)	

例2：深部静脈血栓の予防				
リスクアセスメント		予防法		
書面でのリスクアセスメント • 医療記録 • 患者記録	□あり □なし	薬物による予防法の使用 • エノキサパリン（LMWH／低分子へパリン）40mg／1日 • エノキサパリン（LMWH／低分子へパリン）20mg／1日 その他の用量 • LDUH（低用量未分画ヘパリン）5000単位／1日3回 • LDUH（低用量未分画ヘパリン）5000単位／1日2回	□使用 □未使用	
ハイリスクの外科患者 • 膝関節形成術 • 外傷 • 股関節骨折 • VTEを併発したその他の手術および／または悪性腫瘍 • 40歳以上の手術患者 • その他のリスク因子	□該当 □非該当	器具による予防法の使用 • 弾性ストッキング • 間歇的空気圧迫法 • その他の機器（　　　　　　）	□使用 □未使用	
ハイリスクの患者 • 脳梗塞 • VTEの既往 • 悪性腫瘍 • 非代償性心不全 • 急性・慢性の肺疾患 • 急性の炎症性疾患 • 60歳以上 • その他のリスク因子	□該当 □非該当	**禁忌事項** 器具による予防法の禁忌 • 重篤な末梢動脈閉塞性疾患 • 重篤な末梢神経障害 • 重篤な下肢の浮腫 • 重篤な下肢の変形	□該当 □非該当	
その他のリスク因子 • 臥床状態 • 血栓性素因 • エストロゲン療法 • 妊娠中 • 炎症 • VTEの家族歴	□該当 □非該当	薬物による予防法の禁忌 • 出血 • 出血の高いリスク（例：血友病，血小板減少症，消化管出血の既往） • ヘパリンの副作用 • 重篤な肝疾患（INR>1.3） • 抗凝固療法中	□該当 □非該当	
• リスクの低い患者 　上記のリスク因子がない	□該当 □非該当			
Duff, et al., 2011				

参考文献

Arnold, et al., 2011; Berenholtz, et al., 2004; Bick, & Graham, 2010; Chung, et al., 2011; de Vos, et al., 2007; de Vos, et al., 2010; Duff, et al., 2011; Farrington, et al., 2010; Gama, Medina-Mirapeix, & Saturno, 2011; Hysong, 2009; Jamtvedt, et al., 2006; Jennett, & Affeck, 1998; Lahman, et al., 2010; Pinto, et al., 2011.

資料8－36：フィードバック	
フェーズ	3：行動と採用の促進
意図された対象	組織システムのサポートを構築する

定　義

　フィードバックは組織や病棟ごとのデータを臨床家に返すことである（Duff, et al., 2011）。
　臨床パフォーマンス（例：記録のレビューや臨床実践の1対1の観察に基づく）の要約として使われるデータであり，対象となるグループのチームの実践への気づきを促すため（RNAO, 2002），また，どの臨床行動が望ましいアウトカムの達成のために修正の必要があるかを特定するため（Hysong, 2009）に用いられる。

利　益

■行動可能なフィードバックは目標設定を通して臨床家の関与とEBPの採用を改善する（Hysong, 2009）。
■フィードバックの強さと頻度は効果に影響する可能性がある（Boxer, et al., 2009; Jamtvedt, et al., 2006）。
■同僚によるフィードバックはEBPの採用において関心を持って実行すること（engagement）を促進する（Pinto, et al., 2011）。
■実践の変化のための肯定的な環境を作り，看護師に必要なサポートを提供し，うまくいった仕事への報酬を与え，EBPへのコミットや継続を促進する。
■看護師にEBPを行うことを思い出させ，適切に実行しているかを知らせ，EBPを活用する責任を増加させ，行動が患者にとって有益であるという根拠を提供し，他者が実践を同じように採用することを促す（Gifford, 2006）。

戦　略

■改善のためや，定められた基準を満たしあるいは超えるようにするために，プロセス指標とアウトカム指標を特定する。
■プロセス指標とアウトカム指標の目標値を設定する。
■監査の結果を掲示し簡単に解釈できるように表にする（例：グラフ）。
■重要な指標が望ましいパフォーマンスであることを示す根拠やプロセス指標が患者・組織アウトカムへの及ぼす影響を示す根拠を与える。
■高いパフォーマンスの実践は促進し賞賛する。
■改善のための具体的で行動可能な示唆を与える。
■書面や臨床現場での掲示でフィードバックする。
■個々のパフォーマンスの対照集団に対する比較となるデータを提供する（選択的に行う）。
■データのディスカッションやと改善のための機会を促進する。
■定期的にフィードバックを行う（例：頻繁なフィードバックは影響を改善する）。
■重要な指標の対象は再度評価する。

例

　転倒を減らすためのEBPの実装を行なっている看護管理者の例。ある看護管理者は転倒を減らすためのEBP活動を行っている。看護師は介入法を決定するために転倒リスクを評価する責任を担っている。転倒率を減少させるために，特定の看護介入は転倒を減少させる既知の要因に向けられる。この例では，すべての患者の健康状態や行動制限を考慮した上で最大限活動・歩行できるようにすべきであるといえる。どのように人間工学的な補助具の使用を促進したり，患者の歩行をチームで調整したり，患者ケアや病棟のワークフローに患者の歩行を組み込んだり，理学療法部門からサポートを得るかといった議論において，病棟での歩行に関するプロセスデータの表は共有されるべきである。病院の方針で行っているリスクアセスメントや活動上のリスクを有する患者数，理学療法部門への依頼数，補助具の利用頻度などの特定のプロセスデータは定期的に改善のために共有され，ケアプロセスの継続的な質の向上のための機会と認識されている。データを検討することで，スタッフがケアのプロセスを改善するた

めにとることができる行動を特定している（つまり，行動可能なフィードバックを行っている）。目標設定を行う年に一度のパフォーマンスの評価のときにも，患者の歩行を促進する看護介入は考慮されている。

参考文献
Arnold, et al., 2011; Duff, et al., 2011; Gifford, 2006; Hysong, 2009; Pinto, et al., 2011; RNAO, 2002

資料 8 - 37：チェックリスト	
フェーズ	3：行動と採用の促進
意図された対象	組織システムのサポートを構築する

定　　義
チェックリストは注目・確認・記憶されるべき項目のリストである（AHRQ, 2011）。実践や手順を実行するための重要な段階と業務を特定した簡単な様式。

利　　益
■重要な項目が標準化される。 ■実践家にとってのリマインダとなる。

戦　　略
■実践上ばらつきがあり質や安全に影響する優先度の高い手順を特定する。 ■質を改善するための手順の重要な段階についてのエビデンスを評価する。 ■臨床家からフィードバックを得て実践のばらつきにつながる課題を特定する。 ■重要な段階や業務のリストのドラフトをつくる。 ■臨床家に実行可能性，明確さ，使いたくなるかについてリストをレビューしてもらう。 ■手順のための備品が使用可能で容易にアクセスでき，１か所に保管されるようにする（例：手順のカート）。 ■チェックリストを試し有用性を評価する。 ■評価データによる示唆に基づき変更する。

参考文献
Berenholtz, et al., 2004; Bhogal, et al., 2011; Haynes, et al., 2009; McKee, et al., 2008; Winters, et al., 2009; World Health Organizasion, 2008

資料8-38：診療規定（スタンディングオーダー）

フェーズ	3：行動と採用の促進
意図された対象	組織システムのサポートを構築する

定　義

　診療規定（スタンディングオーダー）は，方針や手順，規則やそのほかの管理的な文書に基づいて行われるべきと定められた行動のセットである。診療規定は通常臨床診療ガイドラインを用いている臨床チームによって作成され，ケアの現場での意思決定支援のために電子カルテに組み込まれる。それらは容量やルート，予定，行われるべきモニタリングなどを指示するような言葉を含む。

　「診療規定はある基準（年齢や医学的状況）を満たしているすべての人がワクチン接種されるべきと規定する書面による指示であり，そのため個々の患者に対して医師が個別に指示を行う必要がなくなる」（Centers for Disease Control and Prevention, 2012b）。

利　益

■治療の標準化を増加させ，治療の遅れを減少させる（Retezar, Bessman, Ding, Zeger, & McCarthy, 2011; Traeger, Say, Hastings, & Yost, 2010）。
■通常のサービスや予防サービスを改善する（例：ワクチン接種）（Healy, Rench, & Baker, 2011; Logue, et al., 2011; Sobela, et al., 2011; Zimmerman, Albert, Nowalk, Yonas, & Ahmed, 2011）。

戦　略

■エビデンスによって支持される処方，診断，治療，専門医への照会の選択肢を特定する。
■対象となる患者を特定するのに用いる基準を決定する。
■紙媒体と電子システムどちらを用いるかを決定し，開始の通知のトリガーとなる方法も決定する（例：電子カルテのデータによる臨床家への通知，ナース主導の指示など）。
■エビデンスによって支持される選択肢の許容される容量や頻度の範囲を決定する。
■組織的な規制や特定の懸念事項に対応するため，処方集や組織の方針，関連する文書をレビューする。
■診療規定の選択肢と様式を示すサンプル文書のドラフトを作成する。
■診療規定の選択肢の臨床家によるレビュー。
■診療規定の試験的実施。
■レビューのための評価データを用いて診療規定の使用法を改善する。
■診療規定を紙の記録や電子カルテシステムに統合する（例：医師の処方システムや看護計画など）。
■実践の変化を実装する。

参考文献

Centers for Disease Control and Prevention, 2010, 2012a, 2012b; Healy, et al., 2011; Hinchey, et al., 2008; Logue, et al., 2011; Retezar, et al., 2011; Sobela, et al., 2011; Traeger, et al., 2010; Zimmerman, et al., 2011.

資料 8 – 39：QI（質向上・改善）プログラムへの報告

フェーズ	3：行動と採用の促進
意図された対象	組織システムのサポートを構築する

定　義

　QI プログラムへの報告は，実践の改善に関係する構造，プロセス，アウトカムの文書であり，組織内の質の向上のための基盤となる部門と共有される。それらは通常標準化された組織の QI のモデルの重要な段階に対応する内容やデータの要素を使用している。

　EBP の実践を質の向上プログラムと関連付ける。

利　益

■プロジェクトの影響をステークホルダーや上位のリーダーに効果的に伝える。
■実践家とステークホルダーの EBP の改善へのコミットメントを促進する（Cullen, Dawson, & Williams, 2009; Cullen, Greiner, Greiner, Bombei, & Comried, 2005; Leone, Standoli, & Hirth, 2009; Titler, 2010）。
■QI の基盤となる部門はすでに発展していて資源を有しているため，報告の重複や混乱を避け持続可能性を高める。
■QI を通して報告することで EBP の採用と持続可能性を補助してくれる上位のリーダーシップを促進する（Stetler, Ritchie, Rycroft-Malone, Schultz, & Charns, 2009）。

戦　略

■評価のための重要なプロセスとアウトカムデータを特定する。
■ベースラインデータを収集する。
■EBP による改善の可能性を示すベースラインデータを共有するために組織や部門の QI のテンプレートを用いる。
■EBP のプロジェクトの業務を指定する。
■部門や組織のパフォーマンス改善の部署に QI の報告を提出する。
■EBP のプロセスによって実装された活動を定期的にアップデートして報告する（例：四半期ごと）。
■パイロットの後のデータを報告し，修正，統合，発表（ロールアウト）の計画を立てる。
■実践の変化がどの程度統合されたかを継続的な QI のモニタリングを通して記録するために，重要なプロセスとアウトカム指標を決定する。
■プロジェクトを実践に統合する責任を有する基盤となる部門に報告する。
■定期的に傾向を示すデータを QI の報告として更新する（例：3～6 か月ごと）。
■更新された QI の報告を適切に提出する。

例

例 1：EBP の結果を報告する書式

提出日：		提出者：	

部署：	
プロジェクトのタイトル：	
プロジェクトチームのメンバー：	

問題が特定された日付：		状況：	□終了　　□実施中

医療安全のプロジェクトである：	プロジェクトで用いるデータ・資源：	
□はい □いいえ	□Core data, Unit 電子カルテの監査など □ベンチマーキング □その他のデータ	□患者満足度 □警鐘事象・有害事象 □多職種プロジェクト □根拠に基づく実践（EBP）

改善領域（該当するものすべてにチェック）：

□質（臨床上のアウトカム）　　□コスト　　□人員（スタッフ，認証）
□サービス（効率性，内部のプロセス）　　□発展（新たなサービスやサービスの拡大）

問題の説明・記述（主要な評価項目に関して）：

期待される改善・成果（主要な評価項目に関して）：

介入方法の記述および実行日：

実現した改善点（根拠となるデータを添付する）：

フォローアップの計画（いつまでこの介入はモニターされるか）：

参考文献

Barnsteiner, Reeder, Palma, Preston, & Walton, 2010; Cullen, et al., 2009; Cullen, et al., 2005; Dückers, Wagner, Vos, & Groenewegen, 2011; Gruen, et al., 2008; Leone, et al., 2009; Lindamer, et al., 2009; Nordqvist, Timpka, & Lindqvist, 2009; Stetler, et al., 2009; Titler, 2010; VanDeusen Lukas, et al., 2010.

資料 8 - 40：実践変革とステークホルダー（利害関係者）の優先事項との関連付

フェーズ	3：行動と採用の促進
意図された対象	組織システムのサポートを構築する

定　義

　実践の変化をステークホルダーの優先事項に関連付けることとは，EBP による変化を特定されたステークホルダーの優先事項，リーダーのビジョン，ステークホルダーの主要な関心（組織のミッションや戦略計画）に明示的に関連させることである。

利　益

■実践の変化の採用や統合がプロセスやアウトカムに影響を及ぼすというステークホルダーの価値観に働きかけ，実践の変化を採用し統合することが重要で緊急性の高いことであるとの認識を生み出す。
■ステークホルダーが，変化を組織の将来にとって潜在的な利益であると見なすよう促す。
■ステークホルダーが，擁護者，スポンサー，パートナー，変化の推進者として振る舞う能力を構築する（Ipsos MORI, 2009）。
■ステークホルダーの主要な関心が早期に認識されていれば，変化のプロセスの中で後々生じる可能性がある障害を予防できる。

戦　略

■実践の変化によって期待されるアウトカムに関するリサーチエビデンスをレビューする。
■実践の変化のステークホルダーを特定する。ステークホルダーは管理者や特定のプロセスに任命されている同僚などである。実践の変化を評価し，変化によって影響を受けるであろう人を特定する。
■組織の優先事項を決定する。戦略計画，ミッション，最近の上位のリーダーシップのコミュニケーション（例：ニュースレター，ブログ，通知）などをレビューする。実践の変化が以下のことを強めるかを検討する。
 ・患者満足度
 ・入院期間
 ・市場の占有度
■予測されるアウトカムをステークホルダーや組織の優先事項と合わせる。
■EBP からの期待されるアウトカムを明確にステークホルダーの優先事項に合わせる。
■データを示すためにグラフや図を作成する。実践の変化がどのようにデータに影響を及ぼす可能性があるかを示す。
■実践の変化のコストを検討する。コストは多くのステークホルダーにとって優先事項である。予算に含まれるために主なステークホルダーから必要とされる資源を決定する。
■変化に要するコストがどのように組織の目標を満たすための投資対効果（return on investment: ROI）につながるかを示す。
■ステークホルダーの優先事項に基づいて関連するプロセスとアウトカム指標を決定する。
■それらの重要な指標を測定するための評価計画やツールを開発する。
■すべての情報が集まったら，ステークホルダーへのプレゼンテーションを作成する。このミーティングではオープンなコミュニケーションを促進しなければならない。ステークホルダーが質問し懸念についてコメントする時間を持てることが必須である。十分に情報を得たと感じたステークホルダーは実践の変化を擁護しやすい。この段階は複数の会議を要するかもしれず，ほかのステークホルダーに対する追加の情報が必要かもしれない。ステークホルダーが後で検討できるように簡単な実践の変化の情報（発表内容のポイントを示す）と連絡先を残しておくことが有益である。
■実装へのコミットメントの構築に必要なステークホルダーのサポートについて同僚と話し合う。
■EBP の近況と結果の中間報告を行う。

参考文献

Harvard Business Essentials, 2004; Ipsos MORI, 2009

資料 8 − 41：個々のパフォーマンスの評価

フェーズ	3：行動と採用の促進
意図された対象	組織システムのサポートを構築する

定　　義

　個人のパフォーマンスの評価は，「管理者による従業員の系統的で標準化された評価で，従業員の職務上の貢献の価値，仕事の質，成長の可能性」（Nemeth, 2010）（p. 715）をめざしたものである。これは，臨床領域で優先度の高いEBPを達成するために必要な個人の行動を特定する機会である。

利　　益

■専門性，望ましい態度や行動を発展させ認識する機会を提供する。
■パフォーマンスを改善し，期待される目標についてスタッフによりよく伝えることができる。
■優先度の高いEBPに沿った肯定的な行動や実践を強化する。
■個々の臨床家の目標を臨床上の優先度に組み込むための系統的なアプローチを提供する。

戦　　略

■EBPの要素を各々の職務記述書に含むようにする（例：看護部長，スタッフナースなど）。
■個々の看護師の役割やクリニカルラダーの段階にパフォーマンスの基準に関する記述を含むようにする。
■適切なグループやその役割の代表からのフィードバックに基づいてパフォーマンスの基準をレビューし修正する。
■人事部と一緒にプロセスを調整する。
■優先度の高いEBPに関連した，組織あるいは部門のニーズを特定する（例：マグネットホスピタルの認証に用いられる指標）。
■関連する情報を集めることができるようにパフォーマンスのレビューを行うことを通知する。
■パフォーマンスの議論をするために適切な時期と場所を計画する。
■専門職としての目標を聞き決定する。
■職務上の責任に関連する強みを議論する。
■臨床実践に関連したEBPやQI活動に参加するレベルを決定する。
■質問する。個々のスタッフに関連する質指標に対応するEBPを促進するための行動を2つ特定してもらい，実施してもらう。
■目標を記述するためにSMARTの様式を用いる（具体的な（specific），測定可能な（measurable），行動できる（actionable），現実的な（realistic），締切のある（time bound））。
■期待されるパフォーマンスの目標に関する同意を作成する。
■パフォーマンスを定期的にレビューしフィードバックを提供する。

例

■次の6か月で私は病棟で次の活動を行う〔スタッフに2つの行動を特定してもらっている例〕。
  • 認知症のある高齢者の痛みのアセスメント方法の教育ポスターを作成する
  • 認知症の診断を受けている最初の15人の入院患者の記録から次に示すプロセス指標に関して監査を終了する：痛みのアセスメントの頻度，セルフレポートvs非言語アセスメントの方法，使用された痛みのスケール，痛みの強さの許容度，痛みの質と部位の記録，痛みが「許容できない」時の介入，鎮静のリスクのモニタリング

参考文献

Nemeth, 2010; Stetler, et al., 2009; Titler, Cullen, & Ardery, 2002

参考文献

AHRQ. (2011). TeamSTEPPS 06.1: Glossary. Retrieved August 22, 2011, from: http://www.ahrq.gov/teamsteppstools/instructor/reference/glossary.htm

Alien, P., Lauchner, K., Bridges, R. A., Francis-Johnson, P., McBride, S. G., & Olivarez, A., Jr. (2008). Evaluating continuing competency: A challenge for nursing. *Journal of Continuing Education in Nursing, 39*(2), 81-85.

American Nurses Credentialing Center. (2012). Nursing skills competency program. Retrieved June 23, 2012 from: http://nursecredentialing.org/Accreditation/NursingSkillsCompetencyProgram.aspx

Arnold, D. M., Lauzier, F., Whittingham, H., Zhou, Q., Crowther, M. A., McDonald, E., et al. (2011). A multifaceted strategy to reduce inappropriate use of frozen plasma transfusions in the intensive care unit. *Journal of Critical Care,* Epub ahead of print.

Barnsteiner, J. H., Reeder, V. C., Palma, W. H., Preston, A. M., & Walton, M. K. (2010). Promoting evidence-based practice and translational research. *Nursing Administrative Quarterly, 34*(3), 217-225.

Berenholtz, S. M., Pronovost, P. J., Lipsett, P. A., Hobson, D., Earsing, K., Farley, J. E., et al. (2004). Eliminating catheter-related bloodstream infections in the intensive care unit. *Critical Care Medicine, 32*(10), 2014-2020.

Berthiaume, J. T., Tyler, P. A., Ng-Osorio, J., & LaBresh, K. A. (2004). Aligning financial incentives with "Get With The Guidelines" to improve cardiovascular care. *American Journal of Managed Care, 10*(7 Pt 2), 501-504. DOI: 2620 [pii]

Bhogal, S., McGillivray, D., Bourbeau, J., Plotnick, L., Bartlett, S., Benedetti, A., et al. (2011). Focusing the focus group: Impact of the awareness of major factors contributing to non-adherence to acute paediatric asthma guidelines. *Journal of Evaluation in Clinical Practice, 17*(1), 160-167.

Bick, D., & Graham, I. (2010). *Evaluating the impact of implementing evidence-based practice.* United Kingdom: Wiley-Blackwell Publishing and Sigma Theta Tau International.

Bikdeli, B., Sharif-Kashani, B., Raeissi, S., Ehteshami-Afshar, S., Behzadnia, N., & Masjedi, M. R. (2011). Chest physicians' knowledge of appropriate thromboprophylaxis: Insights from the PROMOTE study. *Blood Coagulation & Fibrinolysis, 22*(8), 667-672. DOI: 10.1097/MBC.0b013e32834ad76d

Bonetti, D., Johnston, M., Pitts, N. B., Deery, C., Ricketts, I., Bahrami, M., et al. (2003). Can psychological models bridge the gap between clinical guidelines and clinicians' behaviour? A randomised controlled trial of an intervention to influence dentists' intention to implement evidence-based practice. *British Dental Journal, 195*(7), 403-407; discussion 387. DOI: 10.1038/sj.bdj.4810565

Boxer, M., Forstner, D., Kneebone, A., Delaney, G., Koh, E. S., Fuller, M., et al. (2009). Impact of a real-time peer review audit on patient management in a radiation oncology department. *Journal of Medical Imaging Radiation Oncology, 53*(4), 405-411.

Branco, R. G., Xavier, L., Garcia, P. C., Piva, J. P., Fiori, H. H., Baldisserotto, M., et al. (2011). Prospective operationalization and feasibility of a glycemic control protocol in critically ill children. *Pediatric Critical Care Medicine, 12*(3), 265-270. DOI: 10.1097/PCC.0b013e3181f52847

Cadmus, E., Van Wynen, E. A., Chamberlain, B., Steingall, P., Kilgallen, M. E., Holly, C., et al. (2008). Nurses' skill level and access to evidence-based practice. *Journal of Nursing Administration, 38*(11), 494-503.

Centers for Disease Control and Prevention. (2010). Inerim results: State-specific seasonal influenza vaccination coverage-United States, August 2009-January 2010. *MMWR Morbidity and Mortality Weekly Report, 59*(16), 1-36.

Centers for Disease Control and Prevention. (2012a). Standing order. Accessed June 2, 2012. Retrieved from: http://www2.cdc.gov/vaccines/ed/whatworks/pdfs/standing_order.pdf

Centers for Disease Control and Prevention. (2012b). Strategies list. Accessed June 2, 2012. Retrieved from: http://www2.cdc.gov/vaccines/ed/whatworks/strateaies_list.asp

Chung, S. K., Ahn, M. J., Yoo, J. Y., Choi, M., Hyang, N., Woo, S. R., et al. (2011). Implementation of best practice for chemotherapy-induced nausea and vomiting in an acute care setting. *International Journal of Evidence-Based Healthcare*, 9(1), 32-38.

Ciliska, D., DiCenso, A., Melnyk, B., Fineout-Overholt, E., Stetler, C., Cullen, L., et al. (2010). Models to guide implementation of evidence-based practice. In B. Melnyk & E. Fineout-Overholt (Eds.), *Evidence-based practice in nursing & healthcare: A guide to best practice* (2nd ed., pp. 241-275). Philadelphia, PA: Lippincott, Williams & Wilkins.

Condly, S. J., Clark, R. E., & Stolovitch, H. D. (2003). The effects of incentives on workplace performance: A meta-analytic review of research studies. *Performance Improvement Quarterly*, 16(3), 46-63.

Cullen, L., Dawson, C., & Williams, K. (2009). Evidence-based practice: Strategies for nursing leaders. In D. Huber (Ed.), *Leadership and Nursing Care Management* (4th ed.). Philadelphia, PA: Elsevier.

Cullen, L., Greiner, J., Greiner, J., Bombei, C., & Comried, L. (2005). Excellence in evidence-based practice: An organizational and MICU exemplar. *Critical Care Nursing Clinics of North America*, 17(2), 127-142.

de Vos, M., Graafmans, W., Keesman, E., Westert, G., & van der Voort, P. H. (2007). Quality measurement at intensive care units: Which indicators should we use? *Journal of Critical Care*, 22(4), 267-274.

de Vos, M. L., van der Veer, S. N., Graafmans, W. C., de Keizer, N. F., Jager, K. J., Westert, G. P., et al. (2010). Implementing quality indicators in intensive care units: Exploring barriers to and facilitators of behaviour change. *Implementation Science*, 5, 52.

Deitrick, L. M., Baker, K., Paxton, H., Flores, M., & Swavely, D. (2012). Hourly rounding: Challenges with implementation of an evidence-based process. *Journal of Nursing Care Quality*, 27(1), 13-19. DOI: 10.1097/NCQ.0b013e318227d7dd

Doebbeling, B. N., & Flanagan, M. E. (2011). Emerging perspectives on transforming the healthcare systet: Redesign strategies and a call for needed research. *Medical Care*, 49 Suppl, S59-64. DOI: 10.1097/MLR.0b013e31821b57eb

Dückers, M. L., Wagner, C., Vos, L., & Groenewegen, P. P. (2011). Understanding organisational development, sustainability, and diffusion of innovations within hospitals participating in a multilevel quality collaborative. *Implementation Science*, 6, 18.

Duff, J., Walker, K., & Omari, A. (2011). Translating venous thromboembolism (VTE) prevention evidence into practice: A multidisciplinary evidence implementation project. *Worldviews on Evidence-Based Nursing*, 8(1), 30-39.

Durieux, P., Trinquart, L., Colombet, I., Niès, J., Walton, R. T., Rajeswaran, A., et al. (2008). Computerized advice on drug dosage to improve prescribing practice. *Cochrane Database of Systematic Reviews 2008*, Issue 3, Art. No.: CD002894. DOI: 002810.001002/14651858.CD14002894.pub14651852.

Edwards, J. C., Feldman, P. H., Sangl, J., Polakoff, D., Stern, G., & Casey, D. (2007). Sustainability of partnership projects: A conceptual framework and checklist. *Joint Commission Journal on Quality and Patient Safety*, 33(12 Suppl), 37-47.

eHow tech. (2012). Symbols used in a flowchart. Retrieved June 22, 2012 from: http://www.ehow.

com/about_5081911_symbols-used-flowchart.html

Farrington, M., Cullen, L., & Dawson, C. (2010). Assessment or oral mucositis in adult and pediatric oncology patients: An evidence-based approach. *ORL-Head and Neck Nursing,* 28(3), 8-15.

Farrington, M., Lang, S., Cullen, L., & Stewart, S. (2009). Nasogastric tube placement in pediatric and neonatal patients. *Pediatric Nursing,* 3(1), 17-25.

Fernandez, N., Dory, V., Ste-Marie, L. G., Chaput, M., Charlin, B., & Boucher, A. (2012). Varying conceptions of competence: An analysis of how health sciences educators define competence. *Medical Education,* 46(4), 357-365. DOI: 10.1111/j.1365-2923.2011.04183.x

Flodgren, G., Eccles, M. P., Shepperd, S., Scott, A., Parmelli, E., & Beyer, F. R. (2011). An overview of reviews evaluating the effectiveness of financial incentives in changing healthcare professional behaviours and patient outcomes. *Cochrane Database of Systematic Reviews* (7), CD009255. DOI: 10.1002/14651858.CD009255

Forsner, T., Wistedt, A., Brommels, M., Jansky, I., de Leon, A., & Forsell, Y. (2011). Supported local implementation of clinical guidelines in psychiatry: A two-year follow-up. *Implementation Science,* 5, 4.

Gama, Z. A., Medina-Mirapeix, F., & Saturno, P. J. (2011). Ensuring evidence-based practices for falls prevention in a nursing home setting. *Journal of the American Medical Directors Association,* 12(6), 398-402.

Gifford, W. (2006). Nursing research: Leadership strategies to influence the use of clinical practice guidelines. *Canadian Journal of Nursing Leadership,* 19(4), 72-88.

Global Health Workforce Alliance. (2008). Guidelines: Incentives for health professionals. Retrieved April 26, 2012 from: http://www.who.int/workforcealliance/documents/Incentives_Guidelines%20EN.pdf.

Grol, R., & Wensing, M. (2004). What drives change? Barriers to and incentives for achieving evidence-based practice. *Medical Journal of Australia,* 180(6 Suppl), S57-60. DOI: grol0753_fm [pii]

Gruen, R. L., Elliott, J. H., Nolan, M. L., Lawton, P. D., Parkhill, A., McLaren, C. J., et al. (2008). Sustainability science: An integrated approach for health-programme planning. *Lancet,* 372(9649), 1579-1589.

Harvard Business Essentials. (2004). *Managing projects large and small.* Boston, MA: Harvard Business School.

Haynes, A. B., Weiser, T. G., Berry, W. R., Lipsitz, S. R., Breizat, A. H., Dellinger, E. P., et al. (2009). A surgical safety checklist to reduce morbidity and mortality in a global population. *New England Journal of Medicine,* 360(5), 491-499.

Healy, C. M., Rench, M. A., & Baker, C. J. (2011). Implementation of cocooning against pertussis in a high-risk population. *Clinical Infectious Diseases,* 52(2), 157-162.

Hinchey, J., Shephard, T., Tonn, S., Ruthazer, R., Selker, H., & Kent, D. (2008). Benchmarks and determinants of adherence to stroke performance measures. *Stroke,* 39(5), 1619-1620.

Hutchinson, A. M., Wilkinson, J. E., Kent, B., & Harrison, M. B. (2012). Using the Promoting Action on Research Implementation in Health Services framework to guide research use in the practice setting. *Worldviews on Evidence-Based Nursing,* 9(1), 59-61. DOI: 10.1111/j.1741-6787.2011.00238.x

Hysong, S. J. (2009). Meta-analysis: Audit and feedback features impact effectiveness on care quality. *Medical Care,* 47(3), 356-363.

Ilic, D. (2009). Assessing competency in evidence-based practice: Strengths and limitations of current tools in practice. *BMC Medical Education,* 9(Aug 6), 53.

Ipsos MORI. (2009). Understanding your stakeholders: A best practice guide for the public sector. London: Ipsos MORI. Retrieved June 2, 2012 from: http://www.ipsos.com/public-affairs/sites/www.ipsos.com.public-affairs/files/documents/understanding-stakeholders.pdf

Jamtvedt, G., Young, J. M., Kristoffersen, D. T., O'Brien, M. A., & Oxman, A. D. (2006). Audit and feedback: Effects on professional practice and health care outcomes. *The Cochrane Database of Systematic Reviews,* 2, Art. No.: CD000259. pub000252. DOI: 000210. 001002/14651858. CD14000259. pub14651852.

Jennett, P., & Affleck, L. (1998). Chart audit and chart stimulated recall as methods of needs assessment in continuing professional health education. *Journal of Continuing Education in Health Professions,* 18(3), 163-171.

Kane, R. L., Johnson, P. E., Town, R. J., & Butler, M. (2004). Economic incentives for preventive care. Summary, Evidence Report/Technology Assessment No. 101. (Prepared by the University of Minnesota Evidence-based Practice Center under Contract No. 290-02-0009). AHRQ Publication No. 04-E024-2. Rockville, MD: Agency for Healthcare Research and Quality. Available at: http://archive.ahrq.gov/downloads/pub/evidence/pdf/ecinc/ecinc.pdf

Kelly, K. P., Guzzetta, C. E., Mueller-Burke, D., Nelson, K., Duval, J., Hinds, P. S., et al. (2011). Advancing evidence-based nursing practice in a children's hospital using competitive awards. *Western Journal of Nursing Research,* 33(3), 306-332. DOI: 10.1177/0193945910379586

Khan, I. A., Mehta, N. J., Gowda, R. M., Sacchi, T. J., & Vasavada, B. C. (2004). Reinforcement as a means for quality improvement in management of coronary syndromes: Adherence to evidence-based medicine. *International Journal of Cardiology,* 95(2-3), 281-283. DOI: 10.1016/j.ijcard.2003.04.043

Komarov, Y. M., Korotkova, A. V., Massoud, M. R. F., McGlynn, E., Meyer, G. S., & Notzon, S. (1999). *Health care quality glossary.* Washington, DC: United States Department of Health and Human Services and the Ministry of Health of the Russian Federation in the Priority Area of Access to Quality Health Care.

Lahmann, N., Halfens, R., & Dassen, T. (2010). Impact of prevention structures and processes on pressure ulcer prevalence in nursing homes and acute-care hospitals. *Journal of Evaluation in Clinical Practice,* 16(1), 50-56.

Leone, A. F., Standoli, F., & Hirth, V. (2009). Implementing a pain management program in a long-term care facility using a quality improvement approach. *Journal of the American Medical Directors Association,* 10(1), 67-73.

Lindamer, L. A., Lebowitz, B., Hough, R. L., Garcia, P., Aguirre, A., Halpain, M. C., et al. (2009). Establishing an implementation network: Lessons learned from community-based participatory research. *Implementation Science,* 4, 17.

Locock, L., Dopson, S., Chambers, D., & Gabbay, J. (2001). Understanding the role of opinion leaders in improving clinical effectiveness. *Social Science & Medicine,* 53(6), 745-757. DOI: S0277953600003877 [pii]

Logue, E., Dudley, P., Imhoff, T., Smucker, W., Stapin, J., DiSabato, J., et al. (2011). An opt-out influenza vaccination policy improves immunization rates in primary care. *Journal of Health Care for the Poor and Underserved,* 22(1), 232-242.

McGillis Hall, L., Lalonde, M., Dales, L., Peterson, J., & Cripps, L. (2011). Strategies for retaining midcareer nurses. *Journal of Nursing Administration,* 41(12), 531-537. DOI: 10.1097/NNA.0b013e3182 378d6c

McKee, C., Berkowitz, I., Cosgrove, S. E., Bradley, K., Beers, C., Perl, T. M., et al. (2008). Reduction of catheter-associated bloodstream infections in pediatric patients: Experimentation and reality. *Pediatric Critical Care Medicine, 9*(1), 40–46.

McMullan, M., Endacott, R., Gray, M. A., Jasper, M., Miller, C. M., Scholes, J., et al. (2003). Portfolios and assessment of competence: A review of the literature. *Journal of Advanced Nursing, 41*(3), 283–294. DOI: 2528 [pii]

Meretoja, R., & Koponen, L. (2012). A systematic model to compare nurses' optimal and actual competencies in the clinical setting. *Journal of Advanced Nursing, 68*(2), 414–422. DOI: 10.1111/j.1365-2648.2011.05754.x

Nemeth, L. (2010). Performance appraisal. In D. Huber (Ed.), *Leadership and nursing care management* (4th ed., pp. 715–740). Philadelphia, PA: Elsevier.

Nordqvist, C., Timpka, T., & Lindqvist, K. (2009). What promotes sustainability in Safe Community programmes? *BMC Health Services Research, 9*, 4.

Novak, I., & McIntyre, S. (2010). The effect of education with workplace supports on practitioners' evidence-based practice knowledge and implementation behaviours. *Australian Occupational Therapy Journal, 57*(6), 386–393. DOI: 10.1111/j.1440-1630.2010.00861.x

Overbeek, L. I., Hermens, R. P., van Krieken, J. H., Adang, E. M., Casparie, M., Nagengast, F. M., et al. (2010). Electronic reminders for pathologists promote recognition of patients at risk for Lynch syndrome: Cluster-randomised controlled trial. *Virchows Archiv, 456*(6), 653–659.

Pinto, A., Burnett, S., Benn, J., Brett, S., Parand, A., Iskander, S., et al. (2011). Improving reliability of clinical care practices for ventilated patients in the context of a patient safety improvement initiative. *Journal of Evaluation in Clinical Practice, 17*(1), 180–187.

Rennie, I. (2009). Exploring approaches to clinical skills development in nursing education. *Nursing Times, 105*(3), 20–22.

Retezar, R., Bessman, E., Ding, R., Zeger, S. L., & McCarthy, M. L. (2011). The effect of triage diagnostic standing orders on emergency department treatment time. *Annals of Emergency Medicine, 57*(2), 89–99.

RNAO. (2002). *Toolkit: Implementation of clinical practice guidelines.* Ontario, Canada: Registered Nurses Association of Ontario.

Robert Wood Johnson Foundation. (2011). Glossary of health care quality terms. Retrieved August 22, 2011, from: http://www.rwjf.org/qualityequality/glossary.jsp

Roberts, G. W., Farmer, C. J., Cheney, P. C., Govis, S. M., Belcher, T. W., Walsh, S. A., et al. (2010). Clinical decision support implemented with academic detailing improves prescribing of key renally cleared drugs in the hospital setting. *Journal of the American Informatics Association, 17*(3), 308–312.

Rogers, E. (2003). *Diffusion of innovations* (5th ed.). New York, NY: The Free Press.

Schedlbauer, A., Prasad, V., Mulvaney, C., Phansalkar, S., Stanton, W., Bates, D. W., et al. (2009). What evidence supports the use of computerized alerts and prompts to improve clinicians' prescribing behavior? *Journal of the American Medical Informatics Association, 16*(4), 531–538.

Schroeter, K. (2008). Competence literature review. Retrieved June 5, 2012 from: http://www.cc-institute.org/docs/default-document-library/2011/10/19/competence_lit_review.pdf?Status=Master.

Shojania, K. G., Jennings, A., Mayhew, A., Ramsay, C. R., Eccles, M. P., & Grimshaw, J. (2009). The effects of on-screen, point of care computer reminders on processes and outcomes of care. *Cochrane Database of Systematic Reviews, 3.* Art. No.: CD001096. DOI: 10.1002/14651858.CD001096.pub2.

Sobela, H. L., Mantaring 3rd, J. B., Cuevasc, F., Ducusind, J. V., Thorleye, M., Hennesseye, K. A., et al. (2011). Implementing a national policy for hepatitis B birth dose vaccination in Philippines: Lessons for improved delivery. *Vaccine*, 29(5), 941-945.

Spetz, J., & Given, R. (2003). The future of the nurse shortage: Will wage increases close the gap? *Health Afffairs*, 22(6), 199-206.

Stetler, C. B., Ritchie, J. A., Rycroft-Malone, J., Schultz, A. A., & Charns, M. P. (2009). Institutionalizing evidence-based practice: An organizational case study using a model of strategic change. *Implementation Science*, 4, 78. DOI: 10.1186/1748-5908-4-78

Stone, P. W., Glied, S. A., McNair, P. D., Matthes, N., Cohen, B., Landers, T. F., et al. (2010). CMS changes in reimbursement for HAIs: Setting a research agenda. *Medical Care*, 48(5), 433-439. DOI: 10. 1097/MLR.0b013e3181d5fb3f

Strom, B. L., Schinnar, R., Aberra, F., Bilker, W., Hennessy, S., Leonard, C. E., et al. (2010). Unintended effects of a computerized physician order entry nearly hard-stop alert to prevent a drug interaction: A randomized controlled trial. *Archives of Internal Medicine*, 170(17), 1578-1583.

Titler, M. (2010). Translation science and context. *Research and Theory for Nursing Practice: An International Journal*, 24(1), 35-55.

Titler, M. G., Cullen, L., & Ardery, G. (2002). Evidence-based practice: An administrative perspective. *Reflections of Nursing Leadership*, 28(2), 26-27, 46.

Tootelian, D. H., Royer, J., & Johnson, R. C. (1997). Providing incentives to control health care costs and remain competitive in the marketplace: A pilot study. *Health Marketing Quarterly*, 15(2), 87-99.

Traeger, M. S., Say, K. R., Hastings, V., & Yost, D. A. (2010). Achievement of healthy people 2010 objective for adult pneumococcal vaccination in the American Indian community. *Public Health Reports*, 125(3), 448-456.

Trafton, J., Martins, S., Michel, M., Lewis, E., Wang, D., Combs, A., et al. (2010). Evaluation of the acceptability and usability of a decision support system to encourage safe and effective use of opioid therapy for chronic, noncancer pain by primary care providers. *Pain Medicine*, 11(4), 575-585.

Trafton, J. A., Martins, S. B., Michel, M. C., Wang, D., Tu, S. W., Clark, D. J., et al. (2010). Designing an automated clinical decision support system to match clinical practice guidelines for opioid therapy for chronic pain. *Implementation Science*, 5, 26.

Tucker, S. J., Bieber, P. L., Attlesey-Pries, J. M., Olson, M. E., & Dierkhising, R. A. (2012). Outcomes and challenges in implementing hourly rounds to reduce falls in orthopedic units. *Worldviews on Evidence-based Nursing*, 9(1), 18-29. DOI: 10.1111/j.1741-6787.2011.00227.x

VanDeusen Lukas, C., Engle, R. L., Holmes, S. K., Parker, V. A., Petzel, R. A., Nealon Seiberg, M., et al. (2010). Strengthening organizations to implement evidence-based clinical practices. *Health Care Management Review*, 35(3), 235-245.

Walston, S. L., & Chou, A. F. (2006). Healthcare restructuring and hierarchical alignment: Why do staff and managers perceive change outcomes differently? *Medical Care*, 44(9), 879-889. DOI: 10.1097/01. mlr.0000220692.39762.bf

Watson, R., Stimpson, A., Topping, A., & Porock, D. (2002). Clinical competence assessment in nursing: A systematic review of the literature. *Journal of Advanced Nursing*, 39(5), 421-431. DOI: 2307 [pii]

Watts, R. J., Cuellar, N. G., & O'Sullivan, A. L. (2008). Developing a blueprint for cultural competence education at Penn. *Journal of Professional Nursing*, 24(3), 136-142. DOI: 10.1016/j.profnurs.2008.01.

002

Westendorf, J. J. (2007). The nursing shortage: Recruitment and retention of current and future nurses. *Plastic Surgical Nursing, 27*(2), 93-97. DOI: 10.1097/01.PSN.0000278239.10835.1c

Wieck, K. L., Dols, J., & Northam, S. (2009). What nurses want: The nurse incentives project. *Nursing Economics, 27*(3), 169-177, 201.

Wigder, H. N., Cohan Ballis, S. F., Lazar, L., Urgo, R., & Dunn, B. H. (1999). Successful implementation of a guideline by peer comparisons, education, and positive physician feedback. *Journal of Emergency Medicine, 17*(5), 807-810. DOI: S0736467999000876 [pii]

Winters, B. D., Gurses, A. P., Lehmann, H., Sexton, J. B., Rampersad, C. J., & Pronovost, P. J. (2009). Clinical review: checklists-translating evidence into practice. *Critical Care, 13*(6), 210.

World Health Organization. (2000). The world report 2000-health systems: Improving performance (pp. 61). Geneva: WHO.

World Health Organization. (2008). Implementation manual surgical safety checklist (first edition). Geneva: World Health Organization. Retrieved June 5, 2012 from: http://www.who.int/patientsa fety/safesurgery/tools_resources/SSSL_Manual_finalJun08.pdf

Zimmerman, R. K., Albert, S. M., Nowalk, M. P., Yonas, M. A., & Ahmed, F. (2011). Use of standing orders for adult influenza vaccination: A national survey of primary care physicians. *American Journal of Preventive Medicine, 40*(2), 144-148.

フェーズ 4

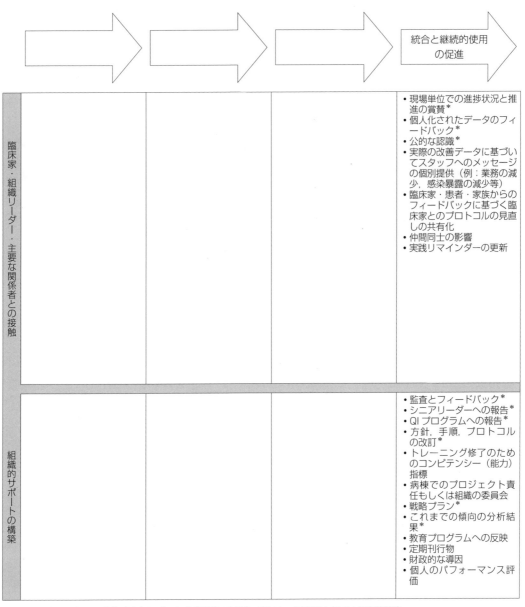

EBP の実装戦略

統合と継続的使用
の促進

臨床家・組織リーダー・主要な関係者との接触

- 現場単位での進捗状況と推進の賞賛*
- 個人化されたデータのフィードバック*
- 公的な認識*
- 実際の改善データに基づいてスタッフへのメッセージの個別提供（例：業務の減少，感染暴露の減少等）
- 臨床家・患者・家族からのフィードバックに基づく臨床家とのプロトコルの見直しの共有化
- 仲間同士の影響
- 実践リマインダーの更新

組織的サポートの構築

- 監査とフィードバック*
- シニアリーダーへの報告*
- QI プログラムへの報告*
- 方針，手順，プロトコルの改訂*
- トレーニング修了のためのコンピテンシー（能力）指標
- 病棟でのプロジェクト責任もしくは組織の委員会
- 戦略プラン*
- これまでの傾向の分析結果*
- 教育プログラムへの反映
- 定期刊行物
- 財政的な導因
- 個人のパフォーマンス評価

＊ヘルスケアにおいて少なくともいくつかの実証的エビデンスによって支持されている実装戦略。

資料 8 - 42：個別化されたデータのフィードバック

フェーズ	4：統合と継続的使用の促進
意図された対象	臨床家，組織内リーダー及び主要なステークホルダー

定　　義

　個別化したデータフィードバックとは，その個人が当該の結果に直接影響を与えたことを示すために，適切に選ばれた人々やチームへ集積された個人のパフォーマンスに関するデータ群を伝えることである (Bradley, et al., 2004)。

利　　益

■データのフィードバックは臨床実践の改善の基盤となるものである (Bradley, et al., 2004; Lin, et al., 2011)。
■個別化したフィードバックは臨床家のパフォーマンスにポジティブな影響をもたらす (Duncan, McIntosh, Stayton, & Hall, 2006; Nyp, et al., 2011)。
■EBP に個人がアクセスできるようにすることは，個人的貢献に直接つながる。
■個々人の影響と参加を援助するための明快なエビデンスを提供する。
■個々人のコンピテンシースキルと行動の成長を促す (Porter-O'Grady, & Malloch, 2007)。
■個々人にチームの一員であるという意識を促し，その他の EBP 改善プロジェクトへの参加に積極的になる。
■スタッフがケアの質に注意を向けることが多くなる機会を提供し，パフォーマンスを向上させるための方法を探すようになる (Lin, et al., 2011)。
■リアルタイムに実践をモニターすることになる。
■限られた資源を使ってプロジェクトを実行できるようになる。

戦　　略

■データの収集と報告に使う臨床指標は重要な 2 ～ 3 個に絞る。
■個々人のコンピテンシーにおけるスキルのレベルと行動を考慮にいれる (Porter-O'Grady, & Malloch, 2007)。
■個々人のパフォーマンスを評価するためにシステマティックな方法を使う (Yoder-Wise, 2007)。
■比較のためにベンチマークを決める（例：ベンチマークデータ，臨床診療ガイドラインで報告されているあるいは研究報告やグループ比較におけるデータ）。
■データの保存場所を決める（例：acceptable documentation 許容できる文書）。
■首尾一貫したデータ解析のためにモニタリングツールあるいは重要な指標のレポートを作る。
■データ収集のためのサンプリングと時間の枠組みを決める。
■結果を示すグラフを作る。グラフは，部署の平均を示すためである。また個々の臨床家を比較し「卓越した実践をした人」の実践から許容水準のベンチマークを示すために用いられる。
■平均よりもよい実践をした臨床家を同定し，彼らのワークフローの進め方を共有化した学びのために究明する。
■この研究結果に個々人の寄与が影響を与えたかについて詳細で個別化した文書を個別に配布する。
■より成果を上げた臨床家あるいは所属グループの平均と比較した個々人のデータを報告する。
■データの検討：望まれるアウトカムとの関連性，パフォーマンスを改善するための戦略，質改善プログラム内でのデータ報告の計画，追加のデータ収集と報告の計画。
■得られたデータに基づき，2 ～ 3 の優先度の高い行動に焦点をあてる決断をする。
■次の研究実装への関心と参加を促すために，EBP 研究に参加してくれたことに感謝の念を伝える。
■学習ツールとしてのカルテ文書を見直す。

例

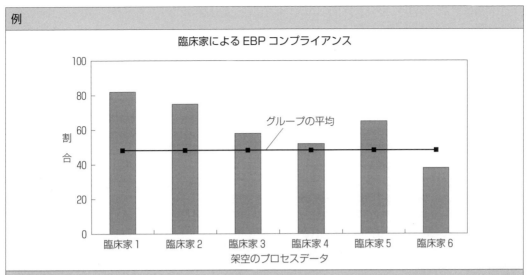

臨床家による EBP コンプライアンス

参考文献

Bouadma, et al., 2010; Bradley, et al., 2004; Davis, Capozzoli, & Parks, 2009; Day, Iles, & Griffiths, 2009; Dolmans, Wolfhagen, Gerver, De Grave, & Scherpbier, 2004; Duncan, et al., 2006; Griffin, Sanders, Craven, & King, 2000; Hagland 2012; Hersey, Blanchard, & Johnson, 2008; Jennett, & Affleck, 1998; Leape, 1994; Lin, et al., 2011; Nyp, et al., 2011; Porter-O'Grady, & Malloch, 2007; Yoder-Wise, 2007

資料 8－43：方針・手順・プロトコルの改訂

フェーズ	4：統合と継続的使用の促進
意図された対象	組織的システムサポート

定　義

　方針・手順・プロトコルの改訂は，従うべきステップの概要を示した臨床スタンダードの文書のアップデートを含み，最新の信頼できるエビデンスに基づいて行う。

利　益

■方針・手順あるいはプロトコルは標準化の向上と診療を導く方向性を与える（Delmore, Lebovits, Baldock, Suggs, & Ayello, 2011; Farrington, Cullen, & Dawson, 2010; O'Rourke, et al., 2011; Weddig, Baker, & Auld, 2011）。
■臨床プロトコルをいくつかの実装戦略の一部として作成し，実践に使うことは診療の質を向上させる可能性がある（Duff, Walker, & Omari, 2011; Farrington, et al., 2010; Rycroft-Malone, Fontenla, Bick, & Seers, 2008）。

戦　略

■臨床上の問題を同定する。
■EBP 推奨に関する文献をレビューする。
■現在の実践と EBP による推奨の差異を考察する。
■エビデンスのレベル（推奨の強さ）を決定する。
■方針・手順・プロトコルにおける必要性を決定する（方針と手順に関するツールの記述参照）。
■方針あるいは手順の開発について考慮する時には：
　●すべての看護臨床や手技において，それに関する方針や手順書が必要であるというわけではない。いくつかの考察によって臨床上の基準や手順が必要であることが示唆されることがある。エビデンスに基づく方針や実施方法の開発をどんなときに考慮すべきかについては，以下のツールによりその輪郭を描くことができる。以下のどれかが「はい」ならば，臨床方針や手順の開発を考慮すべきである。

• 患者ケアの問題で，ケースが少ないか，まれにしか生じない	□はい	□いいえ
• 高リスクな患者ケアの問題	□はい	□いいえ
• 最近変化した臨床実践である，あるいは臨床実践のバリエーションがしばしば変化する	□はい	□いいえ
• 最近の EBP 推奨とは異なっているが，強いこだわりがあったり，長年にわたって受け入れられているような臨床実践である	□はい	□いいえ
• 最近のエビデンスから，その臨床実践に大幅な変更を要することが示唆されている	□はい	□いいえ
• 臨床実践の多様性自体が，患者のよくないアウトカムや入院期間の延長にいたるリスクを増大させる	□はい	□いいえ
• 臨床実践が最近のエビデンスにより重大な段階に入っている	□はい	□いいえ

■方針の開発と承認について委員会に責任があることを伝える。
■エビデンスの出典を明記して主要なステップのアウトラインのドラフトを作る。
■臨床実践する場合に必要な実施方法のステップのアウトラインのドラフトを作る。
■もし必要ならそれらを解説する情報を含める（例：エビデンスのキーポイント）。
■引用文献をつける。
■リソースのリンクをつける（使用できる場合）。
■臨床実践をどのように記載するかに関しての記述を含めることを考慮する（例：スクリーンショット）。
■方針決定委員会からの臨床実践に関する質問とフィードバックを求める。
■必要に応じて改訂する。
■作成あるいは審査した日時を加える。
■組織における基準にそった書式にして，審査と承認のために方針書を提出する。
■適切な委員会にしらせを出す（例：職員教育委員会）。
■職員がアクセスできるように方針を置く場所を確認し，方針のアップデートの際には組織インフラを使って職員に周知させる。

参考文献

Aldeyab, et al., 2011; Alexander, & Allen, 2011; Briss, et al., 2000; Delmore, et al., 2011; Dückers, Wagner, Vos, & Groenewegen, 2011; Duff, et al., 2011; Farrington, et al., 2010; Foxcroft, & Cole, 2000; Gruen, et al., 2008; Husbands, 2008; Kaczorowski, & Pattillo, 2011; Krill, Staffileno, & Raven, 2012; Long, Burkett, & McGee, 2009; O'Rourke, et al., 2011; Oman, Duran, & Fink, 2008; Parmelli, et al., 2011; Qaseem, Snow, Owens, Shekelle, & Clinical Guidelines Committee of the American College of Physicians, 2010; Rycroft-Malone, et al., 2008; Squires, Moralejo, & Lefort, 2007; Weddig, et al., 2011

資料 8 − 44：トレーニング修了のためのコンピテンシー（能力）指標	
フェーズ	4：統合と継続的使用の促進
意図された対象者	組織的なシステムサポートの構築者
定　義	

トレーニング修了のためのコンピテンシー（能力）指標は，充分に基本的なスキルを獲得しているかどうかの指標として，あらかじめ目標として設定されて使われたり，トレーニングを修了するきっかけとして，あるいは達成目標としてパフォーマンスの一連の基準として使われるが，これはずっとエビデンスの採用が十分に行われて継続性があると思われるレベルであり，モニタリングも頻回にする必要がない，あるいはインフォーマルに行われればよいレベルに達していることを示す。

利 点

■ EBP を提供するための基本的なコンピテンシーの基準を定める。
■ 不必要なリソースを使うことなしに，EBP を推進するための教育開発の方向性やその他の実装戦略を提供する。

戦 略

■ 主要なプロセス指標を同定する（例：知識，態度，行動や実践）。
■ 主要な指標の操作的定義を開発する。
■ 主要な指標の評価ツールを同定あるいはつくりだす。
■ 行動・実践のパフォーマンス尺度の妥当性を測定する。
■ 容認可能なパフォーマンス尺度の目標を設定する。
■ 各指標のパフォーマンスを評価する。
■ スキルの評価結果に関して，もし必要なら評価者間信頼度を決定する。
■ 臨床家，研修生，学生に対して，必要な場合は主要な指標についてパフォーマンスを再評価したり，フィードバックを与えたりする。
■ 目標となるパフォーマンスに達した場合，コンピテンシー測定を終了する。

例

例 1

がん看護に必要な知識とスキルを以下にリストアップした（Rosenzweig, et al., 2012）。このリストは個人のコンピテンシーを見守るために使用されるが，見守りのターゲットは個人あるいはグループ設定になっている。これらのターゲットはこれらのスキルについての継続的なトレーニングから離れる準備ができているかを判断したり，より進んだスキル獲得に移行する準備ができているかどうかを判断したりすることに使うこともできる。

構成要素	充分	不十分	未実施
■ 患者の病歴聴取	☐	☐	☐
■ 臨床検査をオーダーし解釈する	☐	☐	☐
■ 所見を記録する	☐	☐	☐
■ 身体診察を実施	☐	☐	☐
■ 鑑別診断	☐	☐	☐
■ ケアチームへの事例の提示	☐	☐	☐
■ 併存疾患のマネジメント	☐	☐	☐
■ 症状マネジメント	☐	☐	☐
■ 慎重に扱うべき患者の問題（例：性機能障害）に対処する	☐	☐	☐
■ レントゲン検査のオーダーと結果の取得	☐	☐	☐
■ 患者の治療計画を立てる（例：診断と介入）	☐	☐	☐
■ 薬剤の毒性を認識しマネージメントする	☐	☐	☐
■ 終末期ケア	☐	☐	☐
■ がん診療における緊急の状態を認識しマネージメントする	☐	☐	☐
■ 請求書と償還手続き	☐	☐	☐
■ 化学療法あるいは生物製剤療法のコンピテンシー	☐	☐	☐

被評価者：		署 名：	
評 価 者：		署 名：	
日 付：		日 付：	

例2

食道温度プローブの設置に関するコンピテンシーで個人あるいはグループのスキルに関するコンピテンシーを判断するために使われるリストである。これらの結果によって，追加のトレーニングが必要かどうか，あるいは充分にスキルを獲得していて，トレーニングのためのリソースをほかのトピックに回す機会をつくったほうがよいかどうかを判断するものである（Makic, Lovett, & Azam, 2012）。

構成要素	充分	不十分	未実施
■医師のオーダーを確認する	☐	☐	☐
■患者はプローブの挿入前に気管内挿管されていなければならない	☐	☐	☐
■患者の開口部から耳垂までの距離と耳垂から胸骨上部までの距離を測定する	☐	☐	☐
■食道温度プローブにテープで計測点をマークする	☐	☐	☐
■水溶性の潤滑剤をカテーテルの先端につけ滑りやすくする	☐	☐	☐
■テープでマーキングしたところまでプローブを挿入する	☐	☐	☐
■挿入時に抵抗があるようなら，プローブを引き，慎重に再度押し進める	☐	☐	☐
■患者にプローブを固定する	☐	☐	☐
■モニターに接続する	☐	☐	☐
■カルテに実施したことを記載する	☐	☐	☐
■ポータブルレントゲンでプローブの位置を確認する	☐	☐	☐
■食道温度プローブは，体温のモニタリングを実施する場合のみ使用する	☐	☐	☐

被評価者：		署　　名：	
評 価 者：		署　　名：	
日　　付：		日　　付：	

参考文献

Jennett, & Affleck, 1998; Lockey, 2009; Makic, et al., 2012; Marco, & Buchman, 2003; Marshall, et al., 2011; Martin-Ucar, et al., 2010; Mosby, 2012; Piggin, Bardnard, & Owen, 2011; Rosenzweig, et al., 2012; Sprakes, & Tyrer, 2010; Wade, & Webb, 2012; Wishart, Warwick, Pitsinis, Duffy, & Britton, 2010.

資料8‐45：戦略プラン

フェーズ	4：統合と継続的使用の促進
意図された対象者	組織的システムサポートの構築

定　　義

戦略プランは組織のミッションを実現するための計画のアウトラインを示すために使用される文書のことである。

利　　益

■CEO のコミットメントが改善する。
■組織的インフラ開発が向上する。
■EBP のアウトカムが改善する。
■財政的成果が改善する。

戦　略

■主要な優先度の高い問題を同定する（例：質と安全，研究と EBP）。
■2 ～ 3 年後にあなたが到達したい高めの目標を設定する。
■現場の臨床家を巻き込む。
■明快な段階を示した実行可能な実装を行う。
■目標達成を示すことのできる評価のコンポーネントを含める。
■戦略プランに CEO とリーダーが継続的に責任をとれるようにする。
■戦略プランを幅広く知らしめる。
■CEO と管理委員会に報告する仕組みをつくる。

例

■例：研究と EBP
- 組織化の専門家養成に投資
  - アイオワモデルに関する特別講義を行う
  - QI 委員会の際に，最近行っている EBP 計画の 2，3 の事例（例：褥瘡予防）を使って議論をリードし，アイオワモデルで使われているステップに一致させる
- 内部及び外部プログラム
  - アイオワモデルにおけるステップを解説する 4 時間の継続学習プログラムを提供する
  - 国内あるいは国際的な年次継続学習プログラムを決めて，スタッフの参加費用を予算化し，口頭あるいはポスター発表の抄録を投稿する
- リソースの同定
  - 司書と話し合う
  - 現在進行中のトピック（例：褥瘡予防）に関するガイドライン，ツールキット等を探す
  - われわれの看護学部の中で，EBP に関心があり，メンターの役割を果たしてくれる教員を探す
- 際立ったメンバーへの表彰，報奨
  - 看護週間において，EBP 賞の受賞セレモニーを行う

参考文献

Alleyne, & Jumaa, 2007; Bernstein, et al., 2009; Brandt, et al., 2009; Cullen, Greiner, Greiner, Bombei, & Comried, 2005; Jeffs, MacMillan, McKey, & Ferris, 2009; Kaissi, & Begun, 2008; Puetz, 2010; Shirey, et al., 2011; Stichler, 2007; Upenieks, & Sitterding, 2008

参考文献

Aldeyab, M. A., Kearney, M. P., McElnay, J. C., Magee, F. A., Conlon, G., Gill, D., et al. (2011). A point prevalence survey of antibiotic prescriptions: Benchmarking and patterns of use. *British Journal of Clinical Pharmacology,* 71(2), 293-296.

Alexander, L., & Allen, D. (2011). Establishing an evidence-based practice inpatient medical oncology fluid balance measurement policy. *Clinical Journal of Oncology Nursing,* 15(1), 23-25.

Alleyne, J., & Jumaa, M. O. (2007). Building the capacity for evidence-based clinical nursing leadership: The role of executive co-coaching and group clinical supervision for quality patient services. *Journal of Nursing Management,* 15(2), 230-243.

Bernstein, E., Topp, D., Shaw, E., Girard, C., Pressman, K., Woolcock, E., et al. (2009). A preliminary report of knowledge translation: Lessons from taking screening and brief intervention techniques from the research setting into regional systems of care. *Academic Emergency Medicine,* 16(11), 1225-1133.

Bouadma, L., Mourvillier, B., Deiler, V., Derennes, N., Le Corre, B., Lolom, I., et al. (2010). Changes in knowledge, beliefs, and perceptions throughout a multifaceted behavioral program aimed at preventing ventilator-associated pneumonia. *Intensive Care Medicine, 36*(8), 1341-1347.

Bradley, E. H., Holmboe, E. S., Mattera, J. A., Roumanis, S. A., Radford, M. J., & Krumholz, H. M. (2004). Data feedback efforts in quality improvement: Lessons learned from US hospitals. *Quality & Safety in Health Care, 13*(1), 26-31. DOI: 10.1136/qshc.2002.4408

Brandt, J. A., Reed Edwards, D., Cox Sullivan, S., Zehler, J. K., Grinder, S., Scott, K. J., et al. (2009). An evidence-based business planning process. *Journal of Nursing Administration, 39*(12), 511-513.

Briss, P. A., Zaza, S., Pappaioanou, M., Fielding, J., Wright-De Agüero, L., Truman, B. I., et al. (2000). Developing an evidence-based Guide to Community Preventive Services — methods. The Task Force on Community Preventive Services. *American Journal of Preventive Medicine, 18*(1 Suppl), 35 -43.

Cullen, L., Greiner, J., Greiner, J., Bombei, C., & Comried, L. (2005). Excellence in evidence-based practice: An organizational and MICU exemplar. *Critical Care Nursing Clinics of North America, 17*(2), 127-142.

Davis, K., Capozzoli, J., & Parks, J. (2009). Implementing peer review: Guidelines for managers and staff. *Nursing Administration Quarterly, 33*(3), 251-257.

Day, T., Iles, N., & Griffiths, P. (2009). Effect of performance feedback on tracheal suctioning knowledge and skills: Randomized controlled trial. *Journal of Advanced Nursing, 65*(7), 1423-1431.

Delmore, B., Lebovits, S., Baldock, P., Suggs, B., & Ayello, E. A. (2011). Pressure Ulcer Prevention Program: A journey. *Journal of Wound, Ostomy, and Continence Nursing, 38*(5), 505-513.

Dolmans, D., Wolfhagen, H., Gerver, W., De Grave, W., & Scherpbier, A. (2004). Providing physicians with feedback on how they supervise students during patient contacts. *Medical Teacher, 26*(5), 409 -414.

Dückers, M. L., Wagner, C., Vos, L., & Groenewegen, P. P. (2011). Understanding organisational development, sustainability, and diffusion of innovations within hospitals participating in a multilevel quality collaborative. *Implementation Science, 6,* 18.

Duff, J., Walker, K., & Omari, A. (2011). Translating venous thromboembolism (VTE) prevention evidence into practice: A multidisciplinary evidence implementation project. *Worldviews on Evidence-Based Nursing, 8*(1), 30-39.

Duncan, M. M., McIntosh, P. A., Stayton, C. D., & Hall, C. B. (2006). Individualized performance feedback to increase prenatal domestic violence screening. *Maternal Child Health Journal, 10*(5), 443-449.

Farrington, M., Cullen, L., & Dawson, C. (2010). Assessment of oral mucositis in adult and pediatric oncology patients: An evidence-based approach. *ORL-Head and Neck Nursing, 28*(3), 8-15.

Foxcroft, D., & Cole, N. (2000). Organisational infrastructures to promote evidence based nursing practice. *Cochrane Database of Systematic Reviews, 3,* Art. No.: CD002212. DOI: 002210.001002/146518 58.CD14002212.

Griffin, E., Sanders, C., Craven, D., & King, J. (2000). A computerized 360 degrees feedback tool for personal and organizational development in general practice. *Health Informatics Journal, 6*(2), 71- 80.

Gruen, R. L., Elliott, J. H., Nolan, M. L., Lawton, P. D., Parkhill, A., McLaren, C. J., et al. (2008). Sustainability science: An integrated approach for health-programme planning. *Lancet, 372*(9649), 1579-1589.

Hagland, M. (2012). Performance imperatives. *Healthcare Informatics, 29*(3), 10, 12.

Hersey, P., Blanchard, K., & Johnson, D. (2008). *Management of organizational behavior leading human resources*. Upper Saddle River, NJ: Pearson Education.

Husbands, D. (2008). Leadership & professional perspective in ORL nursing. Policy and procedure development: A novel approach. *ORL-Head & Neck Nursing*, 26(22), 18-22.

Jeffs, L., MacMillan, K., McKey, C., & Ferris, E. (2009). Nursing leaders' accountability to narrow the safety chasm: Insights and implications from the collective evidence based on health care safety. *Canadian Journal of Nursing Leadership*, 22(1), 86-98.

Jennett, P., & Affleck, L. (1998). Chart audit and chart stimulated recall as methods of needs assessment in continuing professional health education. *Journal of Continuing Education in Health Professions*, 18(3), 163-171.

Kaczorowski, K., & Pattillo, M. M. (2011). The underutilization of venous thromboembolism prophylaxis in medical patients. *Critical Care Nursing Quarterly*, 34(2), 134-141.

Kaissi, A. A., & Begun, J. W. (2008). Strategic planning processes and hospital financial performance. *Journal of Healthcare Management*, 53(3), 197-208, discussion 208-209.

Krill, C., Staffileno, B. A., & Raven, C. (2012). Empowering staff nurses to use research to change practice for safe patient handling. *Nursing Outlook*, 60(3), 17-62, 162e1.

Leape, L. L. (1994). Error in medicine. *Journal of the American Medical Association*, 272(23), 1851-1857.

Lin, J. F., Hsu, S. Y., Wu, S., Liau, C. S., Chang, H. C., Liu, C. J., et al. (2011). Data feedback reduces door-to-balloon time in patients with ST-elevation myocardial infarction undergoing primary percutaneous coronary intervention. *Heart and Vessels*, 26(1), 25-30. DOI: 10.1007/s00380-010-0030-3

Lockey, J. (2009). The provision of information for patients prior to cataract surgery. *British Journal of Nursing*, 18(19), 1207-1211.

Long, L. E., Burkett, K., & McGee, S. (2009). Promotion of safe outcomes: Incorporating evidence into policies and procedures. *Nursing Clinics of North America*, 44(1), 57-70, x-xi.

Makic, M. B., Lovett, K., & Azam, M. F. (2012). Placement of an esophageal temperature probe by nurses. *AACN Advanced Critical Care*, 23(1), 24-31. DOI: 10.1097/NCI.0b013e31823324f3

Marco, A., & Buchman, D. (2003). Influencing physician performance. *Quality Management in Health Care*, 12(1), 42-45.

Marshall, N. L., Spooner, M., Galvin, P. L., Ti, J. P., McElvaney, N. G., & Lee, M. J. (2011). Informatics in radiology: Evaluation of an e-learning platform for teaching medical students competency in ordering radiologic examinations. *Radiographics*, 31(5), 1463-1474.

Martin-Ucar, A. E., Medouye, A., Deacon, S. E., Muhibullah, N., Lau, K., Bennett, J., et al. (2010). Systematic evaluation of quality of care provided to patients undergoing pulmonary surgery helps to identify areas for improvement. *Interactive Cardiovascular and Thoracic Surgery*, 10(3), 394-398.

Mosby. (2012). Mosby's Nursing Skills. Accessed May 15, 2012. Retrieved from: http://confidenceconnected.com/products/mosbys_nursing_skills/overview/

Nyp, S. S., Barone, V. J., Kruger, T., Garrison, C. B., Robertsen, C., & Christophersen, E. R. (2011). Evaluation of development surveillance by physicians at the two-month preventive care visit. *Journal of Applied Behavior Analysis*, 44(1), 181-185.

O'Rourke, T. P., Girardi, G. J., Balaskas, T. N., Havlisch, R. A., Landstrom, G., Kirby, B., et al. (2011). Implementation of a system-wide policy for labor induction. *MCN The American Journal of Maternal Child Nursing*, 36(5), 305-311.

Oman, K. S., Duran, C., & Fink, R. (2008). Evidence-based policy and procedures: An algorithm for success. *Journal of Nursing Administration*, 38(1), 47-51.

Parmelli, E., Flodgren, G., Schaafsma, M. E., Baillie, N., Beyer, F. R., & Eccles, M. P. (2011). The effectiveness of strategies to change organizational culture to improve healthcare performance. *Cochrane Database of Systematic Reviews,* 1, Art. No.: CD008315. DOI:008310.001002/14651858.CD1400 8315.pub14651852.

Piggin, A., Bardnard, A., & Owen, C. (2011). Impact of clinical audit in the care of coronary heart disease: The experience of a rural general practice. *Australian Journal of Rural Health,* 19(3), 160-161.

Porter-O'Grady, T., & Malloch, K. (2007). *Quantum leadership: a resource of health care information.* Sudbury, MA: Jones and Bartlett Publishers.

Puetz, B. (2010). Strategic management. In D. Huber (Ed.), *Leadership and nursing care management* (4th ed., pp. 795-807). Philadelphia, PA: Elsevier.

Qaseem, A., Snow, V., Owens, D. K., Shekelle, P., & Clinical Guidelines Committee of the American College of Physicians. (2010). The development of clinical practice guidelines and guidance statements of the American College of Physicians: Summary of methods. *Annals of Internal Medicine,* 153(3), 194-199.

Rosenzweig, M., Giblin, J., Mickle, M., Morse, A., Sheehy, P., Sommer, V., et al. (2012). Bridging the gap: a descriptive study of knowledge and skill needs in the first year of oncology nurse practitioner practice. *Oncology Nursing Forum,* 39(2), 195-201. DOI: 10.1188/12.ONF.195-201.

Rycroft-Malone, J., Fontenla, M., Bick, D., & Seers, K. (2008). Protocol-based care: Impact on roles and service delivery. *Journal of Evaluation in Clinical Practive,* 14(5), 867-873.

Shirey, M. R., Hauck, S. L., Embree, J. L., Kinner, T. J., Schaar, G. L., Phillips, L. A., et al. (2011). Showcasing differences between quality improvement, evidence-based practice, and research. *Journal of Continuing Education in Nursing,* 42(2), 57-68, quiz 69-70.

Sprakes, K., & Tyrer, J., (2010). Improving wound and pressure area care in a nursing home. *Nursing Standard,* 25(10), 43-49.

Squires, J. E., Moralejo, D., & Lefort, S. M., (2007). Exploring the role of organizational policies and procedures in promoting research utilization in registered nurses. *Implementation Science,* 2, 17.

Stichler, J. F. (2007). Leadership roles for nurses in healthcare design. *Journal of Nursing Administration,* 37(12), 527-530.

Upenieks, V. V., & Sitterding, M. (2008). Achieving magnet redesignation: A framework for cultural change. *Journal of Nursing Administration,* 38(10), 419-428.

Wade, T. J., & Webb, T. P. (2012). Tackling technical skills competency: A surgical skills rating tool. *Journal of Surgical Research.* DOI: 10.1016/j.jss.2012.05.052.

Weddig, J., Baker, S. S., & Auld, G. (2011). Perspectives of hospital-based nurses on breastfeeding initiation best practices. *Journal of Obstetrics, Gynecologic and Neonatal Nursing,* 40(2), 166-178.

Wishart, G. C., Warwick, J., Pitsinis, V., Duffy, S., & Britton, P. D. (2010). Measuring performance in clinical breast examination. *British Journal of Surgery,* 97(8), 1246-1252.

Yoder-Wise, P. (2007). *Leading and managing in nursing.* Lubbock, TX: Mosby Elsevier.

第 9 章

評 価

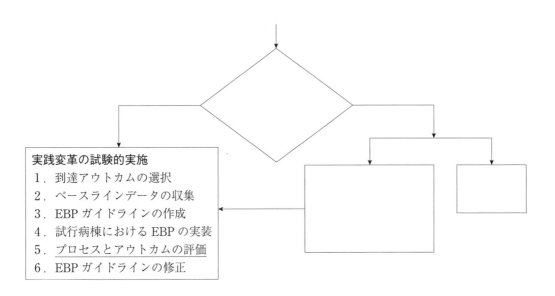

実践変革の試験的実施
1. 到達アウトカムの選択
2. ベースラインデータの収集
3. EBP ガイドラインの作成
4. 試行病棟における EBP の実装
5. プロセスとアウトカムの評価
6. EBP ガイドラインの修正

◇ ＝判断ポイント

「自分の行動の結果がどのようなものになるかはわからない。しかし，何もしなければどんな結果も生まれないのだ」

マハトマ・ガンジー

看護師は，クリティークやエビデンスの統合から最新の看護を見いだし実施しようとすることが多い。実装前（ベースライン時）に時間を費やしてデータを収集することは，実践内容の変更がどのようにうまく機能したか，もしくは実装戦略がどのように成功したかを特定し，アウトカムの改善に見られる影響を明らかにする上できわめて重要である。試験的実施を計画する際に評価プランを立て，実践に何らかの変更を加える前にベースラインデータを集めることが大切である。評価は，プロセスの変革から最大限の利益を生み出し，不必要な損害を低減するために行う（American Evaluation Association, 2012）。EBP の評価では通常，試験的実施の実装前および実装後のデータを比較し，統合の最新プロセスまたはアウトカム測定についても評価を行う。

　評価を計画する際に重要な決定事項は，サンプル数と評価者を決めることである。目的の説明には患者集団および試験的実施を行う病棟もしくはクリニックを含む。試験的実施群がその病棟やクリニックで治療を受けている患者の一部である場合もあることから，取り組むべきトピックに関連して，通常およそ何名の患者を治療しているかを把握しておくと役に立つ。試験的実施のサンプル数を計画する際は，一定期間（1か月等）に看護する典型的な患者数を考慮する。また，試験的実施の計画には以下の点についても考慮する。

■病棟もしくはクリニックのどの患者をサンプルとするか。
■どのデータもしくは指標を集めるべきか。
■指標をどう扱うか（例：どのように指標を定義もしくは評価するか）。
■実践変更に対してデータの感度を高めるため，どのようにデータを集めるべきか（例：データソース）。
■試験的実施の期間はどのくらいか。
■どれくらいの頻度でデータ収集を行い，臨床家に報告するのか。
■目標は何か（例：成功を示す値は）。

　実装前群および実装後群のサンプルは，それぞれ少なくとも25～50名の患者とするのが望ましい。サンプルサイズは実行可能な値でなければならない。試験的実施をタイミングよく完了することができれば，チームの関心を維持できるだろう。試験的実施にはおよそ4～6週間あれば十分だが，患者数によっても左右される。継続的に受診している患者をサンプルにすることで，典型的な患者群もしくは代表的集団を確保することができ，稀な症例に偏りすぎることなく当該医療機関において通常見られるタイプの患者を含めることができる。例えば，入院病棟で毎週水曜日にデータを集めると，複数のデータポイントで同じ患者が含まれる。通常の入院期間が比較的短く1週間未満である場合は，通常よりも入院期間が長い患者のデータばかりが集まる可能性がある。このようなサンプルは代表的なものではなく，結果の解釈に影響を及ぼす可能性がある。患者数により，サンプルサイズを調整しなければならない場合もある。患者数が少なければ（専門性の高い外来診療等），データ収集期間を延長するか，サンプルサイズを縮小することを検討する（Cullen, Dawson, & Williams 2010）。患者数が多い場合は（手術室等），サンプル抽出のために繰り返しデータを収集することを検討する（Dolezal, Cullen, Harp, & Mueller 2011）。

　評価は，プロセスおよびアウトカムに関するデータを含めるように計画する。EBP 評

価は4つの要素で構成される（Bick, & Graham, 2010）。

■知識

■態度

■行動

■アウトカム

　スタッフの知識，態度および実践行動は，望ましいアウトカムに影響を及ぼすプロセスの評価である。アウトカムの改善は，ケア提供のプロセスを変えることによってのみ維持される。プロセスの評価は，実装や再度の試験的実施の方向性を与える（資料9 - 1，9 - 2）。

　実践の変更を試験的に実施する前後に，スタッフの知識を評価する。知識評価の目的は，実装中のスタッフへの教育的ニーズを判断し，講習会を方向づけることである（資料9 - 2，9 -2a，9 -2b）。知識評価は，EBPのトピックや実践プロトコルに特化して作成しなければならない。アンケートの記入や提出を容易にするため，項目数は妥当なもの（10～15項目等）にしておく（Kirchhoff, 2009）。知識評価の内容には以下のものが含まれる。

■なぜEBPが重要か。

■EBPの観点から質および安全性を改善するため，実践者は何を行うのか。

■予想される影響。

　質問形式は，オープンエンド型（自由回答式質問法）よりも，多項選択回答式，正誤式，およびマッチング式のほうが容易に結果の分析を行える。オープンエンド型の質問は，ほかの知識項目では特定されない要素を把握するために使用する。知識評価を行う前に，臨床家数名に内容が明瞭かどうかを審査してもらう。臨床現場で使用する知識評価は，CE（継続教育）に関する文献に基づいて作成することもできる（Altun, & Zencirci, 2011; Bensinger, et al, 2008; Chia-Chi, & Roberts, 2011）。

　スタッフの認識や態度も重要な評価要素である。知識アンケートには，EBPプロトコルについてのスタッフの態度や認識に関するセクションを別個に含めることもできる。スタッフの認識は，EBPのプロトコルと実装の両方に関連したものを評価対象とする（資料9 - 2，9 -2a，9 -2b）。アンケートは短く実施しやすくし，回答率を高めるために，シンプルな尺度（リッカート尺度）による回答選択肢（1＝まったく同意できない，4＝強く同意する，等）を用いる（Kirchhoff, 2009）。

　行動もしくは実践のパフォーマンスは，EBPに対するもう1つのプロセス評価である。この評価では，EBPプロトコルが意図したとおりに用いられているかどうかを判断する。結果に影響を与える介入の基本行動を特定し，評価する。重要指標をモニタリングするツールを作成し，医療記録に関するマニュアルの見直し（資料9 - 3）や，現在の実践に対する観察，アンケートを用いた現在の実践に関するスタッフの自己報告（資料9 - 4），適切な患者状況における最新の実践に関するスタッフインタビュー等を行うことができる。データの入手法は，時間や資源，データの有無によって決まる。ベースラインデータには，実践の変更案に基づく主要な指標を含めるようにする。データ収集は，実装後に必要なデータに基づくものとする（Kirchhoff, 2009）。実践プロトコルを作成し，評価のための重要

プロセス指標を特定する。これらの例については文献を参照されたい（Brown, Wickline, Ecoff, & Glaser, 2009; Burkitt, et al., 2010; Chan, Ho, & Day, 2008; Patiraki, et al., 2006）。

　アウトカム評価は，患者，家族，スタッフ，および組織に関するものとする。患者や家族に関わるアウトカムでは，患者に生じた事象（院内感染等）に関連する臨床データを使用する。スタッフに関わる結果には，仕事上のデータ（定着，労災等）が含まれる。また，組織に関わる結果には，EBP に関連する患者母集団の入院期間や費用が含まれる。

　EBP におけるデータ分析方法は臨床家にとってシンプルで意義深いものとする。頻度や範囲，平均等の記述分析は，臨床的に有意な改善を示すデータ分析に使用されることが多い。評価データは，経時的に傾向評価（トレンド）し，分析して，実践に関するフィードバックや統合を裏付けることもできる。また，データのばらつきを低減し，アウトカムを改善するための傾向（トレンド）データの収集や解釈をサポートするために，品質改善の統計プロセス管理チャートを使用することもできる（Benneyan, Lloyd, & Plsek, 2003; Carey, & Lloyd, 2001; Curran, et al., 2008; Mohammed, Worthington, & Woodall, 2008）。

　評価結果は，臨床家が容易に解釈できるよう要約する（資料9-5）。報告のために改善の成功と機会の両方を示すデータを選択する。また，文献で報告されており望ましいアウトカムを得るのに重要だと考えられるデータも含める。そして，臨床家が求めるアウトカムの維持と達成を目指し，彼らが何をすべきかを把握できるようにするため，データについて議論する（Hysong, 2009）。

　評価データは，試験的実施後の次のステップを決めるために使用される。望ましいアウトカムが得られている場合は，その後，試験的実施領域への統合や適切な他領域への展開を計画する。望ましいアウトカムが得られない場合は，プロセスおよび実装戦略に対する批判的分析を行うべきである（第10章）。結果は，部署や機関内の質改善（QI）担当部門にも報告する（資料9-6）。QI プログラム内での報告は，シニアリーダーが EBP を統合したり告知したりするのをサポートする。結果は，解釈，傾向の評価，および臨床家がすぐに利用できるフィードバックを促進にする方法で報告するものとする（AIR, 2011; Robert Wood Johnson Foundation, 2010）（資料9-6）。

試験的実施の評価の秘訣

➢評価は影響を示す上で重要である。

➢エビデンスが不十分な場合は，評価がより一層大切になる。

➢EBP の試験的実施を行う前にベースラインデータの収集に時間をかける。

➢評価結果を研究で報告されているものと比較する。

➢プロセス（知識，姿勢，行動等）およびアウトカムの指標を評価プランに含める。

➢望ましいアウトカムが得られなかった場合は，次のステップを決めるのにプロセスデータを使用する。

➢データを集めすぎないよう主要な指標を選択する。

参考文献

AIR. (2011). American Institutes for Research. Retrieved August 1, 2011 from: http://www.air.org/

Altun, I., & Zencirci, A. (2011). Knowledge and management of pressure ulcers: Impact of lecture-based interactive workshops on training of nurses. *Advances in Skin & Wound Care*, 24(6), 262–266.

American Evaluation Association. (2012). Guiding principles for evaluators. Retrieved May 30, 2012 from: http://www.eval.org/publications/guidingprinciples.asp

Ayello, E. A., & Lyder, C. H. (2008). A new era of pressure ulcer accountability in acute care. *Advances in Skin & Wound Care*, 21(3), 134–140; quiz 141–142.

Benneyan, J. C., Lloyd, R. C., & Plsek, P. E. (2003). Statistical process control as a tool for research and healthcare improvement. *Quality & Safety in Health care*, 12(6), 458–464.

Bensinger, W., Schubert, M., Ang, K. K., Brizel, D., Brown, E., Eilers, J. G., et al. (2008). NCCN Task Force Report. Prevention and management of mucositis in cancer care. *Journal of the National Comprehensive Cancer Network*, 6(Suppl 1), S1–S21, quiz S22–S24.

Bick, D., & Graham, I. (2010). *Evaluating the impact of implementing evidence-based practice*. United Kingdom: Wiley-Blackwell Publishing and Sigma Theta Tau International.

Brown, C., Wickline, M., Ecoff, L., & Glaser, D. (2009). Nursing practice, knowledge, attitudes and perceived barriers to evidence-based practice at an academic medical center. *Journal of Advanced Nursing*, 65(2), 371–381.

Burkitt, K., Sinkowitz-Cochran, R., Obrosky, D., Cuerdon, T., Miller, L., Jain, R., et al. (2010). Survey of employee knowledge and attitudes before and after a multicenter Veterans' Administration quality improvement initiative to reduce nosocomial methicillin-resistant Staphylococcus aureus infections. *American Journal of Infection Control*, 38(4), 274–282.

Burrows, C., Miller, R., Townsend, D., Bellefontaine, R., MacKean, G., Orsted, H. L., et al. (2007). Best practice recommendations for the prevention and treatment of venous leg ulcers: Update 2006. *Advanced in Skin & Wound Care*, 20(11), 611–621; quiz 622–623.

Carey, R. G., & Lloyd, R. C. (2001). *Measuring quality improvement in healthcare: A guide to statistical process control applications*. Milwaukee, WI: ASQ Quality Press.

Chan, M., Ho, A., & Day, M. (2008). Investigating the knowledge, attitudes and practice patterns of operating room staff towards standard and transmission-based precautions: Results of a cluster analysis. *Journal of Clinical Nursing*, 17(8), 1051–1062.

Chia-Chi, C., & Roberts, B. L. (2011). Strategies for feeding patients with dementia. *American Journal of Nursing*, 111(4), 36–46.

Cullen, L., Dawson, C., & Williams, K. (2010). Evidence-based practice: Strategies for nursing leaders. In D. Huber (Ed.), *Leadership and Nursing Care Management* (4th ed.). Philadelphia, PA: Elsevier.

Curran, E., Harper, P., Loveday, H., Gilmour, H., Jones, S., Benneyan, J. J., et al. (2008). Results of a multicentre randomised controlled trial of statistical process control charts and structured diagnostic tools to reduce ward acquired meticillin-resistant Staphylococcus aureus: The CHART project. *Journal of Hospital Infections*, 70(2), 127–135.

Dolezal, D., Cullen, L., Harp, J., & Mueller, T. (2011). Implementing pre-operative screening of undiagnosed obstructive sleep apnea. *Journal of PeriAnesthesia Nursing*, 26(5), 338–342.

Hamilton, J., & Edgar, L. (1992). A survey examining nurses' knowledge of pain control. *Journal of Pain and Symptom Management*, 7(1), 18–26.

Herr, K., Bojoro, K., Steffensmeier, J., & Rakel, B. (2006). Acute pain management in older adults evidence-based practice guideline. In M. Titler (Ed.), *Series on evidence-based practice*. Iowa City, IA: University of Iowa College of Nursing, Research Translation and Dissemination Core.

Hysong, S. J. (2009). Meta-analysis: Audit and feedback features impact effectiveness on care quality. *Medical Care, 47*(3), 356-363.

ICSI. (2010). *Pressure ulcer prevention and treatment protocol* (2nd ed.). Bloomington, MN: Institute for Clinical Systems Improvement.

Institute of Medicine. (2011). *Relieving pain in America: A blueprint for transforming prevention, care, education and research*. Washington, DC: The National Academies Press.

Kirchhoff, K. (2009). Design of questionnaires and structured interviews. In M. Mateo & K. Kirchhof (Eds.), *Research for advanced practice nurses: from evidence to practice* (pp. 167-185). New York: Springer Publishing Company.

Langemo, D., Thompson, P., Hunter, S., Hanson, D., & Anderson, J. (2008). Heel pressure ulcers: stand guard. *Advances in Skin & Wound Care, 21*(6), 282-292; quiz 293-294.

LeBlanc, K., & Baranoski, S. (2009). Prevention and management of skin tears. *Advances in Skin & Wound Care, 22*(7), 325-332; quiz 333-334.

Lyder, C. H., & Ayello, E. A. (2009). Annual checkup: The CMS pressure ulcer present-on-admission indicator. *Advances in Skin & Wound Care, 22*(10), 476-484; quia 485-486.

McCaffery, M., & Ferrell, B. R. (1997). Nurses' knowledge of pain assessment and management: How much progress have we made? *Journal of Pain and Symptom Management, 14*(3), 175-188. DOI: S088539249700170X [pii]

McLennon, S. (2005). Persistent pain management evidence-based practice guideline. In M. Titler (Ed.), *Series on evidence-based practice*. Iowa City, IA: University of Iowa College of Nursing, Research Translation and Dissemination Core.

Mohammed, M. A., Worthington, P., & Woodall, W. H. (2008). Plotting basic control charts: Tutorial notes for healthcare practitioners. *Quality & Safety in Health Care, 17*(2), 137-145.

Orsted, H. L., Searles, G. E., Trowell, H., Shapera, L., Miiler, P., & Rahman, J. (2007). Best practice recommendations for the prevention, diagnosis, and treatment of diabetic foot ulcers: Update 2006. *Advances in Skin & Wound Care, 20*(12), 655-669; quiz 669-671.

Patiraki, E., Papathanassoglou, E., Tafas, C., Akarepi, V., Katsaragakis, S., Kampitsi, A., et al. (2006). A randomized controlled trial of an educational intervention on Hellenic nursing staff's knowledge and attitudes on cancer pain management. *Journal of Oncology Nursing, 10*(5), 337-352.

RNAO. (2007). *Assessment and management of pain: supplement*. Toronto, Ontario, Canada: Registered Nurses Association of Ontario.

Robert Wood Johnson Foundation. (2010). How to display comparative information that people can understand and use. Retrieved August 1, 2011 from: http://www.rwjf.org/files/research/71815.pdf

Sibbald, G., Orsted, H. L., Coutts, P. M., & Keast, D. H. (2007). Best practice recommendations for preparing the wound bed: Update 2006. *Advances in Skin & Wound Care, 20*(7), 390-405; quiz 406-407.

Stotts, N. A., & Gunningberg, L. (2007). How to try this: Predicting pressure ulcer risk. Using the Braden scale with hospitalized older adults: The evidence supports it. *American Journal of Nursing, 107*(11), 40-48; quiz 48-49.

資料 9 - 1 ： プロセスおよびアウトカムの指標の選択

利　　点

　重要指標を特定すると，意思決定の際に有益なデータの収集をサポートし，不必要なデータの収集を回避できる。評価の 4 要素である知識，姿勢，行動，およびアウトカムの指標をそれぞれ特定する。データは電子ツールを用いて利用可能，もしくは手作業による収集が必要かもしれない。

知識：知識評価に含まれるサンプル項目

指　　標	考慮する情報
臨床的問題の規模（発生率，有病率，割合等）	• 国内における問題発生率 • 文献において報告されている有害アウトカム発生率
優れた実施者もしくはエビデンスと比較した際の自施設の結果とのギャップ	• 所属機関もしくは所属病棟における有害アウトカムの発生率 • 優れた実施者における有害アウトカムの発生率
臨床的問題をどのように評価するか	• エビデンスに基づく評価の要素 • 評価頻度 • 評価およびスコア評価のツール • 評価と介入の関係
予防もしくは治療にむけての介入	• 重要な介入 • 備品の場所・備品の入手法 • 器具の使用法 • 介入に関する注意事項（除外する患者，患者のリスク，リスクを最小限にする方法等）
評価や介入を記載する場所	• 記載システムもしくは電子カルテ内のどこに記載するべきか • 記載する評価結果をどのように区別するか（褥瘡のステージ等）

姿勢：態度評価に含まれるサンプル項目

指　　標	表　現　例
臨床トピックの重要性	≪例：ここにあなたのトピックを入れる≫は担当病棟のがん患者にとって重要な臨床的問題である。
質と安全に対するトピックの妥当性	≪　　　　　≫に取り組むことは，質の高い患者ケアを行う上での優先事項である。
知識があるという感覚	≪　　　　　≫のアセスメントについて知識があると感じている。
支援されているという感覚	≪　　　　　≫のアセスメントを完了するのに支援されていると感じている。
学ぶ時間の十分さ	≪　　　　　≫のアセスメントをどのように完了させるかを学ぶ時間が十分にあった。
利用可能な情報資料	≪　　　　　≫のアセスメントに関する情報がすぐに手に入る。
情報資料の有用性	≪　　　　　≫のアセスメントに関する情報は有用である。
サポーターの認識	≪　　　　　≫のアセスメントで誰がサポートしてくれるかを知っている。
プロトコルの遂行能力	≪　　　　　≫のアセスメントを遂行できる。
重要ステップの遂行能力	≪　　　　　≫プロトコルの重要ステップを遂行できる。
記録のしやすさ	≪　　　　　≫のアセスメントの記録は使用しやすい。

行動または実践：行動または実践の評価に含めることを考慮するサンプル項目		
指　標	考慮する情報	データ収集法
記録評価のタイミング	• 最初に要求される記録（入院後24時間以内等） • 記録作成の頻度や予想入院期間に基づき，繰り返し作成される記録をいつ評価するか	カルテ監査または電子カルテ（EHR）報告
記録作成者	• 看護師 • 看護助手 • 医師 • セラピスト	カルテ監査または EHR 報告
記録の重要要素	• アセスメント期間中の重要変数 • アセスメント期間中の変数の採点 • アセスメント期間中の各変数の評価頻度 • 患者指導の完了 • 患者指導用パンフレットまたは資料の配布 • 介入期間中の重要ステップ • 介入期間中に重要ステップを完了する頻度	カルテ監査または EHR 報告
現在の実践	• EBP のための患者の正確な識別 • 介入期間中の重要ステップを完了する頻度	• 観察またはインタビュー • 自己報告 • カルテ監査または EHR 報告
患者数または費用	• EBP から利益を得ることができる患者数 • 退院の傾向（患者が他のレベルのケアを受ける代わりに自宅に退院する率の向上等）	支払い請求書または EHR 報告
アウトカム		
報告されたアウトカムのなかで EBP 評価の使用に際して考慮するべきものを探す。 □臨床実戦ガイドライン　　　　　　　　　□報告価値がある測定値 □研究報告書　　　　　　　　　　　　　　□ベンチマーク（内的・外的基準） □QI（質向上・改善）データ　　　　　　　□組織データ（在院日数，費用等）		

資料 9－2：プロセスおよびアウトカムの指標ツール	
知識アセスメント：知識アセスメントに含めるサンプル項目	
指　標	プロジェクト固有
臨床的問題の程度（発生率，有病率，割合等）	
優れた実施者もしくはエビデンスと比較した際の自施設の結果とのギャップ	
臨床的問題をどのようにアセスメントするか	
予防もしくは治療に向けての介入	
アセスメントや介入を記録する場所	

認識：態度評価に含めるサンプル項目	
指　標	プロジェクト固有
臨床トピックの重要性	
質と安全性に対するトピックの妥当性	
知識があるという感覚	
支援されているという感覚	
学ぶ時間の十分さ	
利用可能な情報資料	
情報資料の有用性	
サポーターの認識	
プロトコル遂行能力	
重要ステップの遂行能力	
記録のしやすさ	

行動または実践：行動または実践の評価に含めることを考慮するサンプル項目		
指　標	プロジェクト固有	データ収集法
記録評価のタイミング		☐カルテ監査化 ☐電子カルテ（EHR）報告
記録作成者	☐看護師 ☐看護助手 ☐医師 ☐薬剤師 ☐理学療法士 ☐その他	☐カルテ監査 ☐電子カルテ（EHR）報告
記録の重要要素		☐カルテ監査 ☐電子カルテ（EHR）報告
現在の実践		☐観察 ☐インタビュー
患者数または費用		☐支払い請求書報告 ☐電子カルテ（EHR）報告

結　果		
報告された結果	入手すべきプロジェクトデータ	データ供給者
臨床診療ガイドライン		
研究		
ベンチマーク		
公表に値する測定値		
QI（質向上・改善）データ		
組織データ（在院日数，費用等）		

注：評価要素ごとに介入に特異的な重要指標を選ぶ．適切なデータを取得し，評価のためのデータに埋もれないよう選択できることが重要である．

資料9－2a：評価アンケートのサンプル

口内炎：スタッフアンケート（回答のポイント）

病　　棟：		日　付：	

指示：お手数ですが，口内炎委員会への大切なフィードバックをご記入ください。回答は匿名で扱われ，口内炎患者のケア改善のために使用します。本アンケートは口内炎の口腔ケアに関するもので，2つのセクションからなります。

セクションⅠ：知識アセスメント

回答方法：各質問に対し，最もふさわしい回答を1つだけお選びください。

1．唾液の喪失が，口内炎のリスク増加に関与すると考えられる理由は，次のうちのどれか。	☐a．粘膜表面の潤滑が失われたことによる粘膜の外傷および炎症の増加 ☑b．微生物の増殖 ☐c．粘膜表面の乾燥 ☐d．aとb ☐e．上記のすべて
2．口内炎患者はアルコール成分を含むマウスウォッシュを使用するべきである。	☐a．正（損傷した粘膜の炎症を避けるため） ☑b．誤
3．ミントやシナモン風味の口腔ケア商品は，口内炎患者に痛みをもたらす。	☑a．正 ☐b．誤
4．頭・頸部がん患者では，喉の痛みが口内炎に先行する場合が多い。	☑a．正 ☐b．誤
5．口内炎による軽度の痛みについて，初期の頃に治療できるのは，次のうちのどれか。	☑a．市販の口腔洗浄液（生理食塩水等） ☐b．表面麻酔薬 ☐c．骨髄抑制患者に対するNSAID（非ステロイド系鎮痛薬） ☐d．全身性鎮痛剤の必要に応じた投与 ☐e．全身性鎮痛剤の24時間投与
6．口内炎が原因となるものは次のうちのどれか。	☐a．疼痛 ☐b．敗血症・感染症 ☐c．脱水 ☐d．摂食不能 ☑e．上記のすべて
7．口腔ケアに関する患者へ指導について，誤っているものは次のうちのどれか。	☐a．1日に少なくとも2回歯を磨く ☐b．柔らかい／非常に柔らかい歯ブラシを使用する ☐c．治療中はBiotene®の歯磨き剤を推奨する ☐d．歯ブラシを45度の角度で持ち，2分間磨く ☑e．使用しない間は歯ブラシの頭にキャップをかぶせる
8．がん患者が歯を磨く際に，毎回歯磨き剤をどれだけ使うのが適切か。	☐a．ブラシの毛の表面を覆う程度 ☑b．豆粒もしくはそれ以下の大きさ ☐c．泡がたつほど ☐d．上記のいずれでもない
9．歯のない患者に対する口腔ケアについて適切な説明は次のうちのどれか。	☑a．1日に2～3回ガーゼ，ウォッシュクロス，ペーパータオルに水道水をつけて歯茎を清掃する ☐b．歯のない患者に口腔ケアの指導は必要ない ☐c．柔らかい歯ブラシで1日に2回磨く ☐d．上記のいずれでもない

10. フロス使用に関する適切な口腔ケアの説明は次のうちどれか。	☐ a．1日1回のフロス ☐ b．ワックスなしフロス ☐ c．ワックスつきフロス ☐ d．aとb ☑ e．aとc ☐ f．上記のいずれでもない
11. 口腔洗浄液を使用する目的は次のうちのどれか。	☐ a．洗浄および歯垢除去を促す ☐ b．感染症を予防する ☐ c．長期的な齲蝕リスクを低減する ☐ d．快適さを促す ☑ e．上記のすべて
12. がん患者に適切な口腔洗浄液は次のうちのどれか。	☐ a．真水 ☐ b．塩と重曹 ☐ c．Biotene Dry Mouth Wash® ☑ d．上記のすべて
13. 口内炎患者の栄養摂取について正しいのは次のどれか。	☐ a．より多くのカロリーが必要なため食べられるものはなんでも食べる ☐ b．飲み込む際の不快感を楽にするため流動食のような食事にする ☑ c．口腔組織を損傷する可能性のある食物を避ける ☐ d．中心静脈栄養が必要となるので，それ以外は考慮しない
14. 口唇ケアに推奨される製品は次のどれか。	☑ a．ラノリン ☐ b．カルメックス ☐ c．リップクリーム ☐ d．ワセリン
15. 口内炎のケア提供者を指導する際に，含めるべき説明は，次のうちのどれか。	☐ a．口内炎がある場合は歯磨きの方法をどのように変更すべきかについて説明する ☐ b．毎日の口腔状態の観察をどのようにすればよいかデモンストレーションする ☐ c．口腔の潰瘍や疼痛で食事がとれない場合は，医療的サポートを受ける重要性を説明する ☐ d．口腔潰瘍や痛みがある場合に避けるべき食品について説明する ☑ e．上記のすべて

セクションⅡ：スタッフの認識評価

指示：がん患者の口内炎に関するあなたの認識について最もよく表している番号を丸で囲んでください。

	まったく同意しない	同意しない	同意する	強く同意する
1．本クリニック／病棟のすべての患者は1日に少なくとも2回の口腔ケアを受けている。	1	2	3	4
2．どの患者に対して口内炎の予防措置を行うべきかを知っている。	1	2	3	4
3．口内炎患者に口腔ケア製品を使用することは，その部署の看護ケアの質を高める。	1	2	3	4

	まったく同意しない	同意しない	同意する	強く同意する
4．口内炎の予防を行う知識があると感じている。	1	2	3	4
5．口腔ケアを徹底することは，ほとんどのがん患者の口腔の健康ニーズを満たす能力を私に与える。	1	2	3	4
6．口腔の健康は小児と成人のいずれにおいても全身の健康状態に影響する。	1	2	3	4
7．口腔ケアを徹底することが患者にとって重要である。	1	2	3	4
8．口腔ケアの重要性を患者や家族に伝えることは，口内炎の予防および管理に必要不可欠である。	1	2	3	4
9．患者への指導は，口内炎の重症度を低減させるのに有用である。	1	2	3	4
10．がん患者が治療開始前に歯科医の診察を受けることは，口内炎の重症度を低減する。	1	2	3	4

参考文献

Bensinger, et al., 2008

資料 9‒2b：知識評価および認識アンケートのサンプル：スキンケア

スタッフの認識評価サンプル

病　　棟：		日　付：	

指示：褥瘡の予防に関するあなたの認識について最もよく表している番号を丸で囲んでください。

	まったく同意しない	同意しない	同意する	強く同意する
1．褥瘡の予防は質の高い患者ケアを行う上で重要である。	1	2	3	4
2．褥瘡を予防するための知識があると感じている。	1	2	3	4
3．褥瘡を予防する取り組みへのサポートがあると感じている。	1	2	3	4
4．褥瘡の予防を実施する前にその予防について学ぶ時間が十分にあった。	1	2	3	4
5．褥瘡を予防するための情報資料を利用することができる。	1	2	3	4
6．情報資料は褥瘡の予防に有用である。	1	2	3	4
7．どこで褥瘡に関する援助が受けられるか知っている。	1	2	3	4
8．褥瘡の予防に必要な行為を行うことができる。	1	2	3	4
9．他者の援助を受けて褥瘡の予防を実施する準備が整っていると感じる。	1	2	3	4

10. 褥瘡の予防に関する記録を容易に見つけられる。	1	2	3	4
11. プロトコルを使用するほうが褥瘡の管理がうまくいく。	1	2	3	4
12. 褥瘡のリスク因子を特定できる。	1	2	3	4

知識アセスメントのサンプル

１．米国における院内褥瘡の発生率（Stotts, & Gunningberg, 2007）。

☑a．1～2％	□c．5～6％
□b．3～4％	□d．7～9％

２．本院での院内褥瘡の発生率

☑a．1～2％	□c．5～6％
□b．3～4％	□d．7～9％

アセスメントの結果に基づいて褥瘡のステージを判定してください（チェックは１つのみ）（ICSI, 2010）。

	ステージ1	ステージ2	ステージ3	ステージ4	深部組織損傷の疑い	判別不能
3．局所領域に非消退性の発赤を伴う正常な皮膚。						
4．皮下脂肪が見えることもあるが，骨や腱，筋肉は露出していない。						
5．骨や腱，筋肉の露出を伴う組織の全層損失。						
6．創傷の基底を痂皮が覆っている。						
7．消退しない黒く着色し皮膚で，周囲とは色が異なる。						
8．痂皮は存在するが創傷の基底を完全には覆っていない。						
9．漿液で満たされた正常な水疱。						
10．変色した正常領域が局所的に紫色もしくは栗色である。						
11．漿液で満たされた水疱が開放／破裂している。						
12．血液で満たされた水疱。						

13．ブレーデンスケールの開発者が圧迫潰瘍発現の「重要決定因子」としたのは，次のうちどれか（Stotts, & Gunningberg, 2007）。

☑a．皮膚がどれだけ頻繁に湿気に触れていたか	□c．皮膚や支持組織がどれだけ圧力に耐えられるか
□b．患者の動脈圧の状態	□d．患者の栄養状態

14．応答ができない患者の栄養状態については，BMIと以下のいずれかを用いて評価できる（Stotts, & Gunningberg, 2007）。

☑a．血清アルブミン値	□c．尿比重
□b．皮膚の張り	□d．血清電解質

15. 褥瘡に関するCMS（メディケア・メデケイドサービスセンター）財政上の刺激策の政策運営目標に含まれるのは以下のうちのどれか（Lyder, & Ayello, 2009）。	
☑ a．入院中に褥瘡が生じるのを防ぐこと	□ c．患者に身体検査の重要性を強調すること
□ b．褥瘡の治癒のための適切な治療プランを有すること	□ d．既に褥瘡のある患者を長期ケア施設に入所させること

16. 皮膚裂傷は活動中に最も生じやすい（LeBlanc, & Baranoski, 2009）。	
☑ a．正しい	□ b．正しくない

17. 皮膚裂傷に半透性フィルムをドレッシング材として使用する欠点はどれか（LeBlanc, & Baranoski, 2009）。	
□ a．創傷部位が低酸素状態となる	□ c．創傷部位が見えにくくなる
□ b．創傷部位に感染症が生じる可能性が高くなる	☑ d．取り除き方を誤ると皮膚片がはがれてしまう

18. 仙骨の褥瘡を予防する方法の1つとして挙げられるのは以下のうちのどれか（Ayello, & Lyder, 2008）。	
☑ a．禁忌でなければ，ベッドの頭側を30°以下にする	□ c．枕やクッションの使用を避ける
□ b．ベッドの頭側を45〜90°の間に持ち上げる	□ d．リフト装置の使用を避ける

19. 創傷治癒を妨げる薬剤は細胞傷害性薬剤と以下のうちのどれか（Orsted, et al., 2007）。	
□ a．スルホンアミド	□ c．カルシウムチャネル遮断薬
□ b．β遮断薬	☑ d．抗炎症薬

20. 肌の黒い患者では，深部組織損傷は以下のどのように見えるか（Langemo, Thompson, Hunter, Hanson, & Anderson, 2008）。	
□ a．蝋状の外観を伴う青白い領域	□ c．充血した領域
□ b．液体で満たされた水疱	☑ d．より暗い色の領域に囲まれた皮膚の明るい変色部

21. 踵のアセスメントの結果で褥瘡のリスクを示すものは次のうちのどれか（Langemo, et al., 2008）。	
☑ a．柔らかくつぶれたような感じのする部位	□ c．急速な毛細血管の最充満
□ b．足の反跳脈	□ d．柔らかくしなやかな皮膚

22. 褥瘡に関連する痛みを管理するための疼痛管理に含まれるものは以下のどれか。	
□ a．治療の体位	□ c．運動の促進
□ b．体表を支える	☑ d．鎮静剤使用

参考文献

Ayello, & Lyder, 2008; Burrows, et al., 2007; Langemo, et al., 2008; LeBlanc, & Baranoski, 2009; Lyder, & Ayello, 2009; Orsted, et al., 2007; Sibbald, Orsted, Coutts, & Keast, 2007; Stotts, & Gunningberg, 2007

資料9-3：カルテ監査フォームのサンプル

胃腸の運動性に関するカルテ監査フォーム

日付				
時刻				
腹部痛	□評価値 □記載なし	□評価値 □記載なし	□評価値 □記載なし	□評価値 □記載なし
腸内ガス	□有 □無 □記載なし	□有 □無 □記載なし	□有 □無 □記載なし	□有 □無 □記載なし
排便	□有 □無 □記載なし	□有 □無 □記載なし	□有 □無 □記載なし	□有 □無 □記載なし
吐き気	□有 □無 □記載なし	□有 □無 □記載なし	□有 □無 □記載なし	□有 □無 □記載なし
嘔吐	□有 □無 □記載なし	□有 □無 □記載なし	□有 □無 □記載なし	□有 □無 □記載なし
腸雑音	□有 □無 □記載なし	□有 □無 □記載なし	□有 □無 □記載なし	□有 □無 □記載なし
膨満	□有 □無 □記載なし	□有 □無 □記載なし	□有 □無 □記載なし	□有 □無 □記載なし
食欲	□有 □無 □記載なし	□有 □無 □記載なし	□有 □無 □記載なし	□有 □無 □記載なし
痙攣	□有 □無 □記載なし	□有 □無 □記載なし	□有 □無 □記載なし	□有 □無 □記載なし
関連痛	□有 □無 □記載なし	□有 □無 □記載なし	□有 □無 □記載なし	□有 □無 □記載なし
創傷，損傷	□有 □無 □記載なし	□有 □無 □記載なし	□有 □無 □記載なし	□有 □無 □記載なし
硬さ	□有 □無 □記載なし	□有 □無 □記載なし	□有 □無 □記載なし	□有 □無 □記載なし
圧痛	□有 □無 □記載なし	□有 □無 □記載なし	□有 □無 □記載なし	□有 □無 □記載なし
膨張	□有 □無 □記載なし	□有 □無 □記載なし	□有 □無 □記載なし	□有 □無 □記載なし
触診	□実行 □未実行 □記載なし	□実行 □未実行 □記載なし	□実行 □未実行 □記載なし	□実行 □未実行 □記載なし

資料9－4：プロセスモニターのサンプル

疼痛アセスメントのアンケート

回答方法：高齢者の疼痛アセスメントに関するあなたの認識を最もよく表している番号を丸で囲んでください。

セクションⅠ：プロセスモニター

	まったく同意しない	同意しない	同意する	強く同意する
1．高齢者の疼痛アセスメントを実施する準備は十分に整っていると感じる。	1	2	3	4
2．高齢者の疼痛アセスメントをサポートするツールにアクセスできる。	1	2	3	4
3．疼痛アセスメントの結果の記録は容易にできる。	1	2	3	4
4．高齢者の疼痛アセスメントを完了するのに十分な時間がある。	1	2	3	4
5．高齢者に対して推奨される疼痛アセスメント法を使用できる。	1	2	3	4
6．高齢者の疼痛アセスメントを実施しようという取り組みは支援されていると感じている。	1	2	3	4
7．高齢者の疼痛アセスメントは，認知機能の問題（せん妄等）があるため難しい。	1	2	3	4
8．高齢者が0～10までの疼痛アセスメント尺度を使用するのは困難である。	1	2	3	4
9．高齢者の疼痛アセスメントは，信頼性の高い疼痛アセスメント法を使用して管理している。	1	2	3	4
10．疼痛アセスメントは，高齢患者に対するケアの品質改善にとって重要である。	1	2	3	4

セクションⅡ：知識評価

回答方法：各質問について最も適切な答えを1つだけ選んでください。

	正	誤
11．重度の疼痛を訴える患者の言葉を確認するためには，バイタルサインの観察できる変化に頼らなければならない。	☐	☑
12．患者ではなく，臨床家が疼痛の強さを評価すべきである。	☐	☑
13．患者は中等度もしくは重度の疼痛をともなっていても眠ることができる。	☑	☐
14．患者が痛みから気をそらすことができるのであれば，本人が訴えるほど強い痛みではない。	☐	☑
15．疼痛を伴う高齢者には，疼痛緩和対策を行う前にできるだけ我慢するよう励ます。	☐	☑
16．患者の疼痛がプラセボの投与で緩和されるのであれば，その痛みは本物ではない。	☐	☑
17．オピオイド製剤を定期的に使用している高齢者は，最終的には依存症となる。	☐	☑
18．軽度から中等度の認知機能障害をともなう患者でも疼痛の強さについて自己報告することができる。	☑	☐

19.　高齢者は若年成人よりも疼痛の感覚が弱いことが研究で明確に示されている。	☐	☑
20.　疼痛をともなう高齢者の転倒リスクは高い。	☐	☑
21.　疼痛をともなう高齢者はリハビリテーション活動（歩行等）への参加がより難しくなる。	☑	☐
22.　疼痛の表情がなければ，痛みはない。	☐	☑

セクションⅢ：現在の実践
回答方法：高齢者の看護ケアの経験に基づいて，各質問に対する回答を記入してください。
23.　推奨される疼痛アセスメント尺度を時間の＿＿＿％で特定できる。
24.　推奨される疼痛アセスメント尺度を時間の＿＿＿％で一貫して使用できる。
25.　疼痛をともなう高齢者について，時間の＿＿＿％で 4 時間ごとに疼痛を評価することができる。
26.　疼痛をともなう高齢者について，時間の＿＿＿％で彼らの疼痛の尺度と許容可能な疼痛のレベルを比較することができる。
参考文献
Hamilton, & Edgar, 1992; Herr, Bojoro, Steffensmeier, & Rakel, 2006; Institute of Medicine, 2011; McCaffery, & Ferrell, 1997; McLennon, 2005; RNAO, 2007

資料 9 - 5：人々が理解し使用することができるような比較情報の示し方

　本報告には，情報を最善の形で提示する方法を決める際に，地域社会に存在する多くの選択肢についての総合的な情報が含まれている。異なる選択肢に関連する利点や難点についてわかりやすく説明し，明確にする方法を提示している。

■ロバート・ウッド・ジョンソン基金
　http://www.rwjf.org/
■報告書：人々が理解し使用することができるような比較情報の示し方
　http://www.rwjf.org/files/research/71815.pdf

資料9-6：品質改善に対するEBP報告のサンプル	
シックスシグマ―DMAICの例	
実践改善プログラム―四半期報告 2003～2004年第2四半期（2003年10月1日～12月31日）	
施設／診療科／部署／ユニット：	西3
提出者	
プロジェクト名	胃腸運動性アセスメント
プロジェクトチームメンバー	
問題が特定された日付	
状態	□完了　　☑進行中
安全性プロジェクト	□はい　　☑いいえ

プロジェクト情報源		
☑コアデータ，病棟，医療記録 　監査	□患者の満足度	□多分野プロジェクト
□ベンチマーク	□標識・有害事象・CIR	☑EBP
□その他のデータソース		

改善した領域（あてはまるもの全てに印をつける）：		
☑品質（臨床アウトカム）	□費用	□人（スタッフ・資格認定）
□サービス（有効性・内部プロセス）	□成長（新規または拡張サービス）	

定義：プロジェクトの目的	腹部手術後の胃腸運動性回復の看護モニタリングを改善
方法：現状についてのデータおよび情報	胃腸運動性回復の主要マーカーには第一に腸内ガスおよび排便が含まれ，そのほかに食欲の回復，嘔気・嘔吐のアセスメント，膨張，疼痛が含まれる。看護記録では63%が腸内ガス，88%が排便，63%が食欲だった。
分析：根本的原因およびデータ	従来の腸雑音検査は除外することが難しく，有害な結果を発見するには至らない。腸内ガスおよびBMに関する看護記録は改善する必要がある。看護記録では嘔気・嘔吐と膨張が100%であった。
改善：実施戦略	コアグループの再結成，オリエンテーションでの指導者教育，朝タラウンド，スタッフミーティングでの議論，データフィードバック。コアグループは各スタッフの研修内容を追跡する。
管理：得られたものを維持しワークフローに組み込む	記録を作成する各コンピューターにポケットカードを貼る。同僚による記録の審査

守秘：この資料（マテリアル）は，大学病院スタッフ委員会で罹患率と死亡率を減少させる方法を検討するために使用するものとして用意されている。

第 10 章

適用の決定

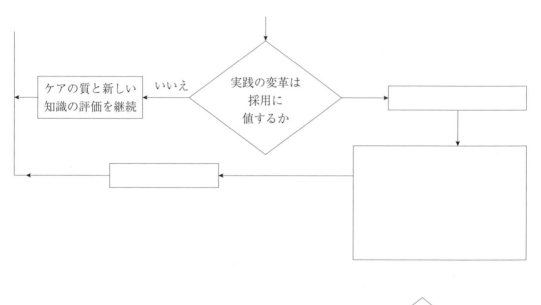

「精神力は物事をやり抜く力にだけでなく，一からやり直す力に見出すことができる」

スコット・フィツジェラルド

EBP の試験的実施の後，チームは評価すべきデータをレビューし，EBP はエビデンスが示したように機能したか，実装計画が適用を促したかについて判断する。試験的実施の評価の構成要素が次のステップを指示する。EBP を試行を実施した病棟にルーチンの実践として統合するべきか，またほかの臨床領域に応用できるかどうかを決定するときに，試験的実施のアウトカムのデータはチームの向かうべき方向性を提示する。この決定を行う際に，プロセス・データはアウトカム・データを補完する。プロセス・データには，評価から得られた知識，態度，行動の要素が含まれる（第9章）。

　望ましいアウトカムが得られた場合にも，プロセス・データをレビューすることは役に立つだろう。プロセス・データとアウトカム・データがともに好ましいものでかつ期待されるものであったとき，調査報告に基づいて，適用や統合の決断はそのまま進められる。多くのケースでは，プロセスを改善する機会も継続して存在する。望ましいアウトカムが得られなかった場合でも，次のステップを決定するのにプロセス・データは役に立つ。知識とコミットメントを作り上げる戦略を用いて，スタッフの知識は実装の後に改善するべきである（第8章）。もし，スタッフの知識が改善しなかった場合，もしくは望ましい水準を下回る場合には，さらなる教育とアウトリーチ（支援）が必要となる。

　評価の中の態度に関する要素は，EBP プロトコルと実装についてのスタッフへのフィードバックを取り込んでいる。通常，認知（perception）は試験的実施後に改善するものである（Block, Lilienthal, Cullen, & White, 2012; Bowman, et al., 2005; Dolezal, Cullen, Harp, & Mueller, 2011）。しかし一方で，スタッフの認知が改善しないプロジェクトがあるかもしれない。たとえば，実践（例：胃内容物の吸引を必要とする経鼻胃管チューブの確認）に活用するのが難しいとき（Ellett, Croffie, Cohen, & Perkins, 2005; Farrington, Lang, Cullen, & Stewart, 2009; Gilbertson, Rogers, & Ukoumunne, 2011; Peter, & Gill, 2009; Rakel, 2004）や，スタッフがもともとルーチンとみなしていた実践の複雑性の中に新しい見識を見いだしたとき（例：血圧測定）（Cullen, Dawson, & Williams, 2010; Dole, 2009; Dole, et al., 2011）などである。スタッフの認知が試験的実施後により明確なものとなり，EBP のプロトコル見直しの必要性が生じない場合には，スタッフはこの介入を適用する準備ができている。もし，スタッフの認知が試験的実施後に望ましい水準より低い場合には，プロトコルの見直し及び（または），実践変革をシステムに組み込むような実装戦略の拡張（例：チェックリスト，記録，標準治療計画，患者へのお知らせ）を検討して，適用しやすくする。

　評価における実践・行動の要素もまた次のステップを決定するのに有用である。この評価は EBP プロトコルの使用状況を捕捉するために，しばしば診療記録の監査によって行われる。電子カルテの使用の増加は，プロセス・データへのアクセスの向上を保証するものである。エビデンスや EBP プロトコルに含まれている重要な指標は，プロセス評価のこの要素の中で把握される。もし，臨床家が EBP プロセスの主要な段階を完了していない場合は，実行可能性や EBP プロトコル及び（または）実装計画の修正の必要性を検討する。

　プロセス・データ，アウトカム・データは，評価に関する4つの構成要素からレビューされる（資料10-1）。各要素は，変化に取り組む準備や，トライアルを実施した領域での EBP の統合やその他の適切な領域での展開をする準備の決定に活気を与える。ほかの領

域へ展開する意思決定は，その領域の代表者を巻き込むことによって促進されるだろう。展開の計画は，実装と評価のためのベースラインデータの収集を通じて，気づきと関心を生み出すことから始める。試験的実施と同様に，実装のタイミングを考慮することが重要で，気づきと関心が向上する時期を活用しつつ，一方で，スタッフの注意が他の変革と競合するような時期は避ける。

適用を決断するための秘訣

➤プロトコルに修正が必要かどうかを決定するためにプロセス評価のデータを使用する。

➤試験的実施の評価中に効果的であった実装戦略を特定する。

➤活用が促されるような追加のツールは何か。

➤質改善のプロセスを通じてプロジェクトのサマリーレポートを送る。

➤類似する患者がいる病棟はあるか。

参考文献

Block, J., Lilienthal, M., Cullen, L., & White, A. (2012). Evidence-based thermoregulation for adult trauma patients. *Critical Care Nursing Quarterly, 35*(1), 50-63.

Bowman, A., Greiner, J., Doerschug, K., Little, S., Bombei, C., & Comried, L. (2005). Implementaton of an evidence-based feeding protocol and aspiration risk reduction algorithm. *Critical Care Nursing Quarterly, 28*(4), 324-333.

Cullen, L., Dawson, C., & Williams, K. (2010). Evidence-based practice: Strategies for nursing leaders. In D. Huber (Ed.), *Leadership and Nursing Care Management* (4th ed.). Philadelphia, PA: Elsevier.

Dole, N. (2009). *Accurate blood pressure measurement of the obese arm: A staff nurse case example of evidence-based practice.* Paper presented at the 34th Annual Conference for the American Academy of Ambulatory Care Nursing, March 2009, Philadelphia, PA.

Dole, N., Griffin, E., Flansburg, C., Happel, B., Burstain, T., Denning, N., et al. (2011). *Accurate blood pressure monitoring in the obese patient.* Paper presented at the Advanced Practice Institute: Promoting Adoption of Evidence-Based Practice, February 25, Iowa City, IA.

Dolezal, D., Cullen, L., Harp, J., & Mueller, T. (2011). Implementing pre-operative screening of undiagnosed obstructive sleep apnea. *Journal of PeriAnesthesia Nursing, 26*(5), 338-342.

Ellett, M., Croffie, J., Cohen, M., & Perkins, S. (2005). Gastric tube placement in young children. *Clinical Nursing Research, 14*(3), 238-252.

Farrington, M., Lang, S., Cullen, L., & Stewart, S. (2009). Nasogastric tube placement in pediatric and neonatal patients. *Pediatric Nursing, 3*(1), 17-25.

Gilbertson, H., Rogers, E., & Ukoumunne, O. (2011). Determination of a practical pH cutoff level for reliable confirmation of nasogastric tube placement. *Journal of Parenteral & Enteral Nutrition, 35*(4), 540-544.

Peter, S., & Gill, F. (2009). Development of a clinical practice guideline for testing nasogastric tube placement. *Journal for Specialists in Pediatric Nursing, 14*(1), 3-11.

Rakel, B. (2004). *Piloting the practice changes.* Paper presented at the Advanced Practice Institute: Promoting Adoption of Evidence-Based Practice, September 2004, Iowa City, Iowa.

資料 10 - 1：EBP ツールの適用の決定			
取り扱い説明			
試験的実施のデータを提示する。試験的実施のように EBP を適用するかどうか，チームとして結果をレビューする。			
知　　　識：			
□事前の知識（全体の平均正答率）			
□事後の知識（全体の平均正答率）			
□知識の向上（事前・事後の知識の比較）			
十分な向上が見られたか？	□はい		□いいえ
「いいえ」の場合，必要とされるアクションを記入			
平均正答率は80%を超えているか？	□はい		□いいえ
特に関心のある項目はあるか？	□はい		□いいえ
「はい」の場合，それを記入：			

態度：態度アセスメントに含まれている項目のサンプル				
主要な指標／項目	事前の平均値	事後の平均値	変　化	閾値の達成
				□はい □いいえ
				□はい □いいえ
				□はい □いいえ
				□はい □いいえ

＊項目の閾値：事後の平均値＞3.25（資料 9 -2a，9 -2b の 1 - 4 の尺度を使用）

行　　　動：				
主要な指標／項目	事前の 頻度／平均値	事後の 頻度／平均値	変　化	閾値の達成
				□はい □いいえ
				□はい □いいえ
				□はい □いいえ

項目の閾値：事後に向上した割合

アウトカム	
期待されるアウトカム＃ 1	
□事前のアウトカム	
□事後のアウトカム	
アウトカムの向上：	□あった □十分ではない
十分ではない場合，それを記入	

期待されるアウトカム＃２	
□事前のアウトカム	
□事後のアウトカム	
アウトカムの向上：	□あった □十分ではない
十分ではない場合，それを記入	
期待されるアウトカム＃３	
□事前のアウトカム	
□事後のアウトカム	
アウトカムの向上：	□あった □十分ではない
十分ではない場合，それを記入	
期待されるアウトカム＃４	
□事前のアウトカム	
□事後のアウトカム	
アウトカムの向上：	□あった □十分ではない
十分ではない場合，それを記入	
必要とされる適切なアクション	

第 11 章

実践変革に取り組む

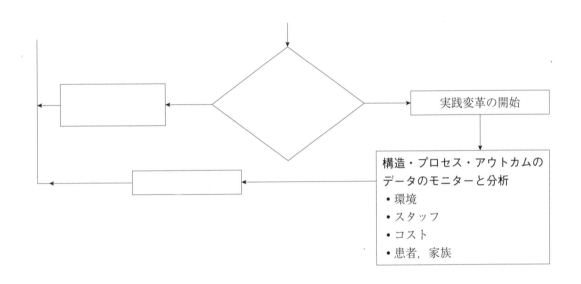

「どこへ向かっているのか分からないとしても，どこか別の場所へ行き着いてしまうだろう」
ヨギ・ベラ

試験的実施と，その領域に実践変革を統合する決定をしたあと，EBP プロトコルの適用から持続的な使用に移行するために追加の作業が必要となる。実践変革に取り組む時に，実装と評価の作業は継続する。実践変革の開始に取り組んでいるチームは，試験的実施のチームとは異なっていると思われ，品質パフォーマンス改善，スタッフの教育・オリエンテーション，ポリシー，記録，マーケティング，広報の専門家等を含んでいるかもしれない。このチームは組織内で実践を標準化し，実践を維持し，評価を継続する責任がある。

　実践変革に取り組むときには，EBP プロトコルの統合と持続的な使用を追求するための実装戦略に焦点がおかれる（第8章）。この実装のフェーズでは，同僚による影響が継続されるだけではなく，達成された仕事を認識したり讃えることも継続する。公的な立場にあるシニアリーダーによって提示される認識は，患者ケアの向上の価値を認める。旧来の実践の習慣に逆戻りしない計画が必要とされる。統合を追跡し再統合の必要性を確認するために，継続的な評価が必要とされる。

　長期にわたる評価は，第9章で述べられている構造・プロセス・アウトカムデータをモニターし，分析することである。指標は，追跡するのに重要とみなされるものか，いまだ向上の見込みを示しているものに限定される。せいぜい3〜5のプロセス指標と2〜3のアウトカム指標が長期的に収集されるべきである。これによって，評価において資源を消耗することなく，資源を統合に集中させることになる。構造指標は，いくつかの EBP プロジェクトで検討するのにふさわしいかもしれない。あるケースでは，構造評価は EBP をサポートし持続させる物理的環境のことを指す（例：手術室の空気の流れ，閉鎖病棟における社会的環境，転落の環境的リスク，など）。スタッフの専門知識やトレーニングもまた追跡すべき重要な構造指標かもしれない（例：術後麻酔回復室での痛みの確認）。EBP プロジェクトをサポートする基盤整備も同様に重要となる。組織，部門，病棟の委員会は，EBP 試験的実施を基にした継続的な実践の向上や持続に責任を持つだろう。EBP をサポートする構造のレビューと検討は，その機関が変化を支援できることを保証するのに重要である。このフェーズにおいて追跡すべき指標は，プロジェクトの変化のニーズに応じて変わることもある。柔軟に対処しよう。

　データは先に述べた監査やフィードバックの技術を使って収集・共有される（資料8-35，8-36）。ステークホルダー（利害関係者）にデータをどのように提供するのか，慎重に考えなくてはならない。解釈を容易にするために試験的実施の結果を示すグラフを選択したり（Abela, 2009），オンラインやソフトウェアアプリケーションの使用を検討する（例：www.ChartChooser.com）。進歩の維持や漸進的な向上を示すために，統合時のデータは収集され，その傾向が示される（Benneyan, Lloyd, & Plsek, 2003; Carey, 2003; Carey, & Lloyd, 2001; Mohammed, Worthington, & Woodall, 2008）。図11-1では，質の向上のための統計的なプロセス管理図を提示している。それは，統計的に有意な傾向として「特別な原因による変動」（資料11-1）（Benneyan, 1998a, 1998b; Statistical Solutions LLC, 2011）を見つけるのに簡単な方法である。統計的なプロセス管理図の作成と解釈のための補足資料は，資料11-2に示されている。

　試験的実施を通じて得られた前進を維持するための再統合を積極的に計画しよう。統合

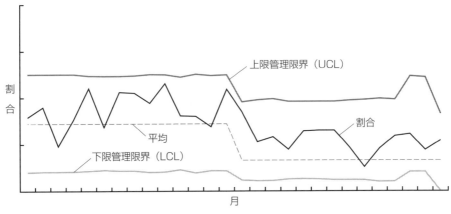

割
合

上限管理限界（UCL）

割合

平均

下限管理限界（LCL）

月

図11‐1　架空のアウトカムデータ

遂行し利用を支持するための戦略が適切でない場合に，試験的実施後3～6か月以内に実践が逆行する傾向がしばしばみられる。忙しい臨床家に集中してもらうために，定期的なデータのフィードバックを計画しよう（資料11‐1）。再統合の確実なタイミングを決定するために，EBPプロトコルの持続可能性に対するさらなる調査が必要となる。試験的実施後の期間はまた，普及のためにデータを比較対照することにも使われる。普及は，統合のさなかにも起こりうる。再統合にともなう作業の必要性が生じるのを避けるために，普及によって注意をそらしたり資源を転用すべきではない。

実践変革に取り組むための秘訣

➤あるフェーズでのアプローチが，実装における展開に役立つかどうか見極める。

➤統合や持続可能性を表すことができる傾向を示す主要な指標を決定する。

➤部門・組織におけるエビデンスに基づくポリシーやプロトコルを開発する。

➤可能なものは文書化する。

➤試験的実施のための統合・持続戦略を策定し，他の病棟，部門，機関へ拡張する機会を探る。

➤シニアリーダーにレポートやプロジェクトサマリーを送り，質改善プロセスを通じて報告する。

➤同様の責任を有する既存の委員会の仕事と統合する。

参考文献

Abela, A. (2009). Chart suggests -a thought-starter. Retrieved August 11, 2011 from: http://www. extremepresentation.com/uploads/documents/choosing_a_good_chart.pdf.

Benneyan, J. C. (1998a). Statistical quality control methods in infection control and hospital epidemiology, part I: Introduction and basic theory. *Infection Control and Hospital Epidemiology,* 19(3), 194-214.

Benneyan, J. C. (1998b). Statistical quality control methods in infection control and hospital epidemology, part II: Chart use, statistical properties, and research issues. *Infection Control and Hospital Epidemiology,* 19(4), 265-283.

Benneyan, J. C., Lloyd, R. C., & Plsek, P. E. (2003). Statistical process control as a tool for research and healthcare improvement. *Quality & Safety in Health Care, 12*(6), 458-464.

Carey, R. (2003). *Improving healthcare with control charts: Basic and advanced SPC methods and case studies*. Milwaukee, WI: ASQ Quality Press.

Carey, R. G., & Lloyd, R. C. (2001). *Measuring quality improvement in healthcare: A guide to statistical process control applications*. Milwaukee, WI: ASQ Quality Press.

Mohammed, M. A., Worthington, P., & Woodall, W. H. (2008). Plotting basic control charts: Tutorial notes for healthcare practitioners. *Quality & Safety in Health Care, 17*(2), 137-145.

Statistical Solutions LLC. (2011). Statistical process control run rules. Retrieved August 11, 2011 from: http://www.statisticalsolutions.net/spc_runrules.php.

資料 11‒1：管理図の実行ルール：管理・条件外の特別な原因─プロセスのためのテスト
（Statistical Solutions LLC, 2011）

ルール1

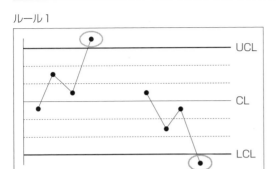

中心線より上側または下側において，
1点が管理限界を超えている例

ルール2

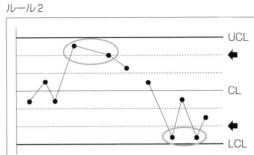

中心線より上側または下側において，
3点のうち2点が2標準偏差を超えている例

ルール3

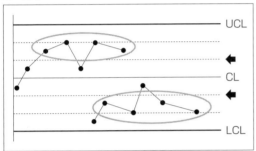

中心線より上側または下側において，
5点のうち4点が1標準偏差を超えている例

ルール4

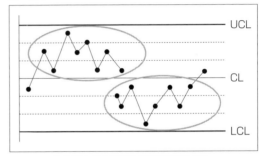

中心線より上側または下側において，
8点が連続している例

ルール5

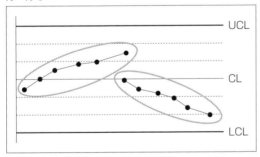

6点が安定して増加または減少している例

ルール6

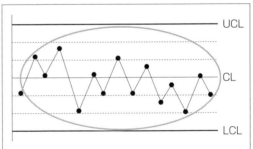

14点が連続して交互に上下している例

ルール7

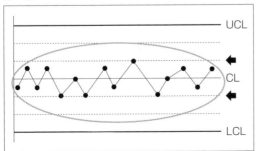

中心線から1標準偏差に15点が連続している例

資料 11－2：ヘルスケアの質の統計学的プロセス管理のための資料

■Benneyan JC, Lloyd RC, Plsek PE. (2003). Statistical process control as a tool for research and healthcare improvement. *Quality & Safety in Health Care*, 12(6)：458-64.

■Carey, R. (2003). *Improving healthcare with control charts: Basic and advanced SPC methods and case studies.* Milwaukee, WI: ASQ Quality Press.

■Carey, R. G., & Lloyd, R. C. (2001). *Measuring quality improvement in healthcare: A guide to statistical process control applications.* Milwaukee, WI: ASQ Quality Press.

■Mohammed, M. A., Worthington, P., & Woodall, W. H. (2008). Plotting basic control charts: tutorial notes for healthcare practitioners. *Quality & Safety in Health Care*, 17(2), 137-145.

■National Health System, UK：

• Quality and service improvement tools: statistical process control (SPC). Located at: http://www.institute.nhs.uk/auality_and_service_improvement_tools/quality_and_service_improvement_tools/statistical_process_control.html

• Quality and service improvement tools: variant-an overview. Located at: http://www. institute. nhs. uk/quality_and_service_improvement_tools/quality_and_service_improvement_tools/variation_-_an_overview.html

• Explanation of statistical process control charts: changes to the presentation of information in the Staphylococcus aureus bacteraemia quarterly reports. Located at: http://www.wales.nhs.uk/sites3/page.cfm?orgid=379&pid=13438

■Schmaltz, S. (2011). A selection of statistical process control tools used in monitoring health care performance. Rockville, MD: Agency for Healthcare Research and Quality. Located at: http://qualitymeasures.ahrq.gov/expert/expert-commentary.aspx?id=16454.

第 **12** 章

普　及

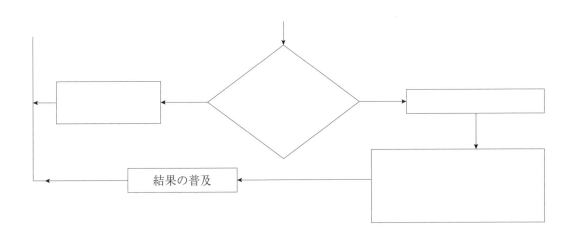

◇＝判断ポイント

「チャンスがノックしてこないのなら，ドアを作ればいい」

ミルトン・バール

普及は組織内で始まり，看護や医療分野全体へと広がっていく。結果は試験的実施の評価後すぐに内部に普及していく。試験的実施の結果報告は，実践の変更を統合するのに重要なステップである。質またはパフォーマンスの改善構造の中での報告も内部の普及に含まれるべきである（資料8−39）。QI（質向上・改善）プログラムを通じた報告またはシニアリーダーへの直接の報告は，業務，EBP の基盤，および組織の優先順位の関連性を示す方策となる。試験的実施の結果を展開する領域へ報告することにより，関心はさらに高まるだろう。EBP への投資から得られた利益が示されれば，シニアリーダーの支持も高まる。内部に普及させる場合は，スタッフが更新や告知を見る習慣があるニュースレター，ブログ，またはホームページに概要を掲載する（資料12-1a，12-1b）。この概要には，チーム，目的，文献をともなう改善の機会，および結果が含まれる。創造的かつ簡潔にまとめ，閲覧者（看護師，医療助手，薬局等）に合わせて情報を絞りこむべきである。また，プロジェクトポスター（資料12- 2）を作製し，掲示することを検討する。そして関連する臨床領域にそのポスターを回覧してもらう。ポスターを新入スタッフのオリエンテーションに使用し，EBP を通じた継続的改善への期待を示すこともできる。

　EBP の外部（組織外）への普及には承認が必要となる場合もある（資料12- 3）。EBP，研究，QI オフィス，およびシニア（上級）看護管理者の告知はシンプルなもので十分である。研究ではない EBP 作業の普及に際して研究倫理審査委員会（IRB）による審査が予想される場合は，ヒト対象研究の承認決定を取得するか，またはヒト対象研究の審査の仕組みから免除してもらうことを検討する（資料12- 4）（Butz, Kohr, & Jones, 2004; Fineout-Overholt, Gallagher-Ford, Melnyk, & Stillwell, 2011; Forsyth, Wright, Scherb, & Gaspar, 2010; Lekan, Hendrix, McConnell, & White, 2010; Wood, & Morrison, 2011）。QI および EBP の業務について所属施設は IRB の審査を要求していないが，外部で（ジャーナル等により）必要になる場合は，免除に関する文書を後から IRB に提出しなければならない場合もある。所属施設の IRB に最善のアプローチについて確認する。以下の会議におけるポスターまたは書類の提出を検討する。

■所属施設内での研究，EBP もしくは QI 会議
■所属施設内もしくは地域的な看護専門会議
■国内外の EBP に関する会議
- アイオワ大学病院およびクリニック，Annual National EBP Conference（国内 EBP 年次会議）（毎年10月に要旨募集）
- 専門機関の国内総会（適宜要旨募集）
- Sigma Theta Tau, International Research & EBP Congress（シグマ・テータ・タウ（STTI）国際研究および EBP 会議）
- 2 年に 1 回の STTI（シグマ・テータ・タウ）国際総会
- テキサス大学，Academic Center for Evidence-Based Practice（EBP のための学術センター），EBP に関する年 1 回の夏季研修
- Midwest Nursing Research Society（中西部看護研究学会）（毎年 9 月に要旨募集）
- Western Institute for Nursing（西部看護研究所）（毎年10月に要旨募集）

・Eastern Nursing Research Society（東部看護研究学会）（9月に要旨募集）

・Southern Nursing Research Society（南部看護研究学会）（10月に要旨募集）

　ほとんどの会議や学会は要旨の募集を公表するだろう。ポスター（示説）や口演発表あるいはその両方に関心があれば，要旨の提出プロセスで選択できる。ポスターや論文の発表は，いずれも得られた成果や学習した内容を共有する機会となる。発表に先立ち準備計画を立てる（資料12-5）。試験的実施や予備データの発表には，ポスターがより適している。要旨の募集要項ではそれぞれフォーマットや提出ガイドラインの概要が記載される。ガイドラインには慎重に従うようにする。要旨が受理された場合は通知が届き，さらに詳細な説明や期日についての連絡がある。いずれのフォーマットにおいてもEBP報告には以下の共通要素が含まれる。

■プロジェクトの表題

■チーム

■目的の記述

■根拠もしくは背景（任意）

■エビデンスの統合

■EBPの変革

■実施方法

■評価および結果

■結論および実践への影響

　出版は，所属機関外への普及を図るもう1つの選択肢である。時間がかかるが価値あるプロセスといえる。以下の事柄はプロセスの早期に決めなければならない。

■執筆者：誰を含めるか，著者の序列，著者の貢献，出版への関与

■雑誌の選択：対象読者の決定，第一候補と第二候補の雑誌決定，選択した雑誌での出版費用の確認

■提出への時間的流れ

　筆頭著者は，提出するために草案の完成を調整する責任を担う。執筆開始時に雑誌の投稿ガイドラインを参考にして論文の種類（レビュー，短報，報告書）を決めて著者に示し，論文の概要に関する特定の説明を読む。提出前に何度か書き直す心構えをしておく。経験豊富な執筆者を招いて執筆過程を導いてもらい，提出前にもう1回校正を行う。

　丁寧に作成し校正を行った原稿を提出して，掲載採択を得る可能性を高める（資料12-6a，12-6b）。粗末で句読点や綴りが誤っている原稿はメッセージ性が乏しく，拒絶される可能性が高い（Fineout-Overholt, et al., 2011; Veness, 2010; Wenzel, Dünser, & Lindner, 2007, 2011）。執筆者ガイドラインを参考にして，フォーマットやスタイルを確認する。雑誌の執筆者ガイドラインに沿ったフォーマットを秘書とともに作成する。ガイドラインは雑誌によりそれぞれ異なっている。中には新米の執筆者に修正の支援を提供してくれるものもある。雑誌によっては，編集者に要旨とともに質問の手紙を送り，修正の支援や原稿が雑誌のねらいと一致しているかについて編集者の指導を要請することを奨励している場合もある。

参考文献

Adams, S., Farrington, M., & Cullen, L. (2012). Evidence into practice: Publishing an evidence-based practice project. *Journal of PeriAnesthesia Nursing, 27*(3), 193-202. DOI: 10.1016/j.jopan.2012.03.004

Bauer, J. J., Gelernt, I. M., Salky, B. A., & Kreel, I. (1985). Is routine postoperative nasogastric decompression really necessary? *Annals of Surgery, 201*(2), 233-236.

Boghaert, A., Haesaert, G., Mourisse, P., & Verlinden, M. (1987). Placebo-controlled trial of cisapride in postoperative ileus. *Acta Anaesthesiologica Belgica, 38*(3), 195-199.

Butz, A. M., Kohr, L., & Jones, D. (2004). Developing a successful poster presentation. *Journal of Pediatric Healthcare, 18*(1), 45-48.

Ducerf, C., Duchamp, C., & Pouyet, M. (1992). Postoperative electromyographic profile in human jejunum. *Annals of Surgery, 215*(3), 237-243.

Fineout-Overholt, E., Gallagher-Ford, L., Melnyk, B., & Stillwell, S. B. (2011). Evaluation and disseminating the impact of an evidence-based intervention: Show and tell. *American Journal of Nursing, 111*(7), 56-59.

Forsyth, D., Wright, T., Scherb, C., & Gaspar, P. (2010). Disseminating evidenced-based practice projects: Poster design and evaluation. *Clinical Scholars Review, 3*(1), 14-21.

Hanrahan, K., Marlow, K. L., Aldrich, C., & Hiatt, A. M. (2012). *Dissemination of nursing knowledge: Tips and resources.* Iowa City, IA: University of Iowa College of Nursing.

Huge, A., Kreis, M. E., Zittel, T. T., Becker, H. D., Starlinger, M. J., & Jehle, E. C. (2000). Postoperative colonic motility and tone in patients after colorectal surgery. *Diseases of the Colon and Rectum,* 43(7), 932-939.

Institute of Medicine. (2003). *Patient safety: Achieving a new standard of care.* Washington, DC: National Academies Press.

Jennings, B. M., & Loan, L. A. (2001). Misconceptions among nurses about evidence-based practice. *Journal of Nursing Scholarship,* 33(2), 121-127.

Lekan, D., Hendrix, C., McConnell, E., & White, H. (2010). The Connected Learning Model for disseminating evidence-based care practices in clinical settings. *Nurse Education in Practice,* 10(4), 243-248.

Nachlas, M. M., Younis, M. T., Roda, C. P., & Wityk, J. J. (1972). Gastrointestinal motility studies as a guide to postoperative management. *Annals of Surgery,* 175(4), 510-522.

Robert Wood Johnson Foundation. (2011). Glossary of health care quality terms. Retrieved August 22, 2011, from: http://www.rwjf.org/qualityequality/glossary.jsp

Rothnie, N. G., Harper, R. A., & Catchpole, B. N. (1963). Early postoperative gastrointestinal activity. *Lancet,* 2(7298), 64-67.

Sackett, D. L., Straus, S. E., Richardson, W. S., Rosenberg, W., & Haynes, R. B. (2000). *Evidence-based medicine: How to practice and teach EBM.* London: Churchill Livingstone.

Sigma Theta Tau International Research and Scholarship Advisory Committee. (2008). Sigma Theta Tau International Position Statement on Evidence-Based Practice February 2007 Summary. *Worldviews on Evidence-Based Nursing,* 5(2), 57-59.

Thorén, T., Sundberg, A., Wattwil, M., Garvill, J. E., & Jürgensen, U. (1989). Effects of epidural bupivacaine and epidural morphine on bowel function and pain after hysterectomy. *Acta Anaesthesiologica Scandinavica,* 33(2), 181-185.

Titler, M. G. (2008). The evidence for evidence-based practice implementation. In R. Hughes (Ed.), *Patient safety & quality -an evidence-based handbook for nurses.* Rockville, MD: Agency for Healthcare Research and Quality. Available at: http://www.ahrq.gov/qual/nurseshdbk/

Tollesson, P. O., Cassuto, J., Faxén, A., & Björk, L. (1991). A radiologic method for the study of postoperative colonic motility in humans. *Scandinavian Journal of Gastroenterology,* 26(8), 887-896.

Veness, M. (2010). Strategies to successfully publish your first manuscript. *Journal of Medical Imaging Radiation Oncology,* 54(4), 395-400.

Wenzel, V., Dünser, M. W., & Lindner, K. H. (2007). How do I write an original article? An introduction for beginners. *Anesthesia,* 56(8), 828-836.

Wenzel, V., Dünser, M. W., & Lindner, K. H. (2011). A step-by-step guide to writing a scientific manuscript. Retrieved September 20, 2011, from: http://www.aaeditor.orq/StepByStepGuide.pdf

Wood, G. J., & Morrison, R. (2011). Writing abstracts and developing posters for national meetings. *Journal of Palliative Medicine,* 14(3), 353-359.

術後の胃腸運動性についての調査：EBP プロトコルの実装

著者：Diane Madsen（看護師，看護スタッフ），Boverly Folkedahl（看護師，高度実践看護師），Tamara Sebolt（看護師，看護師長），Toni Mueller（看護師，高度実践看護師），Laura Cullen（看護師，高度実践看護師）

筆頭著者：Diane Madsen（看護師），アイオワ大学病院看護部（アイオワ州アイオワシティ）

目標および根拠：

術後患者母集団をケアする看護師は従来，腸雑音を検査する。この実践について近年，エビデンスの統合に基づいた疑問がもたれている。胃腸の専門家にアンケート調査を行い，文献レビューを行ってみたところ，腹部手術を受けた患者への腸雑音検査は胃腸の運動性の回復の有効な指標ではないことが明らかになった。

エビデンスの統合：

看護師による腸雑音の聴診は伝統的なものであり，エビデンスとはいえない。術後の回復早期における腹部聴診は，術後の運動性の回復を示すものではない（Huge, et al., 2000）。術後早期の腸雑音は正常な胃腸の運動性を表しているわけではない（Boghaert, Haesaert, Mourisse, & Verlinden, 1987; Nachlas, Younis, Roda, & Wityk, 1972; Rothnie, Harper, & Catchpole, 1963）。腹部手術後の胃腸の運動性回復の主要マーカーは，腸内ガスと腸の動きの回復である（Bauer, Gelernt, Salky, & Kreel, 1985; Ducerf, Duchamp, & Pouyet, 1992; Thorén, Sundberg, Wattwil, Garvill, & Jürgensen, 1989; Tollesson, Cassuto, Faxén, & Björk, 1991）。現在の実践についての調査が，アイオワ大学病院の専門看護師や専門医師，国内の WOC（創傷・ストーマ・失禁）看護認定看護師によって行われた。その結果，腸雑音の検査によって腹部手術後の患者の管理が変わるわけではなく，調査した医師らによってその価値は否定された。

提唱した実践の変更：

胃腸運動性回復の主要マーカーとその他の指標に焦点をあてながら，エビデンスに基づくプロトコルを作成した。実践プロトコルには，腸内ガスと腸の動きの回復調査，および合併症のモニタリングを含め，腸雑音の検査は除外している。

実装方法：

質の高い医療ケアを推進する EBP のアイオワモデルを使用し，実践の変更を行った。実施前のデータ収集には看護師の知識とプロセス指標を含めた。スタッフ教育は終了している。現在，実践変更の実装を支持する部署の方針および看護関連文書を作成している。試験的実施は消化器外科看護病棟にて現在行われている。

評価：

試験的実施が現在行われており，今後結果が報告されるだろう。評価には，教育後の看護師の胃腸運動性についての解剖学的・生理学的知識，胃腸運動性回復に関する記録に関する看護プロセス，および患者のアウトカムが含まれる。実装前後の看護師の知識スコアを比較する。実装前と，実装後の結果を表す患者50名の看護記録が評価される。実装前後の患者のアウトカムを比較する。

要旨表題：

なぜ腸雑音を聞くのか。

著　者：

Diane Madsen（看護師，看護スタッフ），アイオワ大学病院，7JCE 病棟

　　他のすべての看護師と同様に，私は基礎看護教育で腸雑音を聞くことも看護アセスメントの一環であると教育された。臨床看護学のテキストでは，看護師は腹部のすべての四分円においてそれぞれ最長2～5分間腸雑音を聞くと指導している。これにより看護にあてる貴重な時間が20分も奪われてしまう。この時間を有効利用できないものかと考えた。EBP のインターンシッププログラムに参加したとき，この実践方法が胃腸外科ユニットで担当した患者のケアの質向上につながったかどうかを調査しようと決めた。

　　文献検索では，術後の患者の腸雑音を聴診する際に聞こえる音は，小腸に戻ろうとする非協調的な筋電活動によるものであることが明らかになった。運動性の回復は段階的に起こる。はじめにランダムな電気活動，次にランダムな筋収縮，続いて協調的な筋電活動があり，これが前進運動へとつながる。胃腸の運動性が有効となるには大腸の前進運動が必要で，これは患者が腹部手術から回復までの経過を経て最後に回復する。文献では，腹部手術後の胃腸の運動性回復を判断するものとして腸雑音の検査は支持されていなかった。アイオワ大学病院の専門看護師や WOC（創傷・ストーマ・失禁）看護認定看護師から得られた調査結果からは，現在の看護の実践と看護師による腹部手術後のモニタリングの根拠が明らかになった。アイオワ大学病院の胃腸の外科医の調査では，看護師による腸雑音アセスメントに価値をおいていないことがわかった。

　　腹部手術後の患者の回復や潜在的合併症をモニタリングするうえでより価値があると判断できる看護アセスメントは，腸内ガスの通過や排便，食欲の回復，吐き気，嘔吐，膨張感であった。

　　本プロジェクトの結果から，7JCE 病棟の看護スタッフは，腸雑音の聴診を腹部手術患者の術後アセスメントには組み込んでいない。実践の変更後，合併症の増加は認められていない。

　　本情報は，以下の看護学会で発表されている。
- 中西部看護研究学会（国際）
- アイオワ大学 EBP 年次会議（国内）
- アイオワ看護管理者組合（州）
- WOC（創傷・ストーマ・失禁）看護認定看護師協会（国内）
- 内科・外科看護師学会年次総会（国内）
- アイオワ大学病院およびクリニックの看護感謝デー（病院内）

　　各発表において参加者からは大きな関心が寄せられており，なぜその看護業務が行われているのかについての思考を刺激することが期待される。従来の看護の実践についても，腸雑音アセスメントのように EBP プロセスを用いて評価すべきである。すばらしい学習経験であり，看護の実践に影響を与える機会であった EBP インターンシッププログラムに，看護師の皆様は申し込まれることをお勧めしたい。

資料 12 - 2：EBP に関するポスターをどのように作成するか

ポスターは，EBP の共有を始めるうえで容易な方法である。作成の際は，読みやすく重要メッセージに焦点をあてるようにする。EBP ポスター作成のコツは以下のとおりである。

■大きなフォントを使用する（>28）。
■チームを掲載する際には包括的に。
■EBP レポートの要素を含める。
- チーム
- プロジェクトの題目
- 目的の記述
- 根拠もしくは背景（任意）
- エビデンスの統合
- EBP の変革
- 実施方法

- 評価および結果
- 結論・実践への影響

■ポスターに内容を記入する。読み手は各段を上から下へ，左から右へと読む。

■資金提供機関に謝意を表する。

■内容を広げたいが注意がそれてほしくないところには色や画像を使用する。

■容易に解釈できるよう最小限の文章を添えて，データをグラフで報告する。

■グラフにラベルをつけるのを忘れないようにする（X軸，Y軸，対象数等）。

■必要に応じてプログラムのテーマにリンクを貼る。

参考文献

Hanrahan, et al., 2012

資料12-3：EBPプロジェクトの方針（ポリシー）のサンプル

添付の方針は機密であり，アイオワ大学病院およびクリニックでの使用に限定して作成されていて，それ以外の場所での使用には改変が必要となる。本情報の使用許可は，「*EBP Building Blocks: Comprehensive Strategies, Tools and Tips*」購入者のみに限られる。アイオワ大学病院はその使用もしくは応用に責任を有さず，本製品は転売や配布の対象ではない。

方針および手順マニュアル

EBP

プロジェクト：開始，実装，報告，普及　　N-A-12.003

方針

1．EBPプロジェクトの探求または開発の支援は，「看護研究およびEBP部門（Office of Nursing Research and Evidence-Based Practice）」または「EBPコミュニケーションの輪」（図12-1）に記載の部署の代表から得ることができる。

2．質の高いケアを推進するEBPのアイオワモデル[L1]は，看護および患者ケア部門で使用しているプロセスガイドである。*Evidence-Based Practice Building Blocks Comprehensive Strategies, Tools and Tips*[L2]はアイオワモデルの使用を促進するもので，「看護研究およびEBP部門」もしくは看護研究委員会メンバー[L1]から入手可能である。(https://uihc.org/evidence-based-practice-building-blocks-comprehensive-strategies-tools-and-tips)

3．EBPプロジェクトのリーダー（達）は必要であれば，看護師委員会の適切な部署に対して，方針，手順，基準，およびガイドラインについて，推奨されるエビデンスに基づく修正を行う

責任を担う（ポリシー，情報科学，および・または QI 委員会等）。

4．EBPプロジェクトの結果は，試験的実施後，以下の看護イントラネットサイトにて得られる実践改善プログラムを用いて，目標に達するまで定期的（四半期，6週間ごと等）に報告する（四半期報告書）。(https://uihc.org/clinical-quality-safety-and-performance-improvement-assets ← この中の「Performance Improvement P」) この報告書は，部署や科のQI委員会に提出する。プロジェクトの内容や展望によっては報告書を他の委員会へと送る場合もある。

5．外部への普及が奨励される。外部への普及や承認に関する相談は，「看護研究およびエビデンスに基づく実践部門」に電話をかける（384-9098）。

関連基準およびリンク

- ポリシー N-A-12.001　看護部内で研究を行うことへの承認
- ポリシー N-A-12.002　看護研究提唱基金

- ポリシー N-A-12.004　学生が看護および患者ケア部門内で特別なプロジェクトを行うことへの承認
- ポリシー N-A-13.003　参考文献：記述に関するガイドライン

参考文献

L1　Titler, M. G., Kleiber, C., Steelman, V., Rakel, B., Budreau, G., Everett, L. Q., Buckwalter, K. C., Tripp Reimer, T., & Goode, C. (2001). The IOWA model of Evidence-Based Practice to Promote Quality care. *Critical Care Nursing Clinics of North America*, 13 (4), 497-509.

L2　Cullen, L., Tucker, S. J., Hanrahan, K., Rempel, G., & Jordan, K. (2012). *Evidence-Based Practice building blocks: Comprehensive strategies, tools, and tips*. Iowa City, IA: Nursing Research and Evidence-Based Practice, Department of Nursing Services and Patient Care, University of Iowa Hospitals and Clinics.

アイオワ大学病院
看護および患者ケア部門

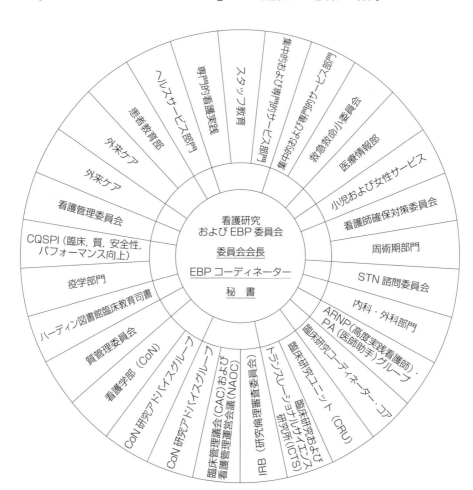

図 12-1　看護研究および EBP コミュニケーションの輪

資料 12 - 4：EBP プロジェクトの IRB（研究倫理審査委員会）

多くの組織が，EBP に IRB 審査が必要かどうかを決めるのに苦慮している。EBP，研究の実施，および質の改善の間に混乱が生じている。定義を見直してみることが議論の基本となる。

定　義

研究もしくはヒトを対象とした研究の実施：
- ■「研究とは，研究開発や試験，評価を含む系統的調査で，一般化できる知識を開発もしくはそれに貢献するようデザインされたものである」。

EBP：
- ■臨床的専門性および患者の価値観と最良の研究エビデンスの統合（Sackett, Straus, Richardson, Rosenberg, & Haynes, 2000, Titler 2008）。
- ■実践や臨床的意思決定を導くのに現存のエビデンスを使用するプロセス。アウトカム管理の各要素に対処する（Jennings, & Loan, 2001）。
- ■EBP は，実践者と患者および患者にとっての重要他者が，リサーチエビデンス（研究結果），患者の経験および意向，臨床的専門性やノウハウ，およびその他入手可能な確実な情報源に基づいて意思決定を共有するプロセスである（Sigma Theta Tau International Research and Scholarship Advisory Committee, 2008）。

質の高い医療ケア：
- ■「個人や母集団への医療サービスにおいて，望ましい健康アウトカムが得られる確率が高まり，それが現在の専門的知識と一致している程度」（Institute of Medicine, 2003）。
- ■（ケアの）質とは，臨床家や病院，医療現場が，望ましい健康アウトカムが得られる確率が高まるようなサービスで，かつ現在の専門的知識と一致しているケアを個人や集団に提供する能力の程度である。質の高い医療は，正しいことを正しいときに，正しい人物が正しい方法で行い，最良の結果を生みだすことを意味する。QI（質向上・改善）運動の主張するところでは，ケアは「安全で有効，患者中心でタイムリー，効率的で公平」であるべきである（Robert Wood Johnson Foundation, 2011）。

資　源

- ■看護研究および EBP 委員会の委員長もしくは委員の手助けを得ることができるだろう。
- ■IRB の臨床部門の委員長もまた，EBP と研究実施を区別する人材である。
- ■組織のポリシー
- ■健康ヒューマンサービスポリシーはインターネット上でも入手可能。

評価計画および IRB 審査を考慮する際の EBP の秘訣

- ■EBP プロジェクトの評価では，どのデータが「本当に」必要かを考える。この計画を最初に立案する。評価プランを作成しながら慎重に考える。必要不可欠なデータおよび重要な QI 指標のみを集める。最低限の患者の身元証明（病院の受付番号等）が必要となる場合が多く，病院の番号は実施前と実施後の各集団についてカルテ審査を二重に行わないようにするためだけに使用する。集団のデータが得られたら（実装前群等），データを匿名にする。
- ■臨床部門長もしくは所属施設の IRB に，ヒトを対象にした研究としての判断を要請する。
- ■IRB への提出は QI としてであり，研究としてではないことを明確にしておく。QI という文字をタイトルに入れ QI（研究ではなく）用語を一貫して使用する。例えば，PI（研究代表者）ではなく QI・EBP プロジェクトディレクター，方法デザインではなく評価プランという用語とする。データ分析は単なる記述統計である場合が多い等。
- ■EBP の作業を担当するグループと IRB（研究倫理審査委員会）の臨床分野のリーダーの間で定期的に議論し，全員の足並みが揃っているようにする。
- ■結果の感度がきわめて高い場合は，どうしても必要というのならば，より一般的なアウトカムを提供するような形で報告することを検討する（「患者の入院日数1000日あたり X 件から Y 件への転倒率の減少」の代わりに「転倒が X%低減」などとする）。このデータは読み手にとってさほど有用ではないため，慎重に検討する。
- ■IRB 審査については，常に施設の方針に従う。

資料 12 - 5：EBP の発表の準備をどのようにするか

PC を使用してパワーポイントでプレゼンテーションを作成する方法

■発表に関するセッションの説明を読む。制限時間を把握する。

■秘訣：大まかにいうと，1枚のスライドにつき1～2分とする。質疑応答の時間を設ける。

■提供される装置は何か確認する　インターネットの接続等，特別に必要なものがあれば主催側に伝える。

■パワーポイントを開き，テンプレートやデザインのスタイルを選ぶ。全体を同じデザインに統一する。

■必要に応じて，筆者名や所属施設のロゴ，スポンサー名（助成金やその他の資金援助）を載せたタイトルスライドを作成する。

■プレゼンテーションの目的や概要を特定する。

■内容を作成する。

■秘訣：

- 経験の少ない発表者は内容を詰め込みすぎる傾向がある。情報の中で重要となる点を特定する。聞き手にすべてを浴びせない

- タイトルを利用して，参加者にスライドの内容の関連性を知らせる

- できればグラフを使用する。表よりも読みやすい

- 図表や画像を加える際は，対象物のサイズを適切に変更し，歪みがでないようバランスを保つ

- 直接引用したものや特定の調査研究については筆者名や日付を添える。スライドに直接引用する。フォントは小さめでもよい。引用した参考文献の完全リストは最後に載せ，対象者が入手できるようにする

- スライドのフォントは24ポイント以上にしておく。タイトルはやや大きめで参考文献は16ポイントでもよい

- 内容の一貫性と全体的なフォーマットを確認する

- 口頭発表のスライド作成ではスライドの備考欄を利用することを検討する

■実践や研究，将来的な方向性についての意義を入れて結論をまとめる。

■完結性とタイミング，流れをみながら発表の練習をする。切り替え効果が必要な場合はスライドを加える。

■見直しを行い，綴りをチェックして，校正する。それを繰り返す。

■保存する！　バックアップを行う。

■説明にしたがって〔発表会場の担当者に発表のファイルを〕提出するが，常にバックアップをとる。

■配布物や発表内容のコピーを用意すべきかを考え，必要であればそれらも提出する。

■質疑応答の時間を計画する。

参考文献

Hanrahan, et al., 2012

資料 12 – 6b：EBP の出版サンプル

　2011年11月 2 日にウォルターズ・クルワー・ヘルス社（医学研究）より添付文献の複製の許可をいただいた。L. Cullen（個人的な交流・E メールにて，2011年11月 2 日）

引用

Madsen, D. Sebolt, T. Cullen, L, Folkedahl, B. Mueller, T., Richardson, C. et al. (2005) Listening to bowel sounds: An evidence-based practice project. *American Journal of Nursing,* 105（12），40-50

3.5時間　継続教育

「腸雑音を聞く――EBP プロジェクト」

　腹部手術を受けた患者において，従来の実践は胃腸の運動性回復の指標として最良ではないことが看護師によって明らかになった。

概要

　看護師による腸雑音の聴診は1905年にはじめて提唱され，特に疑問を抱かれることもなく現在に至っている。著者らは，腹部手術後の胃腸（GI）運動性の回復のアセスメントに，この方法を用いることについて，確固たるエビデンスが存在するかどうかを判断するためプロジェクトを立ちあげた。文献を評価し，看護実践の評価を行った。文献レビューおよび評価の結果に基づき，看護実践ガイドラインを作成して実施し，評価した（本稿で概要を述べた看護実践ガイドラインは，腹部手術を受けた患者への使用のみ評価しており，他の患者集団では評価を行っていないため，これらの患者群では使用が不適切である可能性もある）。結果は良好で，腸内ガスの回復や術後最初の腸の動き等，腸雑音以外の臨床パラメータが腹部手術後の GI 運動性回復のアセスメントに適切であることを示している。腸雑音の検査は中止され，実践の変更により患者の回復に有害な影響がなかったことを確認するため患者のアウトカムを評価した。

付録A

モデル

付録 A‐1：良質なケアを推進する EBP のアイオワモデル

アイオワモデルの使用もしくは複写についての許可の要請は，以下を参照。

https://uihc.org/iowa-model-revised-evidence-based-practice-promote-excellence-health-care

付録 A‐2：EBP のための実装戦略

実装のガイドの使用もしくは複写についての許可の要請は，以下を参照。

https://uihc.org/implementation-strategies-evidence-based-practice-evidence-based-practice-implementation-guide

付録 A‐1　良質なケアを推進する EBP のアイオワモデル

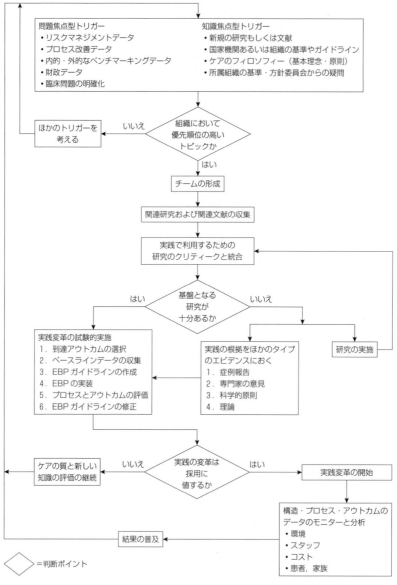

Titler, M. G., Steelman, V. J., Rakel., B. A., Budreau, G., Everett, L. Q., Buckwalter, k. C., Tripp-Reimer, T., & Goode C. (2001) The Iowa Model of Evidence-Based Practice to Promote Quality Care. *Critical Care Nursing Clinics of North America,* 13(4), 497-509.
使用許可要請：Department of Nursing The University of Iowa Hospitals and Clinics Iowa City, IA 52242-1009.

	気づきと関心の創造	知識とコミットメントの構築	活動と採用の促進	統合と継続的使用の促進
臨床家・組織リーダー・主要なステークホルダーの接触	・優位性*や期待される影響の強調* ・適合性の強調* ・継続的教育プログラムの継続* ・サウンドバイト* ・抄読会* ・スローガンやロゴ ・スタッフミーティング ・病棟ニュースレター ・病棟での現任者教育 ・重要なエビデンスの配付 ・ポスターやチラシ ・モバイルでの「道筋の提示」 ・告示と広報	・教育（ライブ，バーチャル，コンピューター等）* ・ポケットガイド ・実践変革と，有力者・ステークホルダーの優先事項との結びつけ* ・チェンジ・エージェント（チェンジ・チャンピオン*，コアグループ*，オピニオンリーダー*，ソートリーダー等） ・教育的アウトリーチまたはアカデミック・ディテーリング（体系的情報支援）* ・他のEBPプロトコルと実践の変革の統合* ・実践に対する明確な結果をともなう信頼できるエビデンスの普及* ・観察可能な効果* ・ギャップアセスメント・ギャップ分析* ・臨床家によるインプット* ・現場での適用*と簡易化* ・変革を計画するためのフォーカスグループ* ・資源・設備と実践の変革のマッチ ・資源マニュアルや教材（電子媒体もしくはハードコピー） ・ケーススタディ	・教育的アウトリーチまたはアカデミック・ディテーリング（体系的情報支援）* ・リマインダーもしくは実践プロンプト（指示メッセージ）* ・作業フローまたは意思決定アルゴリズムの提示 ・資源となる教材とクイックリファレンスガイド ・スキル能力* ・同僚への評価結果の提示* ・インセンティブ（刺激，誘因）* ・実践変革の試験的実施* ・多職種によるディスカッションと問題解決 ・「エレベータースピーチ」* ・臨床研究者によるデータ収集 ・進捗と更新の報告 ・チェンジ・エージェント（チェンジ・チャンピオン*，コアグループ*，オピニオンリーダー*，思想リーダー等） ・ロールモデル* ・ケア現場・ベッドサイドでの問題解決 ・ケア現場での承認の提供*	・現場単位での進捗への賞賛* ・個別化されたデータのフィードバック* ・公的な認識* ・実際の改善データに基づいてスタッフへのメッセージの個別提供（例：業務の減少，感染暴露の減少等） ・臨床家・患者・家族からのフィードバックに基づく臨床家とのプロトコル見直しの共有化 ・仲間同士の影響 ・実践リマインダーの更新
組織的サポートの構築	・知識の仲介者（ナレッジブローカー） ・執行部の声明 ・新たな設備の公表	・チームワーク* ・活用と適用に関するトラブルシューティング（トラブル対策）* ・ベンチマーク（基準）データ* ・組織リーダーへの通知* ・組織インフラ内での報告* ・行動計画* ・シニアリーダーへの報告	・主要指標の監査* ・実行可能でタイムリーなデータフィードバック* ・結果について懲罰的でないディスカッション* ・チェックリスト* ・記録* ・診療規定* ・患者リマインダー* ・患者の意思決定補助* ・病棟と組織のリーダーによる巡視* ・QIプログラムへの報告* ・シニアリーダーへの報告 ・行動計画* ・患者・家族ニーズと組織優先度との結び付け ・病棟オリエンテーション ・個々のパフォーマンス評価	・監査とフィードバック* ・シニアリーダーへの報告* ・QIプログラムへの報告* ・方針，手順，プロトコルの改訂* ・トレーニング修了のためのコンピテンシー（能力）指標 ・病棟でのプロジェクト責任もしくは組織の委員会 ・戦略プラン* ・これまでの傾向の分析結果* ・教育プログラムへの反映 ・定期刊行物 ・財政的な導因 ・個々のパフォーマンス評価

＊ヘルスケアにおいて少なくともいくつかの実証的エビデンスによって支持されている実装戦略。
＊許可なしに複製してはいけない。

EBPの実装戦略

付録 B

参考文献

付録 B‑1：アイオワモデルを使用した EBP プロジェクトの報告例	
腹部音聴取 (Bowel sound assessment)	Madsen, D., Sebolt, T., Cullen, L., Folkedahl, B., Mueller, T., Richardson, C., & Titler, M. (2005). Listening to bowel sounds: An evidence-based practice project. *American Journal of Nursing*, 105(12), 40-50.
二重手袋の着用 (Double gloving)	Stebral, L., & Steelman, V., (2006). Double-gloving for surgical procedures: An evidence-based practice project. *Perioperative Nursing Clinics*, 3(1), 251-260.
高齢者の骨折 (Elderly fractures)	Myrick, K. M. (2011). Improving follow-up after fragility fractures: An evidence-based initiative. *Orthopaedic Nursing*, 30(3), 174-181.
経腸栄養 (Enteral feedings)	Bowman, A. Greiner, J., Doerschug, K., Little, S., Bombei, C., & Comried, L. (2005). Implementation of an evidence-based feeding protocol and aspiration risk reduction algorithm. *Critical Care Nursing Quarterly*, 28(4), 324-333.
エルゴノミクス（人間工学）・安全な患者の移動方法 (Ergonomics/safe patient handling)	Stenger, K., Montgomery, L., & Briesemeister, E. (2007). Creating a culture of change through implementation of a safe patient handling program [corrected] [published erratum appears in *Critical Care Nursing Clinics of North American* (2009, December), 21(4), 595]. *Critical Care Nursing Clinics of North America*, 19(2), 213-222.
NG チューブの位置確認 (NG tube placement verification)	Farrington, M., Lang, S., Cullen, L., & Stewart, S. (2009). Nasogastric tube placement in pediatric and neonatal patients. *Pediatric Nursing*, 35(1), 17-25.
閉鎖性睡眠時無呼吸症候群 (Obstructive sleep apnea)	Lakdawala, L. (2011). Creating a safer perioperative environment with an obstructive Sleep Apnea Screening Tool. *Journal of PeriAnesthesia Nursing*, 26(1), 15-24. Dolezal, D., Cullen, L., Harp, J., & Mueller, T. (2011). Implementing pre-operative screening of undiagnosed obstructive sleep apnea. *Journal of PeriAnesthesia Nursing*, 26(5), 338-342.
口腔衛生 (Oral hygiene)	Chan, E. Y., Lee, Y. K., Poh, T. H., Ng, I. H., & Prabhakaran, L. (2011). Translating evidence into nursing practice: Oral hygiene for care dependent adults. *International Journal of Evidence-based Healthcare*, 9(2), 173-183.
口内炎アセスメント (Oral mucositis assessment)	Farrington, M., Cullen, L., & Dawson, C. (2010). Assessment of oral mucositis in adult and pediatric oncology patients: An evidence-based approach. *ORL — Head and Neck Nursing*, 28(3), 15.
疼痛アセスメント (Pain assessment)	Kowal, C. D. (2010). Implementing the critical care pain observation tool using the Iowa Model. *Journal of the New York State's Nursing Association*, 41(1), 4-18.
患者フロー (Patient flow)	Popovich, M. A., Boyd, C., Dachenhaus, T., & Kusler, D. (2011). Improving stable patient flow through the emergency department by utilizing evidence-based practice: One hospital's journey. *Journal of Emergency Nursing* (Epub ahead of print).

患者移送 (Patient transfer)	Van Waning, N., Kleiber, C., & Freyenberger, B. (2005). Development and implementation of a protocol for transfers out of the pediatric intensive care unit. *Critical Care Nurse*, 25(3), 50-55.
患者教育 (Patient education)	Cullen, L., & Dawson, C., Williams, K. (2009). Evidence-based practice: Strategies for nursing leaders. In D. Huber (Ed.), *Leadership and Nursing Care Management* (4th ed.). Philadelphia, PA: Elsevier.
鎮静管理 (Sedation management)	Cullen, L., Greiner, J., Greiner, J., Bombei, C., & Comried, L. (2005). Excellence in evidence-based practice: Organizational and Unit exemplars. *Critical Care Nursing Clinics of North America*, 17(2), 127-142.
外傷における体温調節 (Thermoregulation in trauma)	Block, J., Lilienthal, M., Cullen, L., & White, A. (2012). Evidence-based thermoregulation for adult trauma patients. *Critical Care Nursing Quarterly*, 35(1), 50-63.
臍帯動脈血採取 (Umbilical arterial blood sampling)	Gordon, M., Bartruff, L., Gordon, S., Lofgren, M., & Widness, J. A. (2008). How fast is too fast? A practice change in umbilical arterial catheter blood sampling using the Iowa Model for Evidence-Based Practice. *Advanced in Neonatal Care*, 8(4), 198-207.

付録 B - 2：EBP ライブラリーを作るための推薦図書・論文

AACN Advanced Critical Care, 17(2), 2006.

AHRQ (Agency for Healthcare Research and Quality). (2001). *Making health care safer: A critical analysis of patient safety practices.* (AHRQ Pub. No. 01-E058). Rockville, MD: Agency for Healthcare Research and Quality, U.S. Department of Health and Human Services.

Beyea, S. C., & Slattery, M. J. (2006). *Evidence-based practice in nursing: A guide to successful implementation.* Marblehead, MA: HCPro, Inc.

Boswell, C. & Cannon, S. (2010). *Introduction to nursing research: Incorporating evidence-based practice* (2nd ed.). Sudbury, MA: Jones and Bartlett Publishers.

Brown, B. J., & Porter-O'Grady, T. (Jul-Sep 2006). Evidence-based practice: Impact on nursing administration. *Nursing Administration Quarterly,* 30(3).

Brown, S. J. (2008). *Evidence-based nursing: The research-practice connection.* Sudbury, MA: Jones and Bartlett Publishers.

Burnham, J. (Ed.). (2006). *NurseAdvance collection on resources for implementing evidence-based nursing.* Indianapolis, IN: Sigma Theta Tau International.

Burns, N., & Grove, S. K. (2005). *The practice of nursing research: Conduct, critique and utilization* (4th ed.). Philadelphia, PA: W. B. Saunders Company.

Carey, R. (2003). *Improving healthcare with control charts: Basic and advanced SPC methods and case studies.* Milwaukee, WI: ASQ Quality Press.

Carey, R. G., & Lloyd, R. C. (2001). *Measuring quality improvement in healthcare: A guide to statistical process control applications.* Milwaukee, WI: ASQ Quality Press.

Correct Site Surgery Toolkit. (2004). Denver, CO: AORN, INC.

Craig, J. V., & Smyth, R. (2002). *Evidence-based practice manual for nurses.* Elsevier Health Sciences.

Crookes, P. & Davies, S. (1998). *Research into practice: Essential skills for reading and applying research in nursing and health care.* London: Harcourt Publishers Limited.

CURN Project. (1983). *Using research to improve nursing practice: A guide.* Philadelphia: W. B. Saunders Company.

Davies, B., Edwards, N., Ploeg, J., Virani, T., Skelly, J., & Dobbins, M. (2006). *Determinants of the sustained use of research evidence in nursing.* Ottawa, Ontario, Canada: Canadian Health Services Research Foundation.

Davies, B., & Logan, J. (2003). *Reading research: A user-friendly guide for nurses and other health professionals* (3rd ed.). Toronto, ON, Canada: Elsevier Canada.

DiCenso, A., Guyatt, G., & Ciliska, D. K. (2005). *Evidence-based nursing: A guide to clinical practice*: Mosby.

Fitzpatrick, J. J., & K. S., M. (2004). *Internet resources for nurses: A guide to strategies, skills and resources.* New York, NY: Springer Publishing.

Geyman, J. P., Deyo, R. A., & Ramsey, S. D. (2000). *Evidence-based clinical practice: Concepts and approaches* (Vol. 11). Woburn, MA: Butterworth-Heinemann.

Gonick, L., & Smith, W. (1993). *The cartoon guide to statistics.* New York: HarperCollins Publishers, Inc.

Granger, B. B., & Chulay, M. (1999). *Research strategies for clinicians.* Stanford, CT: Appleton & Lange.

Greenhalgh, T., Glenn, R., Bate, P., MacFarlane, F., & Kyriakidou, O. (2005). *Diffusion of innovations in health service organisations: A systematic literature review.* Malden, MA: BMJ Book and Blackwell Publishing.

Guyatt, G., & Rennie, D. (Eds.). (2008). *Users' guides to the medical literature: Essentials of evidence-based clinical practice.* Chicago, IL: AMA Press.

Houser, J., & Bokovoy, J. (2006). *Clinical research in practice: A guide for the bedside scientist.* Sudbury, MA: Jones and Bartlett Publishers.

Institute of Medicine. (2000). *To err is human: Building a safer health system.* Washington, DC: National Academies Press.

Institute of Medicine. (2001). *Crossing the quality chasm: A new health system for the 21st Century.* Washington, DC: National Academies Press.

Institute of Medicine. (2007). *Preventing medication errors: Quality chasm series.* Washington, D.C.: National Academies Press.

Iowa Intervention Project. (2000). *Nursing interventions classification (NIC)* (3rd ed.). Philadelphia, PA: Mosby, A Harcourt Health Sciences Company.

Johnson, M. & Maas, M. (1997). *Nursing outcomes classification.* Philadelphia, PA: Mosby

Kelley, P. W., & Titler, M. G. (2010). Research to practice in the military healthcare system. *Nursing Research (Supplement),* 59, S1-S79.

Krueger, R. A., & Casey, M. A. (2000). *Focus groups: A practical guide for applied research.* Thousand Oaks, CA: Sage Publications, Inc.

Law, M. (2002). *Evidence-based rehabilitation: A guide to practice.* Thorofare, NJ: Slack, Inc.

Levin, R., & Feldman, H. (Eds.). (2006). *Teaching evidence-based practice in nursing.* New York: Springer Publishing Company.

Lo-Biondo-Wood, G., & Haber, J. (2006). *Nursing research: Methods and critical appraisal for evidence-based practice* (6th ed.). St. Louis, MO: Mosby, Inc.

Malloch, K., & Porter-O'Grady, T. (Eds.). (2006). *Introduction to evidence-based practice in nursing and health care.* Sudbury, MA: Jones and Bartlett Publishers.

Mateo, M. A., & Kirchhoff, K. T. (1999). *Conducting and using nursing research in the clinical setting* (2nd ed.). Philadelphia, PA: W. B. Saunders Company.

McKibbon, A., & Wilczynski, N. (2009). *PDQ: Evidence-based principles and practice* (2nd ed.). Shelton, CT: People's Medical Publishing House.

McSherry, R., Simmons, M., & Abbott, P. (2002). *Evidence-informed nursing: A guide for clinical nurses.* New York: Routledge.

Melnyk, B. M., & Fineout-Overholt, E. (2011). *Evidence-based practice in nursing and healthcare: A guide to best practice* (2nd ed.). Philadelphia, PA: Lippincott, Williams & Wilkins.

Munro, B. H., & Page, E. B. (1993). *Statistical methods for health care research.* Philadelphia: J. B. Lippincott Company.

National Institute for Health and Clinical Excellence. (2005). *How to put NICE guidance into practice.* London WC1V6NA.

Norwood, S. L. (2000). *Research strategies for advanced practice nurses.* Upper Saddle River, NJ: Prentice-Hall. Inc.

Nursing Executive Center. (2005). *Evidence-based nursing practice: Instilling rigor into clinical practice.* Washington, DC: The Advisory Board Company.

Oermann, M. H. (April-June 2006). Research on quality care and evidence-based practice in nursing. *Journal of Nursing Care Quality,* 21(2).

Ogier, M. E. (1998). *Reading research* (Second ed.). London: Bailliere Tindall.

Peterson, M. (Ed.). (2001). *Journal of Health Politics, Policy and Law* (Vol. 26).

Poe, S. S., & White, K. M. (2010). *John Hopkins nursing evidence-based practice: Implementation and translation.* Indianapolis, IN: Sigma Theta Tau.

Porter-O'Grady, T., & Malloch, K. (2002). *Quantum leadership: A textbook of new leadership.* Sudbury, MA: Jones and Bartlett Publishers.

Posavac, E., & Carey, R. (2003). *Program evaluation: Methods and case studies* (6th ed.). Upper Saddle River NJ: Prentice Hall.

Pyrczak, F. (2006). *Making sense of statistics: A conceptual overview*. Glendale, CA: Pyrcza Publishing.

Roberts, A. R., & Yeager, K. R. (2004). *Evidence-based practice manual: Research and outcome measures in health and human services*. New York: Oxford University Press, Inc.

Rogers, E. (2003). *Diffusion of innovations* (Fifth ed.). New York: The Free Press.

Straus, S. E., Richardson, W. S., Rosenberg, W., & Haynes, R. B. (2005). *Evidence-based medicine: How to practice and teach EBM*. London: Churchill Livingstone.

Studer, Q. (2003). *Hardwiring excellence: Purpose, worthwhile work, & making a difference*. Gulf Breeze FL: Fire Starter Publishing.

Thompson, C. J. (2001). *Critical Care Nursing Clinics of North America: Translating Research Into Practice*, 13(4).

Thorsen, T., & MaKela, M. (1999). *Changing professional practice: Theory and practice of clinical guidelines implementation*. Copenhagen: DSI: Danish Institute for Health Services Research and Development.

Titler, M. G., & Goode, C. J. (1995). *The Nursing Clinics of North America: Research Utilization*, 30.

V. Steelman (Guest Editor), & P. Seifert (Consulting Editor). (September 2006). *Perioperative nursing clinics: Evidence-based practice* (Vol. 1, Issue 3). New York, NY: W. B. Saunders Company, a division of Elsevier Inc.

Webb, C., & Roe, B. (Eds.). (2007). *Reviewing research evidence for nursing practice*. Malden, MA: Blackwell Publishing, Ltd.

付録 C

用語解説

アウトカム尺度（outcome measure）

　医療プロセス・サービス・活動が実施もしくは非実施の後に，生じたもしくは生じなかったことを測定するもの。アウトカム尺度は，組織もしくは臨床家によるサービス提供で得られた結果を定量化する（AHCPR, 1999）。

アウトカムの有効性研究（outcomes effectiveness research）

　ケア提供者の介入による患者アウトカムへの影響の研究。大規模な電子データベースに記録保存されている実際の臨床データを用いて，典型的な患者が通常の状況下で得られる医療効果を示唆する（Reed, et al., 2007; Titler, Dochterman, & Reed, 2004; Titler, et al., 2006）。

　医療による患者および集団のアウトカムへの影響を評価すること。費用対効果や費用効用など，医療上のアウトカムと関連付けられる経済的影響の評価を含む場合もある。アウトカム研究では，臨床現場で多領域にまたがるチームによって一般的に行われるケアの医療問題関連もしくは疾患関連の評価が強調される。アウトカムの範囲は幅広く，死亡率や有病率，機能状態，精神衛生，その他の健康関連の生活の質が含まれる（NLM, 2011）。

　提供されたケアと患者のアウトカムとの間のつながりおよび関連性を記述すること。多様なケア提供者およびシステムによる患者のアウトカムとケアの質への貢献を判断する。

　アウトカム研究では，特定の医療または介入による最終結果を評価する（AHCPR, 2000）。

アカデミックディテーリング（体系化した情報支援）・教育的アウトリーチ（academic detailing or educational outreach）

　体系化された提案で，推奨された実践の採用を意図してデザインされている（Soumerai, & Avorn, 1990）。

　医師と個別に実践ガイドラインについて話し合うために，医師や薬剤師などの人物を職場に行かせるような実践のことである。話し合いでは，エビデンスの提案やガイドラインの適性に関する情報が含まれており，それはガイドラインの遵守を向上することを目的としている。このモデルは，医薬品の売り込みのために製薬会社によって用いられる手法として確立している（Komarov, et al., 1999）。

アルゴリズム（algorithm）

　決定木アルゴリズムの項を参照。

一般化可能性（外的妥当性）（generalizability）

　特定の研究結果を，実際に行った研究以外の集団や状況に当てはめられる可能性（Colorado College, 2011）。研究デザインを用いて確立されるので，通常EBPが扱う範囲を超えている。

医療過誤（medical error）

　患者にとって有害な過失。薬剤による有害事象や院内感染，手術部位の誤認（取り違え）などは，予防可能な医療過誤の例である（Robert Wood Johnson Foundation, 2011）。

インストゥルメント（instruments）

　データ収集に用いる機器もしくは技法（UMMC Nursing Research Council, 2011）。

インセンティブ（incentives）

　行動の変化を促すために個人もしくはシステムに対して，条件を満たした場合にのみ与えられる金銭や商品，所望品などの直接的または間接的支払い（Rogers, 2003）。特定の行動方針に動機を提供するか，もしくは，他と比べてある選択肢を選んだ理由とみなされるあらゆる要素（金銭的もしくは非金銭的なもの）（Flodgren, et al., 2011）。患者ケアにおける「パフォーマンス（治療成績）」および「質」的成果に対する金銭的報酬もしくは特別手当。インセンティブは，提供者もしくはその集団に直接授けることができる（Kane, Johnson, Town, & Butler, 2004）。「インセンティブとは，働いている組織，運営している施設，提供した介入の結果として，提供者が直面するすべての褒賞ならびに処罰である」（World Health Organization, 2000: 61）。

エビデンスに基づく医学（evidence-based medicine）

　日々の医学的な意思決定において，効果が検証された最新で最も入手可能な科学的研究と実践を利用することで，十分な訓練を受けた経験豊富な臨床家による個々の臨床的実践の決定を含むものである。最も一般的で費用のかかる健康状態に対する治療成績指標の開発において，エビデンスが重要である。治療成績指標は，消費者が医療提供者を比較し，日常的に最も質が高く安全で有効なケアを提供しているのがどこかを知ることを可能にする（Robert Wood Johnson Foundation, 2011）。

エビデンスに基づく介入（evidence-based intervention）

効率性と有効性が証明されている（エビデンスに基づく）介入であり，プログラム，実践，方針，ガイドラインを含む幅広いものとして定義される（Rabin, et al., 2008）。

エビデンスに基づく実践：EBP（evidence-based practice）

医療従事者，患者，その他の重要な関係者間で共有する意思決定プロセスであり，リサーチエビデンス（研究結果），患者の経験と希望，臨床的専門性もしくはノウハウ，そしてその他の入手可能で確実な情報源に基づくものである（Sigma Theta Tau International Research and Scholarship Advisory Committee, 2008）。

最良のエビデンスに，臨床的専門性と患者の価値を統合したもの（Sackett, Straus, Richardson, Rosenberg, & Haynes, 2000）。

実践や臨床的な意思決定を導く最新のエビデンスを活用するプロセス。アウトカム管理プロセスの一部（Jennings, & Loan, 2001）。

エビデンスに基づく実践（EBP）のファシリテーターもしくはメンター（facilitator or mentor for evidence-based practice（EBP））

EBP の知識やスキルを持ち，EBP プロセスを通して他者を主導するリーダー。

エビデンスの強さ（strength of evidence）

研究デザイン（エビデンスのレベル），研究の質（どれだけ適切に実装されたか），統計学的精度（p 値および信頼区間）の組み合わせについて評価されることが多い（Rychetnik, et al., 2004）。

エビデンスレベル（levels of evidence）

バイアス（偏り）に対する感受性によって分類した研究デザインの階層（ヒエラルキー）。その階層は，同一の研究設問（リサーチ・クエスチョン）が異なるタイプの研究で検証されている場合，どの研究に最も重きをおいて評価すべきかを示す（Rychetnik, et al., 2004）。

エレベーター・スピーチ（elevator speech）

EBP の重要性を「売り込む」ための短時間（例えば，2分間）のプレゼンテーション。

EBP や組織の利益，潜在的影響などについてをリーダーと共有するための短い説明（エレベーターに乗っている間という意味）。

オピニオンリーダー（opinion leaders）

考えや行動が他者のモデルとなる人物。コアグループにメッセージを伝達し，グループ内の人々の態度や行動に影響を与える（Damschroder, et al., 2009; Doumit, Gattellari, Grimshaw, & O'Brien, 2007; Komarov, et al., 1999）。

拡散（Diffusion）

新しい介入に関する，受動的，標的のない，無計画で，統制されていない広がりを示す。拡散は，一連の拡散・普及・実装プロセスの一部で，最も焦点が広く，積極的なアプローチである（Rabin, et al., 2008）。

監査およびフィードバック（audit and feedback）

推奨される実践の採用を促進するために，重要な指標やアウトカムをモニタリングして臨床家であるユーザーに積極的な報告をすること（Jamtvedt, Young, Kristoffersen, O'Brien, & Oxman, 2006）。

質や成果を改善するプロセスとしてルーティンに行われる。

患者中心のケア（patient-centered care）

患者の文化的伝統，個人的な希望や価値観，家庭状況，ライフスタイルを考慮したケアスタイル。自己管理やモニタリングの重要な局面における責任は，必要な物品や支援とともに，患者の手に委ねられる。また，患者中心のケアでは，異なる医療提供者や医療環境への移行に際して効率的な調整を保証する。患者中心のケアにおいては，必要とされないもしくは望まれないサービスは削減される（Robert Wood Johnson Foundation, 2011）。

患者中心のメディカルホーム（PCMH）または患者中心の医療ケアホーム（patient-centered medical home（PCMH）or patient-centered healthcare home）

疾患に対する一時的な治療ではなく，患者のための組織的・積極的・協調的なケアの提供を狙いとしたヘルスケアモデル。メディカルホームや医療ケアホームでは，プライマリケア提供者が患者の「ホームベース（事業管理の中心となるオフィス）」として機能し，患者のあらゆる健康面を見守り，ケアに関与するあらゆる専門家との調整を行う（Robert Wood Johnson Foundation, 2011）。

患者の意向を重視するケア（preference-sensitive care）

患者の生活の質や余命を左右する重大な取引が関与する治療。介入についての決定（行うか行わないか，どれを行うか）は，患者の個人的価値観や意向を反映し，患者がインフォームド・チョイス（情報を得たうえでの選択）を行うのに十分な情報を得た後で行わなければならない。主要なアウトカム，つまり生存についてのエビデンスが十分に強いこともあれば，ほかの場合では，その根拠がずっと弱いこともある（Robert Wood Johnson Foundation, 2011）。

患者の満足度（patient satisfaction）

組織や病院，医師や医療従事者によって提供されたサービスについて，患者から報告もしくは評価を得られるようデザインされた測定値（Robert Wood Johnson Foundation, 2011）。

患者フロー（patient flow）

あらゆる医療現場においてケアを必要とする患者の動き（救急外来から入院までのプロセスなど）。患者のケア開始から，病院または医療システムをとおして移動するプロセスを意味する（Robert Wood Johnson Foundation, 2011）。

観測可能な効果（observable impact）

EBP 介入による，目に見えて具体的な臨床的意義のある効果（グロージェルの手指消毒液，褥瘡の治癒段階の画像など）（Davies, Tremblay, & Edwards, 2010; Fishbein, Tellez, Lin, Sullivan, & Groll, 2011）。

新規の方法の結果が他者にどれだけわかるかという度合い（Rogers, 2003; Tandon, et al., 2007）。

感度（sensitivity）

ある特性もしくは状態を有する患者を正確に特定する確率（転倒するリスクのある患者を特定する転倒リスクアセスメントなど）。

簡略化（simplify）

多重ステップや複雑な手順をごく少数の重要ステップに狭めて理解を促し，望ましい効果やアウトカムを得ること。

記述研究（descriptive study）

対象集団や現象を明らかにし描写する研究（UMMC Nursing Research Council, 2011）。

真に実験的とはいえないすべての研究（準実験研究，相関研究，記録レビュー，症例研究，観察研究など）（Colorado College, 2011）。

記述統計（descriptive statistics）

対象集団のデータ特性を記述し要約する方法（例：平均値，百分率，頻度）（UMMC Nursing Research Council, 2011）。

基準（standard）

対象についての一連のルールや規範，必須条件を統制する基準となる文書（Komarov, et al., 1999）。

ギャップ分析（ギャップアセスメント）（gap analysis（gap assessment））

現時点の実践が，望ましいとされる実践もしくは同様の集団による実践と比較してどれだけ良いかを示す重要指標の報告（Barnes, et al., 2008; Mold, & Gregory, 2003; Saposnik, et al., 2009）。

現時点の実践もしくはアウトカムと，望ましい実践もしくはアウトカムとの差を示すこと。

クリティカルパス（critical pathway）

臨床家の合意に基づく治療プロトコルである。治療の実施・非実施，もしくは介入タイミングのいずれかによって患者のアウトカムに影響すると証明された，ごく少数の重要な要素や項目のみを含む（Komarov, et al., 1999）。

クリニカルパス（clinical path）

特定の臨床所見を有する患者の管理プロセスをステップごとに概説するアルゴリズム。治療過程で遭遇しやすい判断ポイントを含む（例：検査結果が陽性である場合と陰性である場合で，それぞれどうするべきかを分岐経路で提示）。クリニカルパスは，決定木の形式で描かれることが多い（Komarov, et al., 1999）。

ケア基準（standard of care）

特定の環境下において平均的なケア提供者によって提供されるケアに関する期待されるレベルやタイプ。これらの環境は，専門家の合意による所見によって支持され，科学的文献の特定の研究や記録に基づくものである（Robert Wood Johnson Foundation, 2011）。

ケア場面での確認（recognition at point of care）

日常的な患者のケアの実際の際に，EBP が効果的に利用されているかを，観察や非公式な監査，実践パターンの報告をとおして確認し，望ましい実践を行うための行動修正方法として肯定的な強化を活用すること。

ケース・スタディ（事例研究，症例研究）（case study）

単一の患者，集団，事象の経過をナラティブ（叙述

的）に記述することであり，厳密性や完全性に欠けるため研究方法とはみなされない（Kruszewski, 2011）。

　特定の対象者や小集団に関する詳細な情報の収集と表象であり，患者ケアにおいて EBP がどのように有用もしくは有用であったかという説明が含まれるものである。それは，特定の対象者と状況においてのみ意味を為すものである（Colorado State University, 2012）。

　アプローチを個別的もしくは質的に描写したもの。臨床の状況がコンテクスト（情況）に組み込まれており，多様な変量によって特徴づけられるためこのタイプの研究成果は，実践とよく適合している（Gilgun, 1994）。

　医療従事者は実践家として，分析的で一般化された枠組みを用いることが多く，それゆえ過去の事例の知識を新たな状況に取り入れることを許容するものである。ケース・スタディの目標は，過去の知識を新たな事例に適用することではなく，これらの知識がどのように事例にあてはまるのかをアセスメントすることである（Gilgun, 1994）。

決定木アルゴリズム（Decision Tree Algorithm）

　意思決定分析に用いられる方策で，問題解決へ向けた思考プロセスにおいて生じうる選択肢を量的に表現するために開発されたものである。一連の意思決定の選択肢は，枝として示され，その後に予想されるアウトカムはさらなる枝として表される。意思決定が下される交差点は，決定ノードと呼ばれる（Komarov, et al., 1999）。

研究・ヒトを対象とした研究（research/human subjects research）

　研究開発や試験的実施，評価を含む系統的な探究で，一般化可能な知識を開発したり，それに貢献したりするためにデザインされている。他の目的のための研究プログラム下で実施もしくは支援されているかどうかにかかわらず，この定義に見合う活動が研究ということになる。たとえば，何らかのデモンストレーションやサービスプログラムも研究活動に含まれることもある（OHSR, 2005）。

研究結果の活用（リサーチユーティライゼーション）（research utilization）

　研究結果を実践の基盤として用いるプロセス。科学的知識の普及，研究のクリティーク（批判的吟味），結果の統合，結果の適用性の決定，実践における科学

的知見の適用または実装，実践変革の評価を含む（Kruszewski, 2011; Titler, 2002）。

研究実施（conduct of research）

　研究の開発，試験的実施，評価を含む系統的研究であり，一般化された知識の開発や貢献のために設計されたものである。

研究の妥当性（study validity）

　研究方法，研究対象の代表性，集団の性質を考慮する際に，研究から引き出された影響が保証される程度を示す（Last, 2001）。

現場での適用（local adaptation）

　エビデンスに基づいた介入に対して，現場のニーズや部署の条件に合うように，ユーザーが介入の採用と実装中に行う変更もしくは修正の度合い（Rabin, Brownson, Haire-Joshu, Kreuter, & Weaver, 2008）。

コアグループ（core group）

　仲間とともに実践の変革を推し進める臨床家の小集団で，各勤務帯や勤務日に出勤し，研修やトラブル時の対応に責任を持つ（Titler, 2008）。

効果（efficacy）

　無作為化比較試験のように厳密に管理・モニタリングされた状況下で，医療介入，手順，指導計画，サービスがもたらす有益な結果の程度（Komarov, et al., 1999）。

構造評価（structural measure）

　「構造」とは，ケア提供者，ツール，自由に使える資源，およびケア提供者が働いている物理的かつ組織的設定についての比較的安定した特性のことである。構造評価では，人的，物的，経済的資源が医療提供に十分であるかどうかをアセスメントする（Komarov, et al., 1999）。

公的報告（public reporting）

　利用者が地域内の医師や医師グループの治療成績を比較できるよう公表される情報。慢性疾患治療に関する地域の医師の治療成績を公的報告によって比較することで，医師のモチベーションを上げパフォーマンスを向上させるのがその狙いである（Robert Wood Johnson Foundation, 2011）。

行動計画（action plan）

　EBP チームが EBP プロセスの段階を進めるときに，業務調整活動の体系化されたアプローチを提供するために設計された業務計画である。それには，活動，責任，予定表が含まれる。

目的とプロセスの段階，目的達成のための具体的な活動，予定表，責任，終了した業務の追跡調査をする方法等の外力を示した簡潔な記録である。プロジェクト計画の概要でもあり，課題や責任をより細かく活動可能な内容に分解したものである（Harvard Business Essentials, 2004）。

コーチング（coaching）

他者が自分のスキル・知識・能力を伸ばし，適用するのを助けるプロセスで，通常は特定のタスク，スキル，責任などが明確に提示された状況の中で実施される（AHRQ, 2011c）。

告知と広報（announcements and broadcast）

言語的もしくは文字手段のコミュニケーションで幅広く普及するための情報（多くは電子メール）。

コクランレビュー（cochrane reviews）

コクラン共同計画の賛助の下で行われるシステマティックレビューである。レビュープロトコル（レビューの実施計画）は，査読を受けて，レビューの実施に先立って電子出版される。コクランレビューも，出版前に方法や内容について査読を受け，2年おきに更新することになっている（Rychetnik, Hawe, Waters, Barratt, & Frommer, 2004）。

個々のパフォーマンス評価（individual performance evaluation）

「雇用されている人の仕事への貢献度や業務の質，進歩の可能性についての価値判断を目的とした，監督者による雇用者についての系統的で標準化された評価」（Nemeth, 2010: 715）。臨床現場において EBP を優先的に実践するために個人の行動を確認する機会である。

個別化されたデータのフィードバック（individualized data feedback）

個人のパフォーマンスについて収集したデータに関連するコミュニケーションで，結果への直接的影響を説明するために当該の人物やチームに返されるもの（Bradley, et al., 2004）。

個別対応された介入（tailored interventions）

判明した障壁（バリア）を特にターゲットとする戦略を活用すること（Baker, et al., 2010）。

コミュニケーション（communication）

チームメンバー間で，情報が明確かつ正確に交換されるプロセス（AHRQ, 2011c）。

コラボレーション（collaboration）

患者にとって最も有益で相互に満足できる解決策の結果として生じるコンフリクト（葛藤）にうまく対処するアプローチ（AHRQ, 2011c）。

コンテクスト（context）

介入を実施するための政治的，社会的，組織的情況であり，ソーシャルサポート，法律，規則，ソーシャルネットワーク，規範や文化を含むものである（Rabin et al., 2008）。

在院日数（length of stay）

患者が医療機関（救急医療病院や高度看護施設など）に滞在する日数（Komarov et al., 1999）。

再考案（適用）（reinvention（adaptation））

エビデンスに基づく介入について，採用中および実装中に，現場のニーズに合うようにもしくは各部署の状況を改善するために，使用者によって変更・修正された度合い（Rabin et al., 2008）。

最頻値（モード）（mode）

最もたびたび表われる値（UMMC Nursing Research Council, 2011）。

採用（Adoption）

エビデンスに基づく介入に踏み切り，着手するという組織や団体の決定（Rabin, Brownson, Haire-Joshu, Kreuter, & Weaver, 2008）。

サウンドバイト（研究）（sound bites（research））

臨床家にとって意味のある3つの重要ポイントについて，短く覚えやすいフレーズにしたもの。3つのポイントとは，実践変革の必要性の確認，エビデンスに関する1つの重要ポイント，実践の変革による期待される結果が含まれる（Morris, & Clarkson, 2009; Tolbert, 2009; Web Sites and Sound Bites, 2011; Wylie, 2009）。

参加率（response rate）

研究への参加率（UMMC Nursing Research Council, 2011）。

散布図（散布プロット）（scatter diagram（scatter plot））

2つの変数間にある相関関係をグラフによって表示したもの（UMMC Nursing Research Council, 2011）。

システマティックレビュー（systematic reviews）

研究結果（エビデンス）を特定，評価，統合する方法。その狙いは，特定のレビュー疑問に関するあらゆる研究を評価し，解釈することである。そのステップ

は，あらゆる関連研究を探しだす包括的な検索，研究を選択および除外する基準の使用，研究の質を評価するために確立された基準を適用することなどがある。また，システマティックレビューは，研究結果を抽出および統合する方法を明確にする（Rychetnik, et al., 2004）。

持続可能性（sustainability）

機関からの外的支援を失ったのちに，エビデンスに基づく介入が意図した利益をどれくらいの期間提供できるかの程度を表わす（Rabin, et al., 2008）。

実験群（experimental group）

実験デザインの研究において，独立変数という形をとって，治療を受けるグループ。それゆえこのグループを対照群と比較することができる（Colorado College, 2011; UMMC Nursing Research Council, 2011）。

実験デザイン（experimental design）

独立変数の管理や操作を何らかの方法で必要とする研究デザイン。対象者が実験群に割り付けられ，独立変数という形で治療を受けるという研究デザイン（Colorado College, 2011; UMMC Nursing Research Council, 2011）。

質向上・改善（QI）の報告（report to quality improvement）

ケアの改善に関する体制やプロセス，アウトカムを記述したもので，組織内のQIのために組織内のインフラで共有されるもの。通常，組織のQIモデルを使用して，重要ステップを示す標準化された内容やデータ要素が用いられる。

EBPを質改善プログラムに結びつけること。

実践に基づくエビデンス（practice based evidence）

実際の臨床現場で提供されている通常のサービスからエビデンスを作り出し，介入およびプログラムによるアウトカムを評価すること。サービス提供者は，データ収集とデータ分析に関与して，各部署や文化的状況の中で実践に活気を与えることができる。また，患者の特性に合わせて調整をしながら各プロセスのアウトカムへの影響を確認するために患者の特性，ケアプロセスとアウトカムに関するデータを把握すること（Hellerstein, 2008; Horn, & Gassaway, 2007; McDonald, & Viehbeck, 2007; Walker, & Bruns, 2006）。

比較効果研究の形をとり，「レジストリ研究やコホート研究，その他の観察研究と類似した前向き観察コホートデザインを用いる。実践に基づいたエビデンスは，介入の数やタイプまたは患者のばらつきを人為的に限定することを制限しておらず，臨床現場をより反映しており，自然な状況で得られたデータを使用してよい成果をもたらす介入の内容やタイミングを表す」（Horn, & Gassaway, 2007）。

実践変革とステークホルダー（利害関係者）の優先事項とのリンク付け（link practice change to stakeholder priorities）

EBPの変革を，特定のステークホルダー（利害関係者）の優先事項，リーダーの展望，主な関心事（組織の使命や戦略的計画など）に結びつけること。

実践変革の試験的実施（trying the practice change）

EBP（またはその主要部分）に関する小規模および短期間の試験的実施で，臨床家および患者の意見提供をEBPの適用，実装戦略・評価計画に組み込むもので，大規模研究や予備的試験に先立って行われる。EBPを限定的に試験的実施することである（Rogers, 2003）。

実装（Implementation）

エビデンスに基づく介入を，ある現場内で役立てたり組み入れたりするプロセス（Rabin, et al., 2008）。

実装の科学（implementation science）

エビデンスに基づく効果的な医療アプローチの臨床的知識から日常的使用への移行をサポートする科学的な探究で，新しい方法の採用や利用を促進する戦略をテストすることや，医療の提供における科学的知識の使用を促進したり妨害したりする要素について記述することである（Eccles, & Mittman, 2006; Greenhalgh, Robert, Bate, Macfarlane, & Kyriakidou, 2005; Rubenstein, & Pugh, 2006; Titler, Everett, & Adams, 2007）。

臨床上および活用上の判断を改善するために，個人や組織によるEBPヘルスケア実践の採用に影響を与える方法や介入，質問項目に関する探究であり，EBPヘルスケア実践の採用を促進し維持するために介入の有効性の検証を含む（Titler, et al., 2007）。

EBPヘルスケア実践の推奨事項の採用を支持する戦略に関する科学的探究（Greenhalgh, et al., 2005; Rubenstein, & Pugh, 2006; Titler, 2008）。

質的研究（qualitative research）

ある現象を帰納的アプローチと現象の意味の探究により系統的に検証する方法。その目的は人の経験を理解し，描写して，意味とパターンを探究することであ

る。データは叙述的（概念）であることが多いが，対象についての記述が量的データ（数値）で報告される場合もある（Kruszewski, 2011）。

関心の対象となる現象を抽写，説明，予報，コントロールするための非数値的なデータの収集（Colorado College, 2011）。

質のアセスメント（quality assessment）

現在の基準に応じて医療がどのように提供されているのかだけではなく，患者が満足しているのかを調べること（Komarov, et al., 1999）。

質向上・改善（QI）（QI: quality improvement）

QIとは，企業がプロセスやシステムを合理化する方法に着目し，改善しようとした際に民間で作りだされた用語である。最もよく知られているQIの方法は，モトローラ社のエンジニアが開発した「シックスシグマ」という変革手法である。医療という背景において，QI戦略目標は，患者が適切なタイミングと場所において，情報と支援が調和された中で適切なケアを受けられるようにすることである。多くの場合，医療システムは過度に扱いにくく細分化されており，患者のニーズには無頓着なデザインとなっている。QIのツールは，推奨はするが判断は各医療提供者の手に委ねられているもの（診療ガイドラインなど）から，ケアパターンを指定するもの（クリティカルパスなど）まで幅広い。通常，QIの取り組みは，エビデンスに基づく手順に深く根ざしており，プロセスやアウトカムについて集められたデータに強く依存している（Robert Wood Johnson Foundation, 2011）。

到達もしくは到達に至るプロセス，つまり，これまでよりも優れた新たなレベルの治療成績もしくは質を示す（Komarov, et al., 1999）。

質の指標（quality indicator）

質の指標とは，合意されているプロセスやアウトカムの測定値で，達成する質のレベルが定められる。基準の遵守度や目標とする質の到達度を決めるために用いる評価可能な変数（もしくは特徴）（再入院率やケア提供者の臨床ガイドライン遵守率，ケアに対する患者の満足度など）（Komarov, et al., 1999; Robert Wood Johnson Foundation, 2011）。

質の測定（評価）（quality measures）

基準と比較することによって，ケアの質を量に割り当てる機序（Robert Wood Johnson Foundation, 2011）。

質の高いケア（quality care）

個人および集団への医療サービスが，望ましい健康アウトカムをどれほど高め，現在の専門的知識とどれほど一致しているかという度合い（Institute of Medicine, 2003）。

ケアの質とは，医師や病院，医療環境あるいは健康計画が，個人や集団に対し，望ましい健康アウトカムとなる可能性を高め，かつ現在の専門的知識と一致するサービスを提供する能力の指標である。良質の医療とは，適切な内容を，適切なタイミングで，適切な方法によって，適切な人物に対して行い，可能なかぎり最善の結果を得ることを意味する。質改善のスローガンは，ケアは「安全で効果的で，患者中心であり，タイミングがよく効率的で公平」であるべきだとしている（Robert Wood Johnson Foundation, 2011）。

質の保証（quality assurance）

患者のケアの質が提示もしくは暗示された要求やニーズを満たすものであると十分に証明することを意図した活動やプログラム（Komarov, et al., 1999）。

シニアリーダーへの報告（report to senior leaders）

達成されたEBPの業務や，組織の優先事項，国家のイニシアティブ，規制の基準との関連の簡単なサマリーで，組織内の幹部や意思決定者に提供されるもの。

指標（indicator）

質の指標を参照。

ジャスト・イン・タイム（just-in-time）

実際に必要となるタイミングに可能な限り近づけて物品をオーダーすることで，製品や補充物品の在庫を最小限にする方法。これにより，最新のバイオテクノロジー製剤などの高額製品の在庫維持費を抑えることができる。この方法を効果的に行うには，正確なタイミングと信頼のおける供給者が必須である。

自由回答式質問法（open-ended questions）

回答者が自分の言葉で答えることのできる調査質問法。綿密なインタビュー（デプスインタビュー）では必ず自由回答式質問法を用いる（Colorado College, 2011）。

従属変数（Dependent Variable）

関心のあるアウトカム変数のこと（UMMC Nursing Research Council, 2011）。

独立変数の影響によって（少なくとも部分的に）変化する変数であり，独立変数に「従属」しているか，または独立変数の結果として生じたものである（Colorado College, 2011）。

十分な情報に基づく意思決定（informed decision-making）

患者が治療を受ける疾患や健康状態を把握し，利益やリスク，（治療などの）限界，選択肢，不確実な要素を含めて提供する医療サービスを理解し，自らの希望や価値観を考慮し，自らが望むレベルで意思決定に参加し，自らの希望や価値観と一致する決断をするか，もしくは決断を先まで伸ばすかを選択しやすいようデザインされたプロセス（Robert Wood Johnson Foundation, 2011）。

守秘義務（Confidentiality）

研究者以外は対象者の身元を知らないという研究条件である。対象者が研究者との信頼関係の下で，対象者による同意・委任がない限り当初の同意を覆す形で他者に漏らされることがないという前提で，研究者に開示する情報の取り扱いのことである（Colorado College, 2011）。

迅速審査（expedited review）

申請されている研究について，IRB（研究倫理審査委員会）全体ではなくIRB委員長や選任の投票メンバーもしくはグループによる審査。承認済みの研究で最小限のリスクや些細な変更しかない特定の研究では，連邦政府により迅速審査が許可されている（Colorado College, 2011）。

迅速なサイクル変更（rapid cycle change）

プロセスもしくはシステムを改善するための変更を特定，実施，評価するQI（質向上・改善）の方法。初めに，チームはシステムの目標に基づき評価項目を設定する。小規模にして迅速なPDSA（計画（Plan），実行（Do），調査（Study），行動（Act））サイクルを通してケアの変更を進展させ，改善に至る。このモデルでは特定の領域を変更の対象として，妥当な科学的知識，理論，エビデンスに基づく変更を計画し，少数の患者群を対象にいくつかの変更を予備的に調査し，変更による影響を評価し，データに従って行動することが要求される。医療プロセスは，それが適切で効果的だと確定された時点から，絶えず革新や改善のサイクルを実施することで継続的に改善されるべきである，というのが迅速なサイクルによる改善の基本概念である（Robert Wood Johnson Foundation, 2011）。

信頼性（reliability）

測定尺度の一貫性を指し，尺度が繰り返し使用されても一貫した結果またはデータを示すことを意味すること（UMMC Nursing Research Council, 2011）。

同一条件下で繰り返した場合に，観察もしくは測定が再現され得る度合い。命題の妥当性を確立するのに信頼性は必要であるが，十分ではない（Last, 2001）。

ある測定尺度が一貫した結果をもたらす度合い（Colorado College, 2011）。

診療規定（スタンディング・オーダー）（standing orders）

エビデンスに基づくケア提供に基づいて選択された処方指示の活用を促進させるためにデザインされた，実践のための承認済みのプロトコルで，標準化を促進する。

方針や手順，規制，その他の管理文書に基づいて指示される，一連のとるべき行動。通常，診療規定は，臨床チームが臨床診療ガイドラインを用いて作成し，ケアの際の判断サポートのために電子カルテに組み込まれる。それには，遂行されるべき投与量，投与法（経路），投与計画などの処方用語やモニタリングが含まれる。

「診療規定は，特定の基準（年齢や潜在的健康状態など）を満たす全ての人がワクチン接種を受けるべきであると規定する書面上の指示であり，したがって各医師は一人ひとりの患者にワクチン接種の指示を出す必要がない」（Centers for Disease Control and Prevention, 2012b）。

スキル能力（skill competence）

タスクや行動，機能を首尾よく行う能力（Schroeter, 2008）。

個人およびサービス対象である地域社会の利益のために最小限の時間とエネルギーで，コミュニケーションや知識，専門的判断，臨床的理由付け，態度，価値観，日々の実践のリフレクションの思慮深い活用によって，目標に向けた行動を遂行する知的能力（Fernandez, et al., 2012）。

実践を適切に行うために知識や教育，行動，専門性を統合すること。

生活の質（クオリティ・オブ・ライフ）（quality of life）

個人の生活における幸福度とバランス。健康に気を付けることで生活の質はより向上する（Robert Wood Johnson Foundation, 2011）。

センチネルイベント（sentinel event）

医療現場における予測不能な事象で，患者の死亡や重篤な傷害を引き起こすもの。患者の疾患の自然な経過とは無関係である（Robert Wood Johnson Foundation, 2011）。

専門家の意見（エキスパート・オピニオン）（expert opinion）

特定の臨床領域において専門知識を確立した人物による推奨事項。臨床経験に基づいたものが多いが，系統的探究が欠如しているため研究方法とはみなされない（Kruszewski, 2011）。

操作的定義（operational definition）

特定の研究プロセスにおいて現象の有無やその程度を限定する特別な論述方法。変数がどのように評価されるかの記述（Colorado College, 2011）。

ソートリーダー（thought leader）

将来を見通して変化をもたらすチェンジエージェント（変革推進者）。革新的方法で指揮し，新たなアイデアを創出し，展望・専門性・戦略を通して他者を導く人もしくは存在を意味する（University of Phoenix, 2011 #223）。

実践者グループの中から選ばれた，他者に EBP を示すことでグループ全体の EBP を向上する見込みがある人物。使用方法が異なりエビデンスも少ない新しい用語である。

組織システム・コンテクスト（背景）（organizational system/context）

EBP 案が実装される医療システムの環境。

対照群（control group）

研究において，実験的な治療（介入）を受けない研究対象（UMMC Nursing Research Council, 2011）。

実験デザイン法において，治療（介入）を受けないか，もしくは実験群とは異なる介入を受けるグループである。それゆえ，このグループ（対照群）は，実験群と比較することが可能となる（Colorado College, 2011）。

第Ⅰ種過誤（α エラー）（typeI error (alpha error)）

集団間における差が偶然によるものではないと結論づけられているが，実際にはそうであったという間違い（真の帰無仮説を否定する）（UMMC Nursing Research Council, 2011）。

検証結果が，効果もしくは状態が存在すると誤って示す場合（妊娠していない女性を妊娠しているとみな

すなど）。研究者が誤って帰無仮説を否定してしまう場合（Colorado College, 2011）。

第Ⅱ種過誤（β エラー）（typeII error (beta error)）

集団間における差が偶然によるものであると結論づけられているが，実際は独立変数による影響であったという間違い（偽の帰無仮説を受け入れる）（UMMC Nursing Research Council, 2011）。

検証結果が，効果もしくは状態が存在しないと誤って示す場合（妊娠している女性を妊娠していないとみなすなど）。研究者が帰無仮説を却下しそこなう場合（Colorado College, 2011）。

択一式質問（closed-ended question）

既定の方法でしか答えられない質問（例：満足度を測定する 1 ～ 5 の尺度）（Colorado College, 2011）。

正しいケア（right care）

ある一定の状況において有効で適切な，エビデンスに基づくガイドラインに沿ったケア。正しいケアを規定する指標は，予防と慢性期ケアという 2 つのカテゴリーに分類されることが多い（Robert Wood Johnson Foundation, 2011）。

妥当性（validity）

こうであると考えているものがどれだけ正しいかを評価する度合い（Colorado College, 2011）。

多様性・変動（variation）

変化もしくは偏差の例。米国では，医療行為や医療資源の使用において，根拠のない多様性が存在する。心臓発作患者に対する β 遮断薬の使用や，網膜疾患の早期徴候に対する糖尿病のスクリーニングなど効果的なケアが行われていない場合がある。また，早期乳癌に対する乳房摘出術か乳腺腫瘤摘出術の選択など，患者の選択を重視するケアの誤使用がある。一方で糖尿病のような慢性疾患患者を外来ではなく入院で治療するなど，医療機関により異なるケアの過使用もある（Robert Wood Johnson Foundation, 2011）。

チェックリスト（checklist）

記録，確認，記憶しておく項目のリスト（AHRQ, 2011c）。実践や処置を行うための重要なステップや課題について書かれた簡単な書式である。

チェンジ・チャンピオン（change champion）

組織内の職場（例：外来や病棟）にいる人物で，周囲の抵抗を乗り越えて EBP 変革の推進の立場を明確に示す人である（Damschroder et al, 2009）。

EBP の採用を推進する臨床現場で働いている人で，

オピニオンリーダーや病棟リーダーと協力して，エビデンスを評価し，実践への適用を企画する人である。

エビデンスの重要項目についての専門家で，自身のエビデンス理解に基づいて実践の変革を導く人である。

EBP の実装・結果報告・普及を進めていくために，少人数の同僚とととともにコアグループの一員として機能する人である。

知識の仲介者（knowledge broker）

臨床家や組織内のシステム上の課題に積極的に取り組むことによって，または EBP 実装中の適用をとおして，実践における知識の共有や最良なエビデンスの利用を向上する外部ファシリテーター。EBP の仕事は，EBP の経験が豊富で修士（またはそれ以上）相当の専門知識を持つファシリテーターによって率いられる。

中央値（メディアン）（median）

中央に位置する値（UMMC Nursing Research Council, 2011）。

中核的な評価尺度（core measure）

特定の臨床評価尺度であり，例えば急性心筋梗塞など，所定の領域で提供されるケアの質について，堅固なアセスメントを可能にするものである（Robert Wood Johnson Foundation, 2011）。

調査（survey）

高度に構成された質問紙を用いてすべての対象から同一データを収集し，統計学的検定により分析する方法（Colorado College, 2011）。

提供者（provider）

医療サービスを提供する専門家で，医師や歯科医師，看護師，足病医，検眼医，臨床心理士などが含まれる。病院や長期ケア施設などの組織もまた提供者である。メディケアプログラムでは「提供者」という言葉はより狭義で用いられ，病院や高度看護施設，在宅医療機関などの関係施設を意味する（Robert Wood Johnson Foundation, 2011）。

データ収集（data collection）

患者・家族やスタッフに関する医療情報や事実を把握することである。データを収集することによって，能力のある臨床家や管理部門は，ケア提供の改善が必要な領域を見定めるために，医療システムのベンチマーキングの評価が可能となる（Robert Wood Johnson Foundation, 2011）。

適応力（adaptability）

内的・外的状況の変化に反応して，戦略を調整し，一連の行動を修正する能力（AHRQ, 2011c）。

適合性（relevance）

研究が特定の研究課題に対して適切かどうか，そして，研究結果が課題に関係する集団もしくは状況に移行（一般化）可能かどうかということを指す（Rychetnik et al., 2004）。

電子カルテ（electronic health (medical) record (EHRorEMR)）

患者の医療記録をコンピューター処理した医療ファイル。「個人健康記録（（Personal Health Record）」を意味する「PHR」に対して，「EHR」と略されることが多い。EHR（Electronic Health Record, 電子健康記録）や EMR（Electronic Medical Record, 電子医療記録）により，患者は常に自分の医療情報とともに移動することができる（Robert Wood Johnson Foundation, 2011）。

統計学的有意性（statistical significance）

実験群と対照群のアウトカムの差が十分に大きく，偶然だとはいえない確率。規定の有意水準（0.05または0.01）で帰無仮説が否定される確率（Colorado College, 2011）。

統合（integration）

EBP の受け手がいる環境や地域社会が，最初に行われた介入によって得た健康利益を継続して提供する能力を指す。エビデンスに基づく介入の範囲は，受け手の環境やコミュニティの文化の中に，実践のポリシーを通して統合される（Rabinv, et al., 2008）。

投資利益率（ROI）（return of investment (ROI)）

特定の投資によってもたらされたケアの改善量。ROI は，現時点で医療の質に投資しておくと，患者のケアの質が将来改善されるという理論を指すこともある（Robert Wood Johnson Foundation, 2011）。

投入資本（input）

システムを機能させるという目的のために割りふられた資源の総量。投入資本のタイプには，人材や金銭，物品，技術，情報，時間的な資源が含まれる（Komarov, et al., 1999）。

同僚への評価結果（evaluation results to colleagues）

査定もしくは修正に関する情報の伝達（AHRQ, 2011c）。

特異度（specificity）

　ある特性や状態を有さない患者を正しく特定する確率（リスクが低く，今後転倒しないと考えられる患者を特定する転倒リスクアセスメントなど）。1つの原因により特定の結果が生じる際に成立する（Rychetnik, et al., 2004）。

独立変数（independent variable）

　従属変数への影響に関連付けて探究される条件または要素（UMMC Nursing Research Council, 2011）。

　研究者や治療もしくは介入により系統的に操作される実験条件。従属変数に影響を与える変数（Colorado College, 2011）。

度数分布（frequency distribution）

　最小から最大までのデータ値と，その数値が現れた個数（度数）の表示（UMMC Nursing Research Council, 2011）。

トランスレーション・サイエンス（translation science）

　看護師・医師・他の医療提供者によるEBPの適用率と適用範囲を促進することを狙いとした介入の効果を検証すること（Titler & Everett, 2001）。

　臨床および運営の意思決定におけるエビデンスの利用に影響する組織，集団，個人の変数を説明すること（Titler, 2004）。

トレーニング修了のためのコンピテンシー基準（competency metric for discontinuing training）

　主要なスキルを習得した指標，トレーニング終了の契機として用いられる事前に設定した目標，もしくは到達目標としての能力の基準である。トレーニングを終了することに懸念がないほど十分に習得していることを示すもので，モニタリングはあまり行われず，非公式的に行われる。

内的整合性・信頼性（internal consistency reliability）

　ある尺度のすべての項目がある概念の一次元性を測定している度合い（UMMC Nursing Research Council, 2011）。

内容妥当性（content validity）

　概念の多様な意味を包含する評価尺度（Colorado College, 2011）。

ナラティブ（叙述的）レビュー（narrative review）

　非系統的レビューを言い表すために用いられる場合もある。「ナラティブ・システマティック・レビュー」という用語は，得られた結果を1つにまとめるよりも，あらゆるエビデンスについて記述する方がより適切な場合，異なる性質の研究のシステマティックレビューに対して用いられる。ナラティブシステマティックレビューは，量的研究と質的研究，いずれについても行うことができる（Rychetnik, et al., 2004）。

ネバー・イベント（決して起こしてはならない事象）（never-events）

　稀に起こりうる，報告義務のある深刻な医療過誤（National Quality Forum NQF, 2009; Robert Wood Johnson Foundation, 2011）。

能力育成（capacity building）

　支援組織からの外的支援が終了となった後も，持続可能な資源を構築し，受援先やコミュニティがエビデンスに基づく介入を提供し続けられるようにするためのあらゆる活動（例：トレーニング，代替資源の確認，内的資産の構築）（Rabin et al., 2008）。

バイアス（Bias）

　研究結果を変えうるあらゆる影響（UMMC Nursing Research Council, 2011）。

パイロットスタディ（予備研究）（pilot study）

　研究の計画や方法を試験するために行う小規模研究。

発生率（incidence（incidence rate））

　既定の集団において新しく発生した事象（新規に疾患を発生した症例など）で，ある特定の期間内に生じたものの数（Rychetnik, et al., 2004）。

パフォーマンス指標もしくは評価（performance indicators or measures）

　医療パフォーマンスの評価に対して定められた一連の基準。パフォーマンス評価は，改善のための強力な起動力であるため，十分な情報に基づく意思決定を導く方法として広く行われている（Robert Wood Johnson Foundation, 2011）。

パフォーマンス・モニタリング（performance monitoring）

　チームメンバー同士が実行するタスクを互いにモニタリングし，その間にフィードバックを行うこと（AHRQ, 2011c）。

範囲（range）

　データのばらつきもしくは最小値と最大値の差を表す（UMMC Nursing Research Council, 2011）。

比較効果研究（comparative effectiveness research）

　1つの疾病管理アプローチの結果と，ほかのアプローチの結果を比較する医療研究の一種である。比較効

果研究では，例えば同一疾患に対する異なる薬剤の投与など，通常2種類以上の治療を比較検討する。比較効果研究は，外科手術や，他の医療処置・検査の種類を比較することも可能である。このような結果は，システマティックレビューとしてまとめられることが多い（AHRQ, 2011a）。どのような状況下で，どのような患者に対して，何が最も有効かを特定するものである（Steinwachs & Hughes, 2008）。

比較効果のレビュー（comparative effectiveness review）

「利用可能な科学的エビデンスの要約であり，研究者が，体系化・構造化され，明確で透明性のある手法によって，研究を収集，評価，統合したもの」である（Helfand & Balshem, 2010: 484）。

「選択可能な臨床選択肢の有効性や安全性を比較検討するための，正確で独立した科学的に厳密な情報を意思決定者に提供することを目指し，臨床医療および健康政策における意思決定の基盤となっている」（Helfand & Balshem, 2010: 484）。

比較対照試験（controlled trial/experiment）

2つ以上のグループを用いて介入または治療の効果を調べる実験デザインであり，一方のグループは介入を受け，他方では介入を受けない。対象者が，無作為に実験群に割り付けられることはない（Kruszewski, 2011）。

ヒストグラム（度数分布図）（histogram）

長方形の棒の高さが頻度に対応する，データの度数を表すグラフ。

評価（evaluation）

対象（経過，現象，システム）の実際の状態を，望ましい状態や他の対象（経過，現象，システム）と関連付けて判定したり測定したりするプロセス（Komarov, et al., 1999）。

評価者間信頼性（inter-rater reliability）

異なる評価者やユーザー間の評価の信頼性（UMMC Nursing Research Council, 2011）。

標準偏差（standard deviation）

データのばらつきの測定値。標準偏差は平均値からの偏差の平均である（UMMC Nursing Research Council, 2011）。

費用対効果分析（cost-effective analysis）

異なるタイプの介入を用いて特定のアウトカムを得るのにかかる費用の比較である。このような比較は，類似した介入間（例：2種類の異なる高血圧治療薬）や，異なる介入間（例：冠動脈疾患を治療するための薬物治療 vs 手術）で行われる（Komarov, et al., 1999）。

費用分析（cost analysis）

消費された資源や，生み出された利益について，金銭的な観点で評価を行うプロセスである（Komarov, et al., 1999）。

費用便益分析（cost-benefit analysis）

資源費用と健康上の便益の明瞭な比較であり，共通の測定単位（通常は金銭）を用いる。意思決定者に対し，医療プログラムやサービスの便益と費用を比較する方法を提供する（Komarov, et al., 1999）。

標本（サンプル）（sample）

研究目的や，EBP の変更もしくは QI イニシアティブの評価に使用される特定の集団の中の小集団（Colorado College, 2011）。

表面的妥当性（face validity）

専門家の判断に基づいて定義された概念が，ある試験においてどれだけ測定しているかという程度（UMMC Nursing Research Council, 2011）。

測定尺度が，表面的には妥当な値としてとみなされること（Colorado College, 2011）。

フィードバック（feedback）

評価的もしくは補正的な情報の伝達（AHRQ, 2011c）。

フィードバックとは，組織もしくはユニット特有のデータを臨床家へ報告として返すことである（Duff, et al., 2011）。

対象集団のチーム実践の認識を高め（RNAO, 2002），望ましいアウトカムを得るのにどの医療行為を調整すべきかを特定する（Hysong, 2009）ために，臨床成績の要約として（カルテ記入の見直しや臨床実践での1対1の観察などに基づき）使用するデータ。もしくは1対1の臨床実践の観察そのもの。

フォーカスグループ（focus group）

EBP がこれまでどのように適用されたかを認識し，実施方法の選択について情報提供するために行う小集団のインタビュー（Fhärm, Rolandsson, & Johansson, 2010; Morrison, & Peoples, 1999）。

普及（dissemination）

標的とする対象にエビデンスに基づく介入を広める能動的なアプローチであり，計画された戦略を用いて

定められた伝達経路を通して行われるものである
（Rabin, et al., 2008）。

副作用（adverse effects）

必ずしも予想外ではないが，望ましくなく意図しない治療や介入の結果（Colorado College, 2011）。

プロジェクト（project）

時間や予算，質の制約の中で1名以上の人々によって完結される特定の試みで開始と終了がある。解決が予定されている課題（Komarov, et al., 1999）。

プロセスの改善（process improvement）

医療問題をよりよく解決するプロセスを実行する技術および方法。プロセスの改善は，救急部門や病院，その他の医療システムの環境において実施できる（Robert Wood Johnson Foundation, 2011）。

プロセスの評価基準・指標（process measure/indicators）

ニーズに関連した医療サービス利用に関する特徴（技術的なプロセス評価），および，ケア提供者が何らかの基準に応じてケアを提供し患者とかかわる方法（人間相互間のプロセス評価）。たとえば，心筋梗塞後に β 遮断薬の投与を受ける患者の割合は，専門的基準に合致する心臓発作患者の治療における個別のステップのプロセス評価基準である（Komarov, et al., 1999）。

プロセス評価（process evaluation）

EBP の提供と EBP 変革のアウトカムに影響を与える知識，態度，行動または行為の評価（Rychetnik, et al., 2004）。

プロトコル（EBP）（protocol（evidence-based practice））

組織内や医療現場で推奨される実践の活用のための公式的なデザインや計画（Robert Wood Johnson Foundation, 2011）。

プロトコル（研究）（protocol（research））

実験や研究活動の公式的な設計や計画。特に IRB（研究倫理審査委員会）の審査や研究支援のために機関へ提出される計画のことである。プロトコルには，研究デザインや研究方法，対象者（介入群）や対照群の資格要件，治療計画，そして収集したデータに対して行う分析方法に関する記述が含まれる（Colorado College, 2011）。

文献レビュー（literature review）

あるトピックについて知られていることを探し出す

ため，発表されている研究を検索するプロセス（UMMC Nursing Research Council, 2011）。

異なった原著者や研究を引用した所与の課題に関するサマリー（Biondi-Zoccal, Lotrionte, Landoni, & Modena, 2011）。

分析（analysis）

研究仮説や評価仮説に回答するためのデータを統合するプロセス（UMMC Nursing Research Council, 2011）。

ペイ・フォー・パフォーマンス（P4P）（pay-for-performance（P4P））

特定の医療の質を満たすように実施された成果に基づいて，病院および医師に支払いがなされる方法。行われたケアの量ではなく質に対して，医療提供者へ報酬を渡すという考え（Robert Wood Johnson Foundation, 2011）。

平均（mean）

平均値または中心傾向度。数値の合計を値の総数で除することで得られる（UMMC Nursing Research Council, 2011）。

ベースライン（baseline）

測定可能な値の基線レベルを示す観察もしくはその値。ベースラインの値は，介入に対する反応を示す値との比較のために用いられ，そのため通常はベースラインの値と介入効果の値は，同一の個人もしくはシステムのものを用いる（Komarov, et al., 1999）。

ベストプラクティス（最良の実践）（best practice）

「ベストプラクティス」と「EBP」は同じ意味で扱われる場合もあるが，いくつかの重要な点で異なっている。ベストプラクティスの目標は，「臨床実践において，最新で，実質的な価値があり，有用な看護介入」を適用することである（HCGNE, 2004）。

これまでの状況や現場でより良い結果をもたらしたアプローチや手順であり，現在の臨床実践を改善するために適用できるものである。ベストプラクティスは，必ずしも EBP である必要はない（Kruszewski, 2011）。

ベストプラクティス・リサーチ（研究）（best practice research）

現場の臨床家によって開発・洗練された効果的・効率的な臨床・管理的方針の特定，記述，統合，普及するための系統的なプロセスを指す（Mold, & Gregory, 2003）。このプロセスには5つの段階——概念モデルもしくは一連のステップの開発，価値や基準に基

づいた「ベスト」の定義，各要素やステップのために有効と考えられる方法の特定および評価，最も有効な方法の組み合わせ，組み合わせた方法の検証——がある（Mold, & Gregory, 2003）。

ヘルスアウトカムまたはケアのアウトカム（health outcome or outcomes of care）

これまでに受けた医療ケアによる，個人や集団の現在もしくは将来的な健康状態の変化。ヘルスアウトカムには，死亡率や罹病率（術後など），身体的・精神的・社会的機能，医療費，生活の質（クオリティ・オブ・ライフ）が含まれる（Komarov, et al., 1999）。

ヘルスサービス研究（health services research）

多領域に及ぶ科学的調査で，社会的要素や資金調達システム，組織構造およびプロセス，医療技術，個人の行動が，医療の利用しやすさや医療の質および費用，ひいては健康や幸福にどのように影響するかを調べる研究。研究領域は個人，家族，組織，施設，社会，集団である（Lohr, & Steinwachs, 2002）。医療サービスの提供，質，費用，アクセス，アウトカムに，組織やサービス資金，健康管理が与える影響を調べる研究分野（NLM, 2008）。

便宜的サンプル（標本）（convenience sample）

研究者が容易に接触できる対象者を（恣意的に）選択して決定される，非確率的なサンプルである（Colorado College, 2011）。

ベンチマーク（ベンチマーキング）（benchmark（benchmarking））

病院や臨床家が医療質に関するデータを分析する方法。院内に限らず，他院とほかの臨床家からの相反するデータも含まれ，ケアのベストプラクティスを明確化し，質を改善するために分析される（Robert Wood Johnson Foundation, 2011）。

自組織の生産物やサービスと比較し，それらを改善するために，特定の基準に従って他組織の生産物やサービスを評価するプロセスである。ベンチマークは，同一組織内で規定されることもあれば（内部基準），同一の産物やサービスを取り扱う別組織によって組織外で規定されることもある（外部基準）。さらに，他の産業の類似機能やプロセスを参考にして規定されることもある（機能基準）（Komarov, et al., 1999）。

「医療におけるベンチマーキングとは，組織のパフォーマンス（成果）評価において，成績が最良なもの（ベストパフォーマー）に関する主要な業務過程の結果を測定し比較する，継続的かつ協働して行われる活動と定義される。患者の安全やパフォーマンスの質の評価に用いられる基準には，2つのタイプが存在する。1）内部基準は，組織内の成績が良い実践を明確化し，組織内のプロセスを比較するために用いられる。情報やデータは，統計学的に算出された上限値・下限値が示された質管理図に示される。2）外部基準は，成果を判断し，他の組織での成功が確認された改良点を明確化するために，組織間の比較データの活用を必要とする。比較データは，AHRQ（米国医療研究・品質庁）が毎年発行する全米医療品質報告書（National Heath Care Quality Report）や全米医療格差報告書（National Health Disparities Report）など国家機関が発行しているものや，ベンチマークを所有する企業や団体（American Nurses Association's National Database of Nursing Quality Indicators：米国看護協会の全米看護質指標データベースなど）からも入手可能である」（AHRQ, 2011b; Gift & Mosel, 1994; Hughes, 2008）（Hughes p. 2）（Gift p. 5）。

方法論的厳密性（methodological rigor）

研究で用いられる方法の頑健（ロバスト）性と信憑性。また研究課題に対して研究方法が適切かどうかということ（Rychetnik, et al., 2004）。

ポケットガイド（pocket guides）

詳細を覚えるのが難しい，重要ステップや判断ポイントについての簡潔な情報（12誘導心電図の解析など）。

母集団（population）

研究が標本抽出する，もしくは，理想的に一般化を期待する人々の集団全体（もしくは集団のセットやタイプ）（Colorado College, 2011）。

ポスターおよびポスター掲示（posters and postings）

意図した聴衆の関心が集まる場所で掲載する情報もしくは教育資料。

ポリシー・手順・プロトコルの修正（revise policy, procedure or protocol）

ステップの概要を示す書面上の実践基準を更新することで，最新で最良のエビデンスに基づいて行われる。

マグニチュード（効果の大きさ）（magnitude）

効果の推定値の大きさ，あるいは量的研究結果の統計学的有意性や重要性（臨床的または社会的）を意味する。マグニチュードや統計学的有意性は数値を計算

したものだが，測定された結果の重要性は，テーマや決定における文脈によって判断される（Rychetnik, et al., 2004）。

無作為化比較対照試験（RCT）（randomized controlled trial）

少なくとも２つ以上の群を用いて介入もしくは治療による効果を調べる実験的デザイン。１つの群は介入（治療，予防）を受け，もう１つの群は受けない。対象者は無作為に両群に割り付けられる（Kruszewski, 2011）。

メタアナリシス（meta-analysis）

システマティックレビューの中で用いられる特別な統計学的統合法で，複数の研究結果を量的に統合し要約する。メタアナリシスによって得られた効果の推定値は，統計的検出力がより大きいため，個々の関連研究で得られた結果よりも正確である（信頼区間が狭い）（Rychetnik, et al., 2004）。

研究結果を統合し結論を導き出す目的で，個々の研究から得られた多数の結果を統合するのに統計学的技法を用いる分析方法論（Komarov, et al. 1999）。

目的（objective）

目標（goal）に向かって進む各段階において，測定可能な状態もしくは到達のレベル。目的（objective）は，妥当な時間枠内で達成されるべきものである（Komarov, et al., 1999）。

目標（goal）

将来的に望ましい状態や状況，目的の言明。目標（goal）は，期限（もしあれば）が長く，通常は短期ではなく長期（１年以上）に及ぶという点で，目的（objective）とは異なる（Komarov, et al., 1999）。

モデル（model）

視覚的ガイドや図形を用いて，多様な構成要素やプロセス間の関係と，１つ以上のアウトカムを明確に表す理論的枠組み（Komarov, et al., 1999）。

モニタリング（monitoring）

プロジェクトの進行にともなう重要なデータの収集および分析（Colorado College, 2011; Komarov, et al., 1999）。

有意義な使用（ミーニングフル・ユース）（meaningful use）

医療情報技術について国家予算を受け取るための必要条件となっている。例えば，患者によりよいケアを提供するため医療情報技術（HIT: health imforma-tion technology）システムを有意義な方法で使用する場合には，その医療システムは技術費の支払いに用立てるため国家から助成金を受け取ることが可能である（Robert Wood Johnson Foundation, 2011）。

有意水準（significance level）

観察された関係が偶然に生じる確率。有意水準が0.05の場合，その関係が偶然認められる確率は100回中５回であることを示す（UMMC Nursing Research Council, 2011）。

優位性と期待される影響の強調（highlight advantages or anticipated impact）

従来の医療ケアに対して，新たなEBPで期待される利益のこと。相対的優位性とは，あるイノベーションがこれまでのイノベーションよりも良いと知覚される度合いを意味する。（Rogers, 2003; Tandon, et al., 2007）。

有効性（Effectiveness）

パフォーマンス（介入成績）の程度を示し，通常ケアが行われている条件下で，望ましいアウトカムを得るために，現段階の知識レベルで，医療介入が正しい方法で提供されている程度を評価するものである。比較対照試験と通常のケアが異なる事情として，治療介入計画の遵守程度が多様である合併症患者や，標準的なプロトコルに従う程度が異なる臨床家がいることが含まれる。有効性は，アウトカム（ケア・介入の結果）と，ケア・介入を提供するために使われる資源との間の関連性を取り上げるものである（Komarov, et al., 1999）。

有効なケア（effective care）

価値があると証明され，重大な犠牲がない医療サービスである。サービスによる恩恵が一定限度のリスクを上回る場合，特定の医療ケアを必要とするすべての患者がそのサービスを受けるべきである。たとえば心臓発作患者に対するβ遮断薬処方のようなサービスは，臨床試験や妥当なコホート研究を通して得られた明瞭な医学的論理と有効性の確かなエビデンスによって裏付けられている（Robert Wood Johnson Foundation, 2011）。

ユーティリゼーション・レビュー（医師・病院に対する診療内容審査）（utilization review）

標準的な診療内容審査とケース・マネジメント（症例管理）法を組み合わせ，患者の健康上の出来事を総合的に管理すること。ケアの管理は，最初の治療・入

院要請の時点で開始となる。このようなケアの管理は，患者が医療提供者による治療やサービスを必要としなくなるまで続く。現行のケアプランに深く関わっていくことが，ユーティリゼーション・マネジメントというサービスであり，その成功の鍵となる。ユーティリゼーション・マネジメントには，患者が量的および質的に十分なサービスを，適切な時間に，医学的ニーズに沿って確実に受けられるようにするという責任が内在する（Komarov, et al., 1999）。

有病率（prevalence）

ある時点もしくは特定の期間において何らかの特性や状態を有する人々の割合（Rychetnik, et al., 2004）。

リーダーシップ（leadership）

チームメンバーやチームの活動を調整する能力。チームメンバーが利用する資源を管理し，報告を通して計画を伝達したりパフォーマンス情報を提供したりすることで，チームパフォーマンスを促進し，必要時にはチームメンバーをサポートする（AHRQ, 2011c）。

リスクマネジメント（risk management）

心理的，医学的，経済的危機に陥る前に，個々の医学・行動上の健康リスクを特定，アセスメント，管理することによって治療の負担を減らすようデザインされた活動（Komarov, et al., 1999）。

リッカート尺度（likert scale）

評価尺度の一種で，回答者は質問文にどれだけ合意もしくは反対するかを答える（UMMC Nursing Research Council, 2011）。

リマインダまたは実践プロンプト（指示メッセージ）：一般（reminder or practice prompts: general）

ケアの際に医療従事者に EBP の使用を適切なタイミングで促す合図。通知は，紙面もしくは電子的な臨床判断サポートでの場合もある。ほかにポケットカードやメモ用紙，決定アルゴリズム，ベスト・プラクティス・アラートなどがある。

リマインダまたは実践プロンプト（指示メッセージ）：ベスト・プラクティス・アラート（BPA）（reminder or practice prompts: best practice alert (BPA)）

電子アラートを用いてケアの際に臨床家に提供される臨床判断サポート。アラートにより臨床家は行動の方向性を定める。新たな，またはこれまでとは異なる実践などの行動が必要な時に知らせる電子的な「ポップアップ」による合図の場合もある。

量的研究（quantitative research）

演繹的アプローチおよび変数の測定によって，現象を系統的に検証する方法。その目的は，変数について説明し，変数間の関係を調査し，原因と結果を究明することである。データは数値で表されることが多い（Kruszewski 2011）。

対象とする現象について描写，説明，予測もしくは検証するために，数値データを収集すること（Colorado College, 2011）。

両立可能性の強調（highlight compatibility）

「両立可能性とは，潜在的採用者が持つ既存の価値観や過去の体験そしてニーズに対して，イノベーションが一致している度合いである」（Rogers, 2003: 240）。

臨床アウトカム（臨床転帰）（clinical outcome）

患者の臨床的ウェルビーイングに影響を与える，ヘルスケア製品，サービス，プログラムなどを利用した結果。死亡率や機能状態は，アウトカムや評価項目（エンドポイント）として広く用いられている（Komarov, et al., 1999）。

臨床家によるインプット（clinician input）

臨床家の意見を取り入れるプロセスで，その目的は EBP の実装計画や臨床的なワークフローへの組み込みを改善することであり，意思決定の共有化をとおして行われるものである。

臨床指標（クリニカル・インディケーター）（clinical indicator）

臨床ケアの望ましい特性（プロセスもしくはアウトカム）に関する文書で，提供されたサービスの質を評価するために用いられる（例：50歳以上の女性は乳がんのスクリーニングのために年1回マンモグラフィーを受けるべきである）。「臨床（clinical）」という修飾語句は，患者視点からとらえた指標（例：満足度）や，構造的な特性を測る指標（例：100,000人あたりの医師数）と区別するために使われている（Komarov, et al., 1999）。

臨床情報システム（clinical information system）

情報を集め，保管し，伝達するシステムで，臨床的な応用を支援するために用いられるものである（例：臨床検査結果，放射線検査結果，処方箋などの伝達）。臨床的な詳細情報を含まない医療費支払い（もしくは請求）システムはこの定義には含まれない。電子医療記録（Electric health records）は，臨床情報システムとして作られた一つの方法であるといえる

（Komarov, et al., 1999）。

臨床実践（診療）ガイドライン（clinical practice guideline）

通常はエビデンスに基づく系統的に開発された一連の文書を指し，臨床家や患者が特定の臨床状態・状況について適切な医療的判断をする際に有用である。臨床診療ガイドラインは，予防，診断，予後，治療法，リスクと利益，費用対効果についての最新情報を簡潔に提示し評価している（Robert Wood Johnson Foundation, 2011）。

「臨床診療ガイドラインは，患者ケアの最適化を意図した推奨事項を含む文章で，エビデンスのシステマティックレビューや代替ケアの選択肢の有益性や有害性に関する評価について情報提供するものである」（Institute of Medicine, 2011b: 3）。

臨床的有意性（clinical significance）

実践に直接的に関連する，実験（介入）群と対照（通常）群のケアの相違を示す。十分に取り組みがなされた介入には，それだけの真の効果が存在する。統計学的な方法が提案されている一方で，臨床的判断が求められる効果の指標である（Froehich, 1999; Jacobson, & Truax, 1991）。

統計学的有意性は，臨床的有意性と同じではない。それは，介入によって統計学的に有意な結果が得られるかもしれないが，取るに足らない結果や統計学的には有意でない結果が，臨床的には重要となる場合もあるからである。

臨床判断支援グッズ（clinical decision support）

ケアの重要なポイントで臨床家に対して提供されるリマインダ（覚書）であり，想起を改善し，意思決定に影響するものである。コンピューターで作成されたものや，紙のリマインダ，実践プロンプト（実践手順を示したもの）やスタンディングオーダー（行動規範）などがある（Shojania, et al., 2009）。

倫理審査委員会（IRB）（institutional review board）

大学の内部委員会であり，提案されている研究について，ヒトを対象とする研究に関する国・地方自治体・機関・その他のガイドラインを遵守していることを審査するために設置されている（Colorado College, 2011; OHRP, 2011; OHSR, 2005; Southern Illinois University, 2007）。

ワークフロー（work flow）

資源の整備や役割分担，プロセスに組み込まれた記録・学習可能な情報などにより，繰り返し行うことが可能な業務活動パターン。医療提供者のワークフローの改善により，医療提供の負担が軽くなり，医療の質が全体的に向上することになる（Robert Wood Johnson Foundation, 2011）。

患者データやリスクを用いて治療を主導し，患者の臨床状況（高血糖の管理など）について行動や介入の方針を主導するフローチャート。臨床的シナリオと適切な臨床的行動の間の関係を示すフローチャートをマッピングする方法である。

参考文献

AHCPR. (2000). The outcomes of outcomes research at AHCPR. Rockville, MD: Agency for Healthcare Research and Quality. Available at: http://www.ahrq.gov/clinic/out2res/

AHRQ. (2011a). Glossary of terms. Rockville, MD: Agency for Healthcare Research and Quality. Available at: http://www.effectivehealthcare.ahrq.gov/index.cfm/glossary-of-terms/?filterletter=c

AHRQ. (2011b). *National healthcare Quality Report 2010.* AHRQ Publication No. 11-0004. Rockville, MD: Agency for Healthcare Research and Quality. Available at: http://www.ahrq.gov/qual/nhdr06/nhdr06.htm

AHRQ. (2011c). TeamSTEPPS 06.1: Glossary. Retrieved August 22, 2011 from: http://www.ahrq.gov/teamsteppstools/instructor/reference/glossary.htm

Baker, R., Camosso-Stefinovic, J., Gillies, C., Shaw, E. J., Cheater, F., Flottorp, S., et al. (2010). Tailored interventions to overcome identified barriers to change: Effects on professional practice and health care outcomes. *Cochrane Database of Systematic Reviews,* 3. Art. No.: CD005470. DOI: 10.1002/14651858.CD005470.pub2.

Barnes, T. R. E., Paton, C., Hancock, E., Cavanagh, M. R., Taylor, D., Lelliott, P., et al. (2008). Screening for the metabolic syndrome in community psychiatric patients prescribed antipsychotics: A quality improvement programme. *Acta Psychiatrica Scandinavica,* 118(1), 26-33.

Biondi-Zoccai, G., Lotrionte, M., Landoni, G., & Modena, M. G. (2011). The rough guide to systematic reviews and meta-analysis. *HSR Proceedings in Intensive Care and Cardiovascular Anesthesia,* 3(2), 119-131.

Colorado College. (2011). Glossary of research terms. Retrieved August 22, 2011, from: http://www2.coloradocollege.edu/dean/oir/irb/glossary.htm

Damschroder, L. J., Aron, D. C., Keith, R. E., Kirsh, S. R., Alexander, J. A., & Lowery, J. C. (2009). Fostering implementation of health services research findings into practice: A consolidated framework for advancing implementation science. *Implementation Science,* 4, 50. DOI: 10.1186/1748-5908-4-50

Doumit, G., Gattellari, M., Grimshaw, J., &., O'Brien, M. A. (2007). Local opinion leaders: Effects on professional practice and health care outcomes. *Cochrane Database of Systematic Reviews,* 1. Art No. CD000125.DOI: 10.1002/14651858.CD000125.pub3.

Eccles, M. P., & Mittman, B. S. (2006). Welcome to implementation science. *Implementation Science,* 1, 1.

Fhärm, E., Rolandsson, O., & Johansson, E. E. (2010). 'Aiming for the stars'-GPs' dilemmas in the prevention of cardiovascular disease in type 2 diabetes patients: Focus group interviews. *Family Practice,* 26(2), 109-114.

Froehlich, G., W. (1999). What is the chance that this study is clinically significant? A proposal for Q values. *Effective Clinical Practice,* 2(5), 234-239.

Gift, R. G., & Mosel, D. (1994). *Benchmarking in health care.* Chicago, IL: American Hospital Publishing, Inc.

Greenhalgh, T., Robert, G., Bate, P. Macfarlane, F., & Kyriakidou, O. (2005). *Diffusion of innovations in health service organisations: A systematic literature review.* Massachusetts: Blackwell Publishing Ltd.

HCGNE. (2004). Best practice. Retrieved August, 2008, from: http://www.nursing.uiowa.edu/hartford/index.htm

Helfand, M., & Balshem, H. (2010). AHRQ series paper 2: Principles for developing guidance: AHRQ and the effective health-care program. *Journal of Clinical Epidemiology,* 63(5), 484-490.

Hellerstein, D. J. (2008). Practice-based evidence rather than evidence-based practice in psychiatry. *Medscape Journal of Medicine*. Available at: http://www.medscape.com/viewarticle/575578

Horn, S. D., & Gassaway, J. (2007). Practice-based evidence study design for comparative effectiveness research. *Medical Care*, 45(10 Suppl 2), S50-S57.

Hughes, R. (2008). Tools and strategies for quality improvement and patient safety. In R. Hughes (Ed.), *Patient safety & quality-an evidence-based handbook for nurses* (pp. 2). Rockville, MD: Agency for Healthcare Research and Quality. Available at: http://www.ahrq.gov/qual/nurseshdbk/.

Institute of Medicine. (2003). *Patient safety: Achieving a new standard of care*. Washington, DC: National Academies Press.

Institute of Medicine. (2011b). *Workshop summary: Clinical data as the basic staple of health learning: creating and protecting a public good*. Washington, DC: National Academies Press.

Jacobson, N. S., & Truax, P. (1991). Clinical significance: A statistical approach to defining meaningful change in psychotherapy research. *Journal of Consulting and Clinical Psychology,* 59(1), 12-19.

Jamtvedt, G., Young, J. M., Kristoffersen, D. T., O'Brien, M. A., & Oxman, A. D. (2006). Audit and feedback: Effects on professional practice and health care outcomes. *The Cochrane Database of Systematic Reviews,* 2, Art. No.: CD000259.pub000252. DOI: 000210.001002/14651858.CD14000259.pub 14651852.

Jennings, B. M., & Loan, L. A. (2001). Misconceptions among nurses about evidence-based practice. *Journal of Nursing Scholarship,* 33(2), 121-127.

Komarov, Y. M., Korotkova, A. V., Massoud, M. R. F., McGlynn, E., Meyer, G. S., & Notzon, S. (1999). *Health care quality glossary*. Washington, DC: United State Department of Health and Human Services and the Ministry of Health of the Russian Federation in the Priority Area of Access to Quality Health Care.

Kruszewski, A. (2011). Evidence-based practice glossary. Retrieved August 22, 2011, from: http://www.med.umich.edu/nursing/research/EBPInfo/EBPvocabulary.pdf

Last, J. M. (2001). *A dictionary of epidemiology*. New York: Oxford University Press.

Lohr, K. N. & Steinwachs, D. (2002). Health services research: An evolving definition of the field. *Health Services Research,* 37(1), 7-9.

McDonald, P., & Viehbeck, S. (2007). From evidence-based practice making to practice-based evidence making: creating communities of (research) and practice. *Health Promotion Practice,* 8(2), 140-144.

Mold, J. W., & Gregory, M. E. (2003) Best practices research. *Family Medicine,* 35(2), 131-134.

Morris, Z. S., & Clarkson, P. J. (2009). Dose social marketing provide a framework for changing healthcare practice? *Health Policy,* 91(2), 135-141.

Morrison, R., & Peoples, L. (1999). Using focus group methodology in nursing. *Journal of Continuing Education in Nursing,* 30(2), 62.

National Quality Forum (NQF). (2009). *Safe Practices for better healthcare-2009 update: A consensus report*. Washington DC: National Quality Forum.

NLM. (2008). National Library of Medicine. Retrieved August 1, 2011, from: http://www.nlm.nih.gov/

NLM. (2011). HTA 101: Glossary. Retrieved September 15, 2011.

OHRP. (2011). Title 45 Public welfare DHHS, Part 46: Protection of human subjects. Retrieved September 8, 2011, from: http://www.hhs.gov/ohrp/humansubjects/guidance/45cfr46.html#46.102

OHSR. (2005). Office of Human Subjects. Rtrieved September 8, 2011, from: http://www.hhs.gov/ohrp/humansubjects/guidance/45cfr46.html#46.102

Rabin, B. A., Brownson, R. C., Haire-Joshu, D., Kreuter, M. W., & Weaver, N. L. (2008). A glossary for dissemination and implementation research in health. *Journal of Public Health Management and Practice,* 14(2), 117-123.

Reed, D., Titler, M. G., Dochterman, J. M., Shever, L. L., Kanak, M., & Picone, D. M. (2007). Measuring the dose of nursing intervention. *International Journal of Nursing Terminologies and Classifications,* 18(4), 121-130.

Robert Wood Johnson Foundation. (2011). Glossary of health care quality terms. Retrieved August 22, 2011, from: http://www.rwjf.org/qualityequality/glossary.jsp

Rubenstein, L. V., & Pugh, J. A. (2006). Strategies for promoting organizational and practice change by advancing implementation research. *Journal of General Internal Medicine,* 21, S58-64.

Rychetnik, L., Hawe, P., Waters, E., Barratt, A., & Frommer, M. (2004). A glossary for evidence based public health. *Journal of Epidemiology and Community Health.* 58(7), 538-545.

Sackett, D. L., Straus, S. E., Richardson, W. S., Rosenberg, W., & Haynes, R. B. (2000). *Evidence-based medicine: How to practice and teach EBM.* London: Churchill Livingstone.

Saposnik, G., Goodman, S. G., Leiter, L. A., Yan, R. T., Fitchett, D. H., Bayer, N. H., et al. (2009). Applying the evidence: Do patients with stroke, coronary artery disease, or both achieve similar treatment goals? *Stroke,* 40(4), 1417-1424.

Shojania, K. G., Jennings, A., Mayhew, A., Ramsay, C. R., Eccles, M. P., & Grimshaw, J. (2009). The effects of on-screen, point of care computer reminders on processes and outcomes of care. *Cochrane Database of Systematic Reviews,* 3. Art. No.: CD001096. DOI: 10.1002/14651858.CD001096.pub2.

Sigma Theta Tau International Research and Scholarship Advisory Committee. (2008). Sigma Theta Tau International Position Statement on Evidence-Based Practice February 2007 Summary. *Worldviews on Evidence-Based Nursing,* 5(2), 57-59.

Soumerai, S. B., & Avorn, J. (1990). Principles of educational outreach ('academic detailing') to improve clinical decision making. *Journal of the American Medical Association,* 263(4), 549-556.

Southern Illinois University. (2007). Glossary of research terms. Retrieved August 22, 2011, from: http://orda.siuc.edu/general/glossary.html

Steinwachs, D. M., & Hughes, R. G. (2008). Health services research: Scope and significance. In R. Hughes (Ed.), *Patient safety & quality: An evidence-based handbook for nurses.* Washington, DC: Agency for Healthcare Research and Quality.

Titler, M., Dochterman, J., & Reed, D. (2004). *Effectiveness research in nursing: Guideline for conducting effectiveness research in nursing and other healthcare services.* Iowa City, IA: Center for Nursing Classification & Clinical Effectiveness, University of Iowa College of Nursing.

Titler, M., Dochterman, J., Zie, X. J., Kanak, M., Fei, Q., Picone, D. M., et al. (2006). Nursing interventions and other factors associated with discharge disposition in older patients after hip fracture. *Nursing Research,* 55(4), 231-242.

Titler, M. G. (2002). *Toolkit for promoting evidence-based practice.* Iowa City, IA: Department of Nursing Services and Patient Care, University of Iowa Hospitals and Clinics.

Titler, M. G. (2004). Methods in translation science. *Worldviews on Evidence-Based Nursing,* 1, 38-48.

Titler, M. G. (2008). The evidence for evidence-based practice implementation. In R. Hughes (Ed.), *Patient safety & quality-an evidence based handbook for nurses.* Rockville, MD: Agency for Healthcare Research and Quality. Available at: http://www.ahrq.gov/qual/Nurseshdbk/.

Titler, M. G., & Everett, L. Q. (2001). Translating research into practice: Considerations for critical care investigators. *Critical Care Nursing Clinics of North America,* 13(4), 587-604.

Titler, M. G., Everett, L. Q., & Adams, S. (2007). Implications for Implementation science. *Nursing Research,* 56(4 Suppl): S53-9(4 Suppl), S53-S59.

Tolber, N. (2009). Say it right: Take your time to craft the perfect sound bites. *Public Relations Tactics,* 16(4), 10.

UMMC Nursing Research Council. (2011). Glossary of research terms. Retrieved August 22, 2011, from: http://www.umm.edu/nursing/docs/glossary_research_terms.pdf

US DHHS. (2002). Code of Federal Regulations. Title 45. Public Welfare. Part 46: protection of Human Subjects (45 CFR 46. 102(d) Retrieved August 31, 2011, from: http://www.hhs.gov/ohrp/humansub jects/guidance/45cfr46.html

US DHHS. (2009). Basec HHS policy for protection of human research subjects. Retrieved September 24, 2010, from: http://www.hhs.gov/ohrp/humansubjects/guidance/45cfr46.html

Walker, J. S., & Bruns, E. J. (2006). Building on practice-based evidence: Using expert perspectives to define the wraparound process. *Psychiatric Services,* 57(11), 1579-1585.

Web Sites and Sound Bites. (2011). Sound bites. Retrieved January 10, 2011, from: http://www.website sandsoundbites.com/soundbites.htm

Wylie A. (2009). Create Snappy sound bites: How to write compelling quotes and memorable quips. *Public Relations Tactics,* 16(4), 10.

著者紹介

アイオワ大学病院看護サービス・患者ケア部門のEBPプログラムは，病院の看護リーダーとアイオワ大学看護学部との他に類をみない連携のもと1980年代にスタートしたもので，国際的に承認されている多数の看護リーダーによって開発され導入されたプログラムでもある。

このプログラムは，当初から実践を改善するために研究結果を適用することに重きをおいており，初期のリーダーは，バックウォルター博士（Dr. Kathleen Buckwalter），ティトラー博士（Dr. Marita Titler），グッド博士（Dr. Colleen Goode）であった。彼女たちの業績は，その後に続く国内外の看護リーダの活動の基盤となっており，今日のプログラムは未来を見据えた先人の遺産の上に築かれているものである。

現在のEBPプログラムは，研究の企画運営，臨床実践ガイドラインの開発，臨床でのEBP採用を推進するための実装科学の適用，多様な臨床的トピックに関する実践でのエビデンスの継続的活用を行うなどの，専門的な技能を持つ看護リーダーからの多大な貢献を受けている。

●ローラ・カレン博士（Laura Cullen, DNP, RN, FAAN）

カレン博士は，アイオワ大学病院のEBPの専門家で，EBPに関する革新的な教育プログラムの開発者として有名であり，病院の看護スタッフとチームによるEBP実装のサポートを継続して実施している。彼女の業績は，患者の安全性の改善，患者・家族・スタッフ満足度の改善，組織のEBPインフラの転換などの革新的実践を導いている。

EBPに関する著書は多数あり，国内外での発表も多い。カレン博士は，アイオワ大学で修士号，ミネソタ大学で博士号を取得し，アイオワ大学看護学部の非常勤講師も務めている。また多くの賞を受賞しており，アメリカ看護学会の特別会員（FAAN: Fellow in the American Academy of Nursing）でもある。

●キルステン・ハラハン博士（Kirsten Hanrahan, DNP, ARNP, CPNP-PC）

ハラハン博士は，アイオワ大学病院の看護科学者であり，アイオワ大学こども病院において，NICUに入院している乳児の在宅への退院支援を行っている小児看護高度実践看護師でもある。アイオワ大学で博士号を取得し，看護学部で非常勤講師も勤めている。

ハラハン博士は，EBPと臨床研究に精通しており，主な研究領域は小児の点滴治療管理と疼痛についてである。EBPガイドラインの執筆にも携わっており，臨床現場でのEBP変革の実装を多数行っており，著書は多数で，国内外での発表も多い。

●シャロン・タッカー博士（Sharon Tucker, PhD, RN, FAAN）

タッカー博士は，元アイオワ大学病院の看護研究・EBP部門の部長で，アイオワ大学看護学部にも併任されていた（2018年現在は，オハイオ州立大学の精神看護寄付講座の教授，ト

ランスレーションリサーチコアの部長である）。

　タッカー博士は，EBP の適用と取り入れ，組織全体や部門の研究に関連するサービスにおいてリーダーシップを発揮し，アイオワ大学看護学部の教員との共同研究や大学院生の指導を行っていた。

●グレース・ランペル氏（Grace Rempel, BS）

　ランペル氏は，アイオワ大学病院看護研究・EBP 部門のプログラム実施協力者である。ランペル氏は，データベースの開発と管理，プログラムの計画と評価に関して多大な貢献をしている。

●キンバリー・ジョーダン氏（Kimberly Jordan）

　ジョーダン氏は，アイオワ大学病院の看護研究・EBP 部門と看護の質保証・専門性開発・情報部門の事務協力者である。ジョーダン氏は，プログラム関する技術的な専門性を提供し，患者・家族・スタッフ・組織に対する EBP と研究プログラムがもたらす影響において重要な部分を担っている。

監訳者あとがき

　エビデンスに基づく実践（EBP）について初めて知ったのは十数年前の日本のある看護系大学での国際セミナーだった。その時，今後 EBP は医療界において主流になっていくだろうということを実感した。その後2006年に EBP ガイドブックの基盤プロジェクトの主要メンバーであったアイオワ大学看護学部の Tripp-Reimer 博士と交流する機会があり，当時は未だ改善中であったアイオワ・モデルを紹介いただいた。そこで Tripp-Reimer 先生が強調していたのは，EBP を臨床に根づかせるには戦略，すなわち EBP 実装（その当時はリサーチ・ユーティライゼーション，トランスレーション（ナル）・リサーチといわれていた）が重要であるということだった。

　2009年には念願叶ってアイオワ大学看護学部で在外研究の機会を得ることができ，現地で最新の EBP に関する知見を学んだ。その当時から大学院の高度実践看護師課程では EBP クラスが必修単位で，EBP 実装の計画・実施・評価が学習課題となっており，またアイオワ大学病院では看護部の EBP 専門部署のメンバーがリーダーとなって臨床への EBP 実装に取り組んでいた。そのメンバーの 1 人が，本ガイドブック筆頭著者の Cullen 博士であった。

　アイオワ大学で学んだ EBP の知見は，雑誌『看護研究』の特集号「EBP を根づかせていくための概念モデルと方略」（第43巻 3・4 号，2010年）として紹介することができた。しかし EBP の実装戦略については未消化であり，帰国後には手探りで EBP 実装を試行してみたものの十分な成果を上げることができなかった。そのような中で2012年にこの EBP ガイドブックが出版されたことを知り，是非翻訳して日本に紹介したいと考えていたところ，ミネルヴァ書房の北坂さんとの出会いがあった。また同時期に，監訳者の酒井氏と Cullen 博士をつなぐ機会もあり今日に至っている。

　本ガイドブックの出版にあたっては，酒井氏を筆頭とした EBP 実装の研究プロジェクトのバックアップ，そして監訳者の深堀先生をはじめとした研究プロジェクトメンバー（本翻訳者）の力がなければ実現し得なかった。様々な縁がつながり出版を迎えられることは感慨深く，感謝の念が絶えない。

　EBP や実装については，まだまだ馴染みがなく，新しい用語や概念が多いが，このガイドブックが日本での EBP 普及の礎になり，臨床での看護実践の質改善に貢献することを願っている。

　最後に，本書の出版に当たって多大なサポートをしてくださったミネルヴァ書房の編集者北坂恭子さんと，翻訳作業の初期に緻密な編集作業をしてくださった佐川嘉子さんに心より感謝申し上げたい。

2018年 1 月

監訳者　松岡　千代

訳者紹介 （所属：分担，執筆・翻訳順，＊は監訳者）

＊酒井　郁子 （監訳者紹介参照：監訳者まえがき，第8章フェーズ1，第12章（共訳））

＊松岡　千代 （監訳者紹介参照：日本語版への序文，序文，概要，第1章，第2章，第
　　　　　　　8章，付録A・B・C，監訳者あとがき）

荒木　暁子 （千葉県千葉リハビリテーションセンター看護局長：第3章）

黒河内仙奈 （神奈川県立保健福祉大学保健福祉学部看護学科講師：第4章，第7章，
　　　　　　第9章，第12章（共訳））

友滝　愛 （国立看護大学校人間科学情報学助教：第5章）

菊地　悦子 （武蔵野大学看護学部准教授：第6章）

小宮　浩美 （武蔵野大学看護学部講師：第8章フェーズ2）

＊深堀　浩樹 （監訳者紹介参照：第8章フェーズ3）

藤沼　康樹 （千葉大学専門職連携教育研究センター特任講師：第8章フェーズ4）

山本　武志 （札幌医科大学保健医療学部講師：第10章，第11章）

編者紹介

アイオワ大学病院看護研究・EBP・質改善部門

（Iowa Hospitals and Clinics Office of Nursing Research, EBP and Quality）

監訳者紹介

松岡　千代（まつおか・ちよ）

2007年　関西学院大学大学院社会学研究科博士課程後期課程社会福祉学専攻修了（博士（社会福祉学））
現　在　佛教大学保健医療技術学部看護学科教授
主　著　臨床における EBP 実行の重要性と評価（2013）日本看護評価学会誌，3(1)，25-32.

深堀　浩樹（ふかほり・ひろき）

2007年　東京大学大学院医学系研究科健康科学・看護学専攻博士課程修了（博士（保健学））
現　在　慶應義塾大学看護医療学部老年看護学分野教授
主　著　Jpn J Nurs Sci. 2010 Dec; 7(2): 136-47. doi: 10.1111/j.1742-7924.2010.00149.x.
　　　　Psychometric properties of the Caregiving Burden Scale for Family Caregivers with Relatives in Nursing Homes: scale development.

酒井　郁子（さかい・いくこ）

1998年　東京大学大学院医学系研究科博士課程　博士（保健学）取得
現　在　千葉大学大学院看護学研究科ケア施設看護システム管理学教授，専門職連携教育研究センターセンター長
主　著　Sakai, I., Yamamoto, T., Takahashi, Y., Maeda, T., Kunii, Y., & Kurokochi, K. (2017). Development of a new measurement scale for interprofessional collaborative competency: The Chiba Interprofessional Competency Scale (CICS29). J Interprof Care, 31(1), 59-65. doi: 10.1080/13561820.2016.1233943

看護実践の質を改善するための EBP ガイドブック
アウトカムを向上させ現場を変えていくために

2018年 5 月10日　初版第 1 刷発行　　　　〈検印省略〉

定価はカバーに
表示しています

監訳者　松　岡　千　代
　　　　深　堀　浩　樹
　　　　酒　井　郁　子
発行者　杉　田　啓　三
印刷者　江　戸　孝　典

発行所　株式会社　ミネルヴァ書房
607-8494 京都市山科区日ノ岡堤谷町 1
電話代表 075-581-5191
振替口座 01020-0-8076

ISBN978-4-623-07843-1
Printed in Japan

在宅におけるエンドオブライフ・ケア　　　　　Ｂ５判　216頁
　　　島内　節・内田陽子 編著　　　　　　　　　本　体　2600円

施設におけるエンドオブライフ・ケア　　　　　Ｂ５判　176頁
　　　内田陽子・島内　節 編著　　　　　　　　　本　体　2600円

これからの在宅看護論　　　　　　　　　　　　Ｂ５判　328頁
　　　島内　節・亀井智子 編著　　　　　　　　　本　体　2800円

──── ミネルヴァ書房 ────
http://www.minervashobo.co.jp/